波形で覚える 心電図

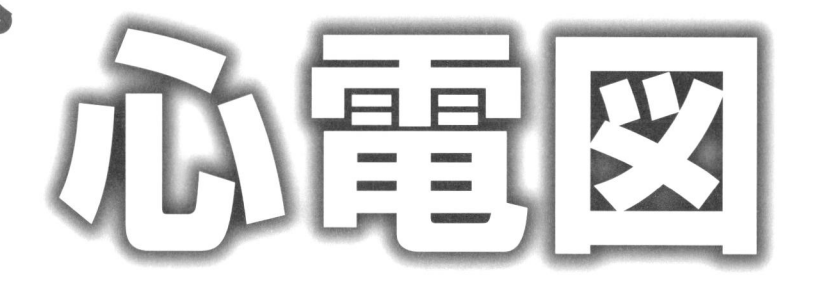

徳島大学名誉教授
齋 藤 憲 著

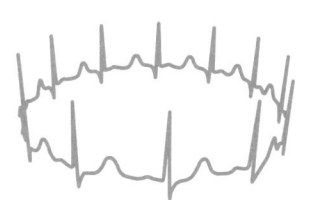

医学出版社

序　文

「心電図の勉強をしたいが難しそう」，「昔，心電図を習ったがどうもよく分からなかった」，「心電図のことをもっと知りたいが専門書が難しすぎる」，あるいは逆に「内容が単純すぎて詳しいことが少しも分からない」など，心電図の参考書に対する医療系の学生や循環器専門以外の先生方からの感想をよく耳にする。

　本書では，最近心電図を勉強し始めた初学者から，かつて心電図を習ったが落ちこぼれてしまった方々まで，改めて"一から心電図を勉強したい"と思う医療人や医療系の学生を対象として，実際の心電図判読時に必要となる各波形のみかたについて解説した。

　診断基準や心電図所見についてよく知らなくても，心電図の比較は出来るはずである。ホルター心電図の解析では，まず最初に不整脈波形の分類・編集を行わなければならない。専門的には"Template matching"といい，わずらわしい作業であるが，学生は難なくやってしまう。これは学生が不整脈の知識が豊富なわけではなく，トランプゲームの神経衰弱と同じで，図形合わせをやっているだけなのである。

　見たことのない心電図波形を診断するのは難しいが，よく似た波形を選ぶのはそれほど苦にはならないはずである。そう思い，各項目には必ず典型的な実際の心電図を1枚ずつ配置した。本書を身近において，分からない波形に遭遇した時には本書を活用していただきたい。

　近い将来，臨床検査技師など医師以外の医療人にも検査結果の説明が義務付けられる時代が来るかもしれない。医師もうかうかしてはいられない。判読を心電計の自動診断のみに頼ると，恥をかくばかりでなく，患者の生命を危険にさらしかねない。その例として，1992年に初めて報告された特発性心室細動の一因であるBrugada症候群では，右脚ブロックによく似たCoved型と呼ばれる特徴的なST上昇波形（J波）を見逃がすと心臓突然死に繋がりかねず，1枚の心電図の判定が患者の命を左右することもあり，真摯に心電図を判読する姿勢が問われる時代となっている。

　本書では，従来の系統的な心電図分類にとらわれず，日常よく遭遇する心電図異常について，波形からのアプローチ法で心電図変化の成因も含めて解説した。また，読書意欲を損ねないように，一般には余り使わないような専門用語や珍しい病気については随所にメモを挟んで説明を入れ，最新のトピックスも盛り込んで読者に何回も読んでもらえるような実用解説書を目指して執筆した。

　本書が心電図に関心を持つ人達の学習のきっかけになれば幸いである。

2017年4月

齋藤　憲

目 次

▌ 4 不整脈のみかた　　　　　　　　　　　　　　　　75

5 電解質異常と心電図

6 不整脈の非薬物療法と心電図

---ちょっと一息・頭の体操---
PM植込み例の変時性応答不全　　169
頻拍を誘発する抗頻拍型ペースメーカーとは？　　174

---

7 運動負荷試験と心電図　　183

---ちょっと一息・頭の体操---
トレッドミル開始直後に突然心電図波形が急変した運動負荷の一例　　192

---

8 心電図判読のポイント ― How to read an ECG ―　　197

1 心電図法の基礎

　心電図法（Electrocardiography：ECG）は心臓の電気的活動（心筋細胞の活動電位）を体表面から記録する検査法である。**心筋の活動電位**（Action potential：AP）は細胞膜にある**イオンチャネル**を介する **Na⁺，K⁺，Ca²⁺ イオンの移動**により発生する電位で，何らかの原因でイオンチャネルの構造や機能に変化が起こると，活動電位が変化し，心電図波形にも変化が表れるようになる。心電図法は学童検診から，生命に深刻な影響を及ぼす心筋梗塞や心筋症などの重篤な心疾患の診断に至るまで，あらゆる心臓病の診断に必要不可欠な非観血的検査法であり，Einthoven による心電計の開発から 100 年以上経った現在でも，循環器疾患診療の中核的な役割を担っている。

1 心電図に必要な解剖学と電気生理学の知識

1. 心臓の刺激伝導系 (図 1-1)

　心臓には，①収縮性（Contractility）以外に，②自動性（Automaticity），③興奮性（Excitability），④伝導性（Conductivity）と呼ばれる３つの電気生理学的特性があり，健康な人の心臓では，右心房の右上方にある洞（房）結節［Sinoatrial (SA) node］から発生する 60～100/分の電気的な興奮（活動電位）により，規則的な心臓の収縮・弛緩が繰り返されており，洞結節が心臓の自然のペースメーカーとなっている。この洞結節の電気的な興奮は，心房内を均等に拡がって行くのではなくて，心臓刺激伝導系（Cardiac conduction system）と呼ばれる特殊な経路を伝わって，心房筋や心室筋に伝導されていく。

　刺激伝導系は，洞結節から心房内の結節間伝導路を通り，房室結節［Atrioventricular (AV) node］→ヒス束（Bundle of His）→左右両脚を経由してプルキンエ線維（Purkinje fiber）に至る経路であるが，その伝導速度は一様ではなく，房室結節が最も遅く，プルキンエ線維が最も速くなっている。房室結節の伝導速度が遅いのは，極端な頻脈より心室を保護するためであり（減衰伝導特性），プルキンエ線維の伝導速度が速いのは，心室筋を一斉に同期させて心臓を効率よく収縮させるためであると考えられている。

2. 心筋細胞の活動電位とイオンの流れ (図 1-2)

　心電図波形の成り立ちを理解するためには，心筋細胞の活動電位やイオンチャネルを通過するイオンの流れについても考える必要がある。

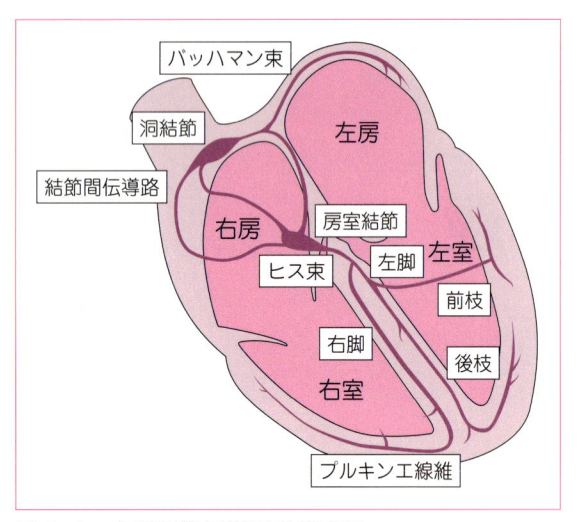

図 1-1　心臓刺激伝導系の模式図
洞（房）結節に始まり，房室結節を経由し，プルキンエ線維に至る心臓の刺激伝導系。

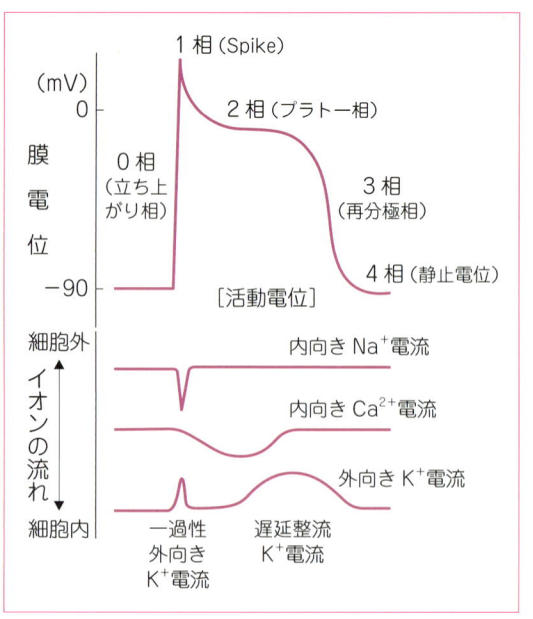

図 1-2　心室筋の活動電位（上段）と細胞膜を通したイオンの流れ（下段）

1）心室筋の活動電位とイオンの流れ

　図 1-2 は心室筋の活動電位（上段）と細胞膜を通るイオンの流れ（下段）を表した模式図である。心筋細胞は静止時，Na^+ チャネルと Ca^{2+} チャネルが閉じており，K^+ チャネルが一部開いている状態にある。

　そのため，細胞内に高濃度に存在する K^+ イオンが濃度勾配に従って細胞外に出ようとするが，細胞内外の電位勾配に阻止されて，心室筋の場合，細胞内が細胞外に比べて約 $-90\,mV$ になった時点で K^+ イオンの移動が平衡状態となる。この時の電位を静止膜電位（Resting membrane potential：RMP）と呼ぶ。

　このような一般の作業心筋である心室筋の活動電位は 5 相より構成されている。第 0 相（立ち上がり相：Upstroke）は，静止膜電位の状態で外部から電気刺激が加わったため，細胞膜の Na^+ チャネルが開口し，Na^+ イオンが急速に細胞内に流入し，細胞内電位が陽性となる脱分極相である。

　この Na^+ チャネルは，膜電位が浅くなると急激に不活性化し Na^+ 流入が停止する。また，過剰に流入した Na^+ イオンは一過性外向き K^+ 電流 I_{to} により矯正され，スパイクが形成される（第 1 相：Spike）。次いで，バランスのとれた Ca^{2+} 流入と K^+ 流出により，活動電位がほぼ一定となる第 2 相（プラトー相）へ移行する。最後に，細胞外からの Ca^{2+} 流入が停止すると K^+ 流出のみとなり（第 3 相：再分極相），細胞内電位が再び深くなって静止膜電位に復帰する（第 4 相：静止電位）。このような心室筋細胞膜の一連の電位変化を活動電位（Action potential：AP）と呼び，第 0 相が脱分極相，第 1～3 相が再分極相にあたる。また，第 0 相の始まりから第 3 相の終わりまでが活動電位持続時間（Action potential duration：APD）で，心電図の QT 間隔に相当する（図 1-4）。

2）伝導系心筋（特殊心筋）の活動電位とペースメーカー機能

　洞結節をはじめとする刺激伝導系の特殊心筋細胞（ペースメーカー細胞）の膜電位は，他からの刺激なしに自然に脱分極（Spontaneous depolarization）し，ある閾値に達すると活動電位を発生させる。この自動的な脱分極を緩徐脱分極（Slow depolarization）またはペースメーカー電位（Pacemaker potential）と呼び，心室筋の静止膜電位に相当する $-60\,mV$ 程度の深い電位を最大弛緩期電位（Maximum diastolic potential：MDP）と呼ぶ。

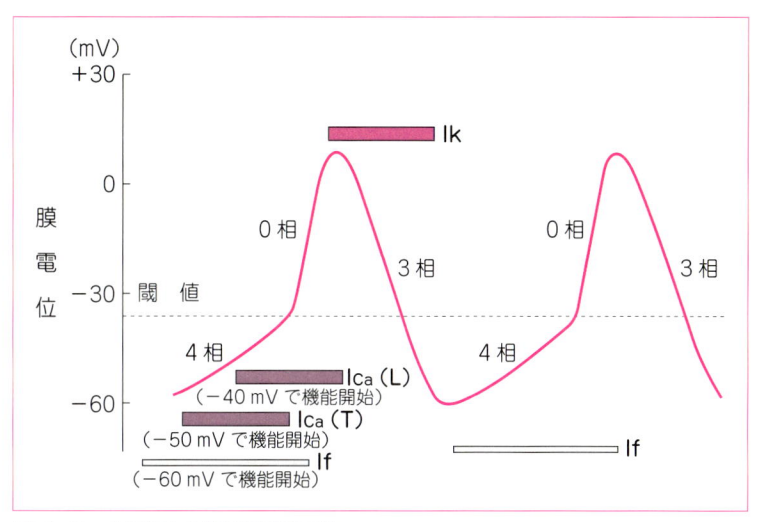

図 1-3　伝導系心筋の活動電位

Ik：外向き K⁺電流　　　　　　　　　　　Ica (T)：内向き Ca^{2+}電流（T 型）
Ica (L)：内向き Ca^2電流（L 型）　　　If：funny current

　洞結節の特殊心筋には，内向き整流 K⁺チャネルがほとんど存在せず，膜電位が浅くて−60 mV 以下にならないために，心室筋では脱分極を起こす Na⁺チャネルが特殊心筋では再活性化できない。その結果，特殊心筋細胞の活動電位は Ca^{2+}チャネルによる緩徐な脱分極（第 2 相）と K⁺チャネルによる再分極（第 3 相）から構成されるようになる（図 1-3）。一般心筋の活動電位とのもう一つの違いは，自動能の形成に重要な役割を果たす**緩徐脱分極**（Diastolic depolarization）の存在である。

　緩徐脱分極は**ペースメーカー電位**（Pacemaker potential）とも呼ばれ，外からの刺激が無くても自然に脱分極を発生させる電位で，1979 年に Brown らにより洞結節細胞で発見された "Funny channel" と呼ばれる Na⁺チャネル [1] が重要な役割を果たしている。この Na⁺チャネルは心室筋を脱分極した Na⁺チャネルとは異なり，膜電位が−55 mV 以下になると活性化され，内向き Na⁺電流（Funny current：If）を発生させて膜電位を上昇させる（浅くする）。その結果，T 型 Ca^{2+}チャネル，L 型 Ca^{2+}チャネルが次々に活性化して，膜電位が−40 mV に達すると脱分極が起こるようになる。

　一方，脱分極に続く再分極過程では心室筋同様，K⁺チャネルが関与し，膜電位を最大弛緩期電位まで低下させ，再びペースメーカー電位による活動電位の発生を促すサイクルが繰り返され，**心拍の自動能が形成されるようになる**。

　表 1-1 に心筋細胞のイオンチャネル（電流）と活動電位の関連（まとめ）を示す。

MEMO

イオンチャネルと（イオン）チャネル病

　イオンチャネルは細胞膜に存在し，**イオンの通過を調整しているタンパク質**で，透過するイオンの選択性により **Na⁺チャネル**（Sodium channel），**Ca^{2+}チャネル**（Calcium channel），**K⁺チャネル**（Potassium channel）などに分類されている。また，心筋の電気的活動はイオンチャネルの働きにより制御されているので，その異常は心電図波形の変化や不整脈の発生となって表れる。（**イオン**）**チャネル病**は，イオンチャネルの構成タンパクに異常を来し，心電図異常や不整脈を発症した疾患の総称で，先天性 QT 延長症候群（LQTS），Brugada 症候群，カテコラミン誘発性多形性心室頻拍などの**遺伝性不整脈疾患**がこれに該当する。

表 1-1　心筋細胞のイオンチャネル（電流）と活動電位

チャネルの名称	イオン電流の名称と方向 （各電流の略語）	チャネルの役割 （活動電位との関連）
Na⁺チャネル	内向き Na⁺電流（I_{Na}）	脱分極を発生し，活動電位の第 0 相を形成
Ca^{2+}チャネル 　1.　L 型* 　2.　T 型*	内向き Ca^{2+}電流（I_{Ca}） ・L 型 Ca^{2+}電流 [I_{Ca} (L)] ・T 型 Ca^{2+}電流 [I_{Ca} (T)]	活動電位のプラトー相（第 2 相）を形成し，心筋の収縮能に関与 洞結節の自動能に関与
K⁺チャネル 　1.　一過性外向き 　2.　遅延整流 　3.　内向整流	外向き K⁺電流 ・一過性外向き電流（I_{to}） ・遅延整流 K⁺電流（I_k） ・内向き整流 K⁺電流（I_{k_1}）	内向き Na⁺電流の過剰を矯正（第 1 相の Spike を形成） 再分極の完了（第 3 相を形成） 静止膜電位（第 4 相）の維持
Funny チャネル	内向き Na⁺電流（I_f）	洞結節の自動能（ペースメーカー電位の発生）に関与

＊：L 型，T 型は Ca^{2+} チャネルのサブタイプで，L 型 Ca^{2+} チャネルは心筋や血管，T 型 Ca^{2+} チャネルは洞結節などの特殊心筋に分布し，それぞれ心筋の収縮能や自動能に関与している。

3.　不応期と受攻期

　心電図を理解する上で欠かせない心筋細胞の電気生理的特性の 1 つに不応期（Refractory period）がある。心筋は 1 回収縮が起こると，約 0.2 秒間は何の刺激があっても再収縮しない。これを絶対不応期（Absolute refractory period：ARP）と呼び，強い刺激のみに反応する相対不応期（Relative refractory period：RRP）がこれに続く。不応期は Na⁺チャネルが不活性状態になった時に生じ，心筋は骨格筋でみられるような強縮を生じないために，心筋の不応期（200 msec）は骨格筋の不応期（1〜3 msec）に比べて非常に長いのが特徴である。

　ARP は心電図の QRS 波開始点から T 波の上行脚くらいまでで，以後，RRP が T 波の終了点まで続く。有効不応期（Effective refractory period：ERP）は，活動電位では絶対不応期＋第 3 相の初期の一部を含む（興奮は起こるかも知れな

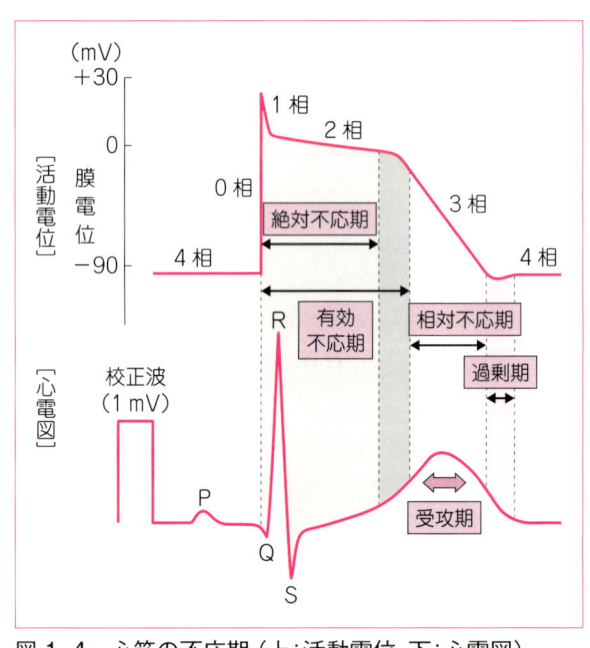

図 1-4　心筋の不応期（上：活動電位，下：心電図）

いが伝導はしない）時相より構成され，臨床的には早期刺激により活動電位を生じない最長の連結期とされており，心室筋の場合，約 0.2 秒余りである。

　一方，相対不応期の途中には，受攻期（Vulnerable period）と呼ばれる心筋の被興奮性が高まっている時相が T 波の頂上付近にあり，虚血性心疾患などの際には，心室性期外収縮による刺激で容易に心室頻拍や心室細動が誘発される恐れがあり，CCU（Coronary Care Unit：冠疾患集中治療室）では R on T 型の心室性期外収縮は最も警戒が必要な不整脈の 1 つとなっている。

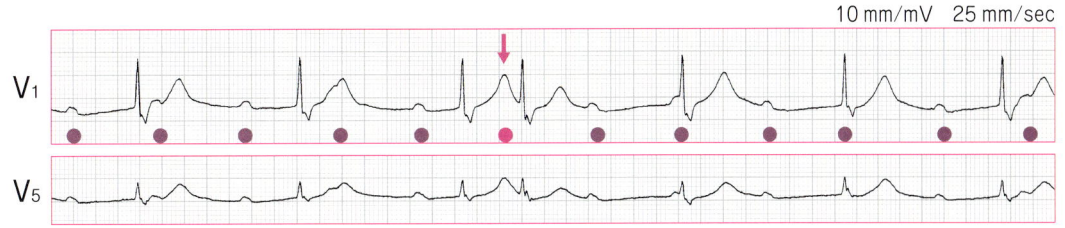

10 mm/mV　25 mm/sec

V₁

V₅

図 1-5　完全房室ブロック例（85 歳, 女性）に出現した過剰伝導（矢印）（ホルター心電図記録）
　　この記録では P 波が 78/分, QRS 波が 42/分のレートで出現し, P 波と QRS 波がお互い独自のリズムで動いており, 完全房室ブロックと診断されるが, P 波が T 波の上に重なった時にのみ房室伝導が一過性に回復して, 心室捕捉（Ventricular capture）が発生している。これは**過剰伝導**（Supernormal conduction）と呼ぶ現象で, まれに房室ブロック例でみられることがある。●印は P 波を示す。

　また, 相対不応期の終わりには**過剰期**があり, 完全房室ブロックなどによる房室伝導障害が一過性に回復する現象がまれにみられる場合がある（**図 1-5**）。

2　心電図記録法

　現在, 心電図記録には通常, **標準 12 誘導心電図法**（Standard 12 lead ECG）が用いられているが, これは, 心臓の起電力の大きさを 12 の異なる方向から観察する誘導法である。心電図の誘導法は, 開発当初から 12 誘導法が用いられていた訳ではない。心電計の開発者で後にノーベル賞を受賞した Einthoven が最初に考えたのは, 3 種類の**双極標準肢誘導**（Ⅰ, Ⅱ, Ⅲ誘導）で, その後 Wilson が 6 種類の**単極胸部誘導**（V₁〜V₆誘導）を, Goldberger が 3 種類の**単極増高肢誘導**（aV$_R$, aV$_L$, aV$_F$誘導）を提唱し, 現在の標準 12 誘導心電図法が完成した。

1．電極の装着

　標準 12 誘導心電図法では, 四肢に 4 個と胸部に 6 個, 計 10 個の電極を所定の位置に装着して, 安静時, 仰臥位で心電図記録を行う。JIS 規格では, **四肢電極は 4 色に色分け**され, 黄色は左手, 赤は右手, 緑は左足, 黒は右足と規定されている。一方, 胸部電極は JIS 規格では全て白色と規定されているが, 間違いやすく使いにくいため, 実際には, さらに 6 色に色分けされている。**表 1-2** に胸部電極の位置と色分けを示す。

　電極装着部位に関しては常に細心の注意を払い, 正確な位置の確認を行う必要がある。そうでなければ正確な判定も出来ないし, 心電図変化の経時的な観察（**時系列比較**）にも支障を来す恐れがある。特に, 急性冠症候群のように ST-T 区間や T 波の極性が刻々と変化するような疾患の診断や経過観察には, 正確な心電図記録が必須である。

2．記録速度, 記録感度, 校正波

　心電図は, 通常, 記録速度 **25 mm/sec**（標準速

表 1-2　標準 12 誘導心電図の胸部電極の位置と色

誘導名	配色	電極の位置
V₁	赤	胸骨右縁第 4 肋間
V₂	黄	胸骨左縁第 4 肋間
V₃	緑	V₂と V₄の中間
V₄	茶	第 5 肋間で左鎖骨中線上
V₅	黒	V₄の高さで左前腋窩線
V₆	紫	V₄の高さで左中腋窩線

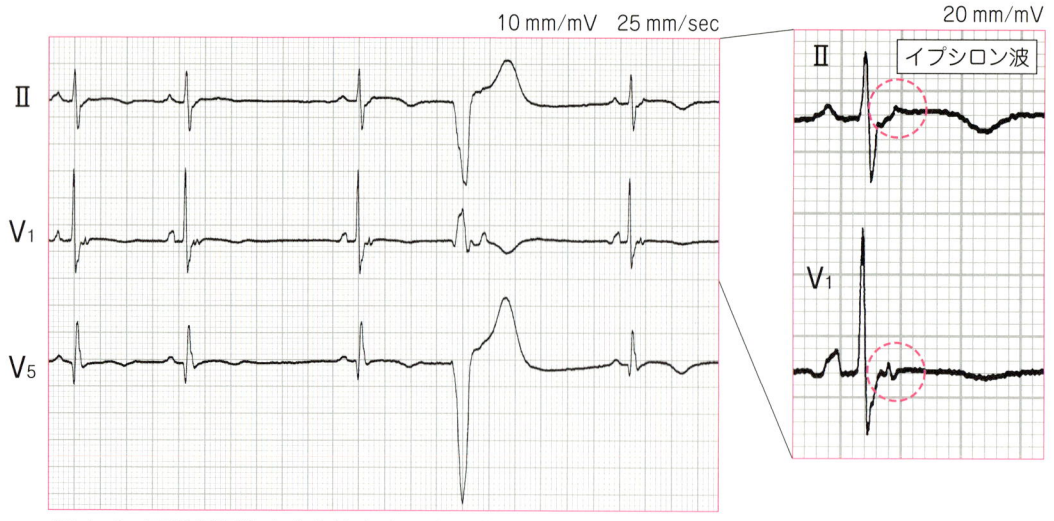

10 mm/mV　25 mm/sec　　　　　　　　　20 mm/mV

II　　イプシロン波

V₁

図 1-6　不整脈源性右室心筋症（52歳, 女性）

度）, 記録感度 1 倍（10 mm/1 mV）（標準感度）, フィルター OFF の条件で記録することが望ましい。1 mV の校正波は肥大や虚血の診断に重要なスケールとなるため, 原則として誘導の切り替え毎に記録する。P 波などの小さい波を観察する場合には, 感度 2 倍, 速度 2～4 倍の拡大高速心電図を記録すると, 詳細な観察が可能となる（**図 1-6 拡大図**）。逆に電位が高く, 記録紙をはみ出すような振幅の大きい波形を観察する場合には感度を 1/2～1/4 にするが, この場合には, ST-T 変化などの細かい変化が観察しにくくなるので注意する必要がある。また, フィルターはノイズを除去するためには有用であるが, 小さい振幅の波が消えてしまう恐れがあり, 肥大や梗塞の診断が分かりにくくなるので普段は使わないようにするのが賢明である。

☞**図 1-6** は不整脈源性右室心筋症（Arrhythmogenic right ventricular cardiomyopathy：ARVC）[3] でみられた非常に小さい**イプシロン波（ε 波）**[3] である。本例ではハムフィルターとドリフトフィルターが両方入ってしまっているが, 本来, このような小さい波形を検出する際には, 出来るだけフィルターを OFF の状態で記録するのが望ましい。本例では記録感度を 2 倍に上げてやっとイプシロン波が記録できた（破線円内）。

3. アーチファクト

　心電図記録時には，筋電図をはじめ，種々のアーチファクトが出現し，心電図判読の妨げになる。また，心電計に内蔵しているコンピュータによる自動診断の判定に影響を及ぼす可能性もあるので，正確な診断を行うためにも，ノイズなどの混入の少ない，きれいな心電図をとる習慣をつけることが大切である。

　下記に，主なアーチファクトとその対処法を示す。

1）筋電図（Muscular artifact）（図 1-7）

① 基線の**不規則な細かい振動**が混入し，P 波や U 波，細動波（f 波）等が分かりにくくなると共に，ST 計測などが困難となる。

② 対策としては深呼吸をしたり，リラックスして体の力を抜くように説明する。

③ 肢誘導に出現しやすく，どうしても消えない場合は，電極を体幹に移動する。

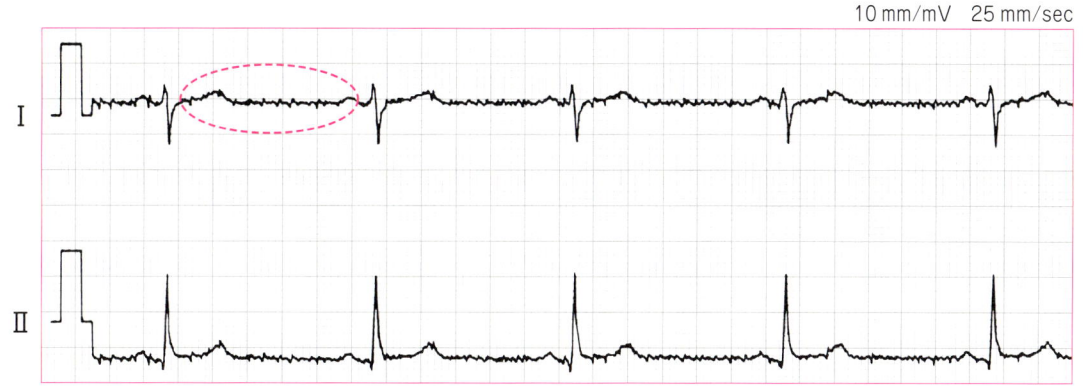

10 mm/mV　25 mm/sec

図 1-7　筋電図の混入した心電図記録（41 歳, 男性, 心室中隔欠損症）
基線の不規則な細かい動揺が筋電図の特徴的な所見である（破線円内）。

2）交流障害（Electrical interference）（図 1-8）

① 交流は規則正しい基線の細かい振動である（矢印）。

② 交流が混入した場合には，関係のない医療機器の電源を切ったり，アースの位置を変えてみる。

③ 接続ケーブルから交流を拾う場合もある。

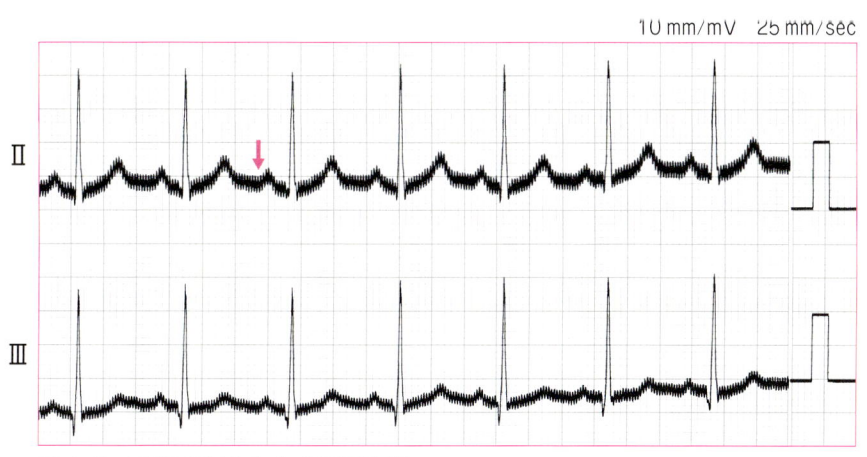

10 mm/mV　25 mm/sec

図 1-8　交流の混入した心電図記録
周波数の揃った規則正しい振動により基線が太くなり（矢印），心電図の各種計測に支障を来すようになる。

3）ドリフト（Flat line artifact）（図1-9）

①　ドリフトは振幅の大きい基線の動揺である（破線円内）。

②　汗や電極のゆるみ，接触不良などが原因となる。

③　ST計測に支障がでたり，一見，不整脈と誤診される恐れがある。

④　対策としては，電極装着部位の汗や汚れを布でよく拭き，電極の接触状態やゆるみを再度チェックする。

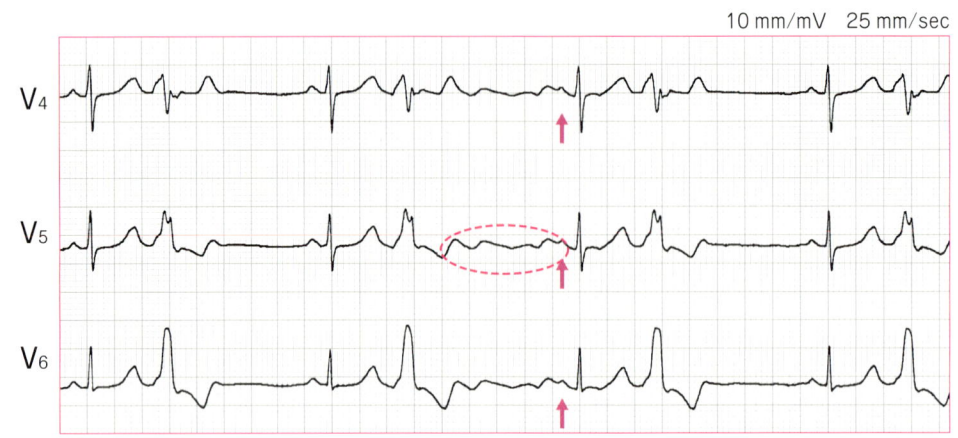

図1-9　心房細動様のドリフト [29歳, 女性, PVC（右室流出路起源）の2段脈（心拍数68/分）]

この心電図は，右室流出路起源の心室性期外収縮（PVC）による2段脈である。中央の基線が大きく動揺している部分（破線円内）は一見，心房細動様にみえるが，基本調律である幅の狭いQRS波の直前にはP波がはっきりと確認でき，この動揺がアーチファクトであると判断できる。

4．電極の付け間違い

電極の付け間違いは心電図の判読に支障を来すため，できるだけ減らす努力が必要で，心電図記録後，電極を外す前に常に再確認を行うとともに，疑問があるときには複数のスタッフでさらにもう一度確認を行うことが大切である。

1）肢誘導の付け間違い

肢誘導では右手と左手の付け間違いが多く，心電図の自動診断では，"右胸心（Dextrocardia）"と誤って判定されることがある。

☞図1-10はその一例である。肢誘導のI，aVL誘導でP波が陰性（破線円）で，右胸心に類似した心電図所見を示しているが，胸部誘導をみると，V₁からV₆誘導へのQRS波形の変化（R波増高の推移や移行帯の位置）が正常パターンを示しており，本来の右胸心の心電図（図1-11）と比較すると，右胸心では左側胸部誘導のQRS波の電位がほとんどなく，両者の鑑別は比較的容易である（矢印）。

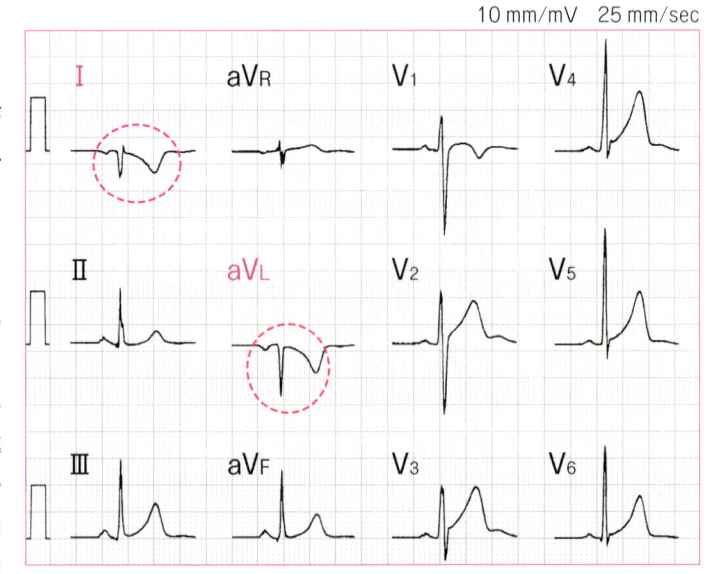

図1-10　肢誘導電極の付け間違い（21歳, 男性, 健常例）

この心電図は，肢誘導のI，aVL誘導でP波の極性が正常とは逆（陰性）になって右胸心の心電図を連想させるが，胸部誘導のR波は健常例と同様にV₁誘導からV₅誘導にかけて正常の増高所見を示し，肢誘導電極の付け間違いであると判断できる。

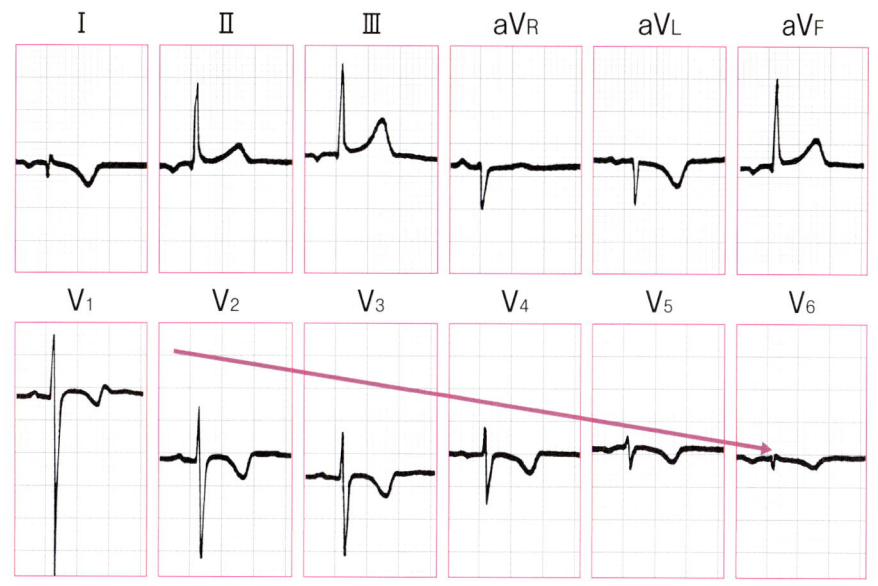

図 1-11　右胸心の心電図（15 歳, 男性）

　右胸心の心電図では心臓の位置が左右逆転するため, I 誘導, aVL 誘導の P 波が正常とは逆に陰性になるととも
に, 胸部誘導でも R 波高が V1 誘導から V6 誘導に進むに連れて減高する所見（矢印）がみられる。

2）胸部誘導の付け間違い

　胸部誘導では, R 波の増高所見より電極の位置を推定する。健常例を含めた多くの例では, R 波は V1 か
ら V2, V3, V4 誘導と次第に増高し, V5 誘導周辺でピークを迎え, V6 誘導になると減高する（RV5＜RV6 は
左室肥大のサイン）。この関係が崩れている際には, 電極の付け間違いを疑ってみる必要がある。

　☞図 1-12 はその一例である。本例
の基本調律は洞調律, 電気軸は正常で
肢誘導には異常を認めないが, 問題な
のは V1 から V3 誘導に至る R 波の推
移である。通常, 心筋梗塞の既往など
がなければ, V1＜V2＜V3 誘導の順序
で R 波が大きくなるのが普通で, こ
の例では V1＞V2 誘導となっている。

　この所見は, "Reversed r wave
progression（RRWP）" と呼ばれる
所見で, 心筋梗塞や拡張型心筋症など
の基礎疾患がある例にみられ, 健常例
に出現することはない。また, 本例は
健常例であり, V2 誘導に孤立性の陰
性 T 波がみられることはなく, この
心電図は, V1 誘導と V2 誘導を間違っ
て記録したものである。

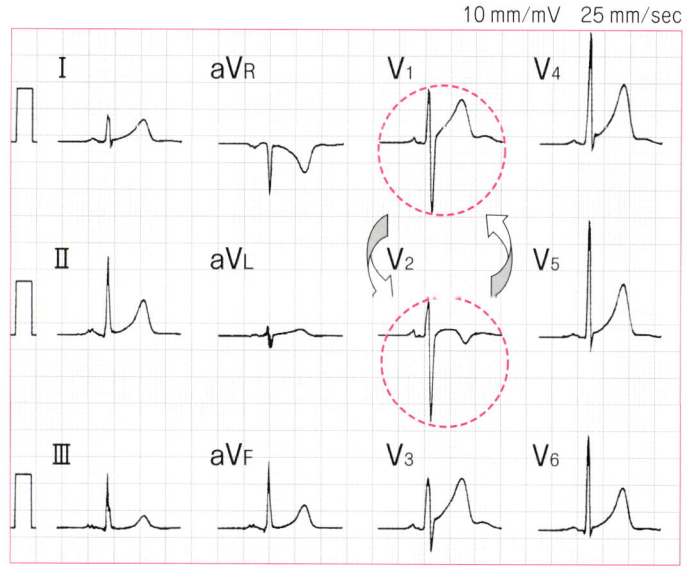

10 mm/mV　25 mm/sec

図 1-12　胸部誘導電極の付け間違い（21 歳, 男性, 健常例）

　この心電図では V2 誘導の R 波高が V1 誘導より低く, RRWP の所見を呈
しているが, 本例は健常者であり, V2 誘導で孤立性の陰性 T 波がみられるの
も不自然で, V1 誘導と V2 誘導の付け間違いである。

☞一方，図1-13は本来のRRWP例である。R波の波高がV1＞V2で，図1-12と同様に電極の付け間違いのようにみえるが，心電図は毎回，胸部誘導の再確認を行っても同じパターンである。本例は発作性心房細動を合併した高血圧性心疾患（Hypertensive heart disease：HHD）例で，左房・左室の拡大と軽度の左室収縮能の低下があり，これが本例にみられるRRWP所見の成因と考えられる。

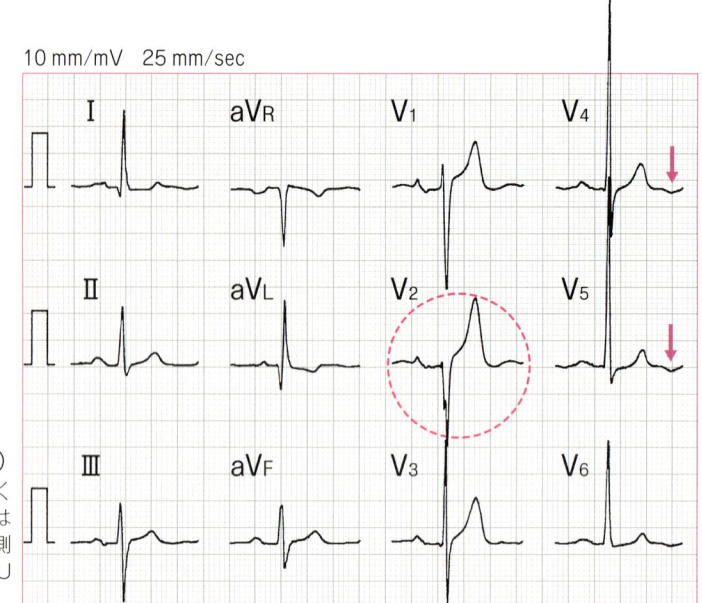

図1-13 Reverse R wave progression の一例（78歳，男性，HHD）
V2誘導のR波の電位がV1誘導よりも小さくなっており，RRWPの所見を呈している。本例は発作性心房細動を合併したHHD例であり，左側胸部誘導や肢誘導の高電位とV5,6誘導で陰性U波（矢印）など，左室過負荷の所見を示している。

　この他，胸部誘導では電極が接触することが時にあり，その際には2つの誘導で同じ波形が出現する。

文　献

1. Brown HF, DiFrancesco D, Noble SI: How does adrenaline accelerate the heart? Nature 1979; 280: 235-236.
2. Frank R, Fontaine G, Vedel J, et al.: Electrocardiology of 4 cases of right ventricular dysplasia inducing arrhythmia. Arch Mal Coeur Vaiss 1978; 71: 963-972.
3. Marcus FI, Fontaine G: Arrhythmogenic right ventricular dysplasia/cardiomyopathy: A review. Pacing Clin Electrophysiol 1995; 18: 1298-1314.

2 心電図の基本波形と計測

1 心電図の基本波形

　心電図は心臓の電気的な興奮を体外から捉えた波形である。心電計の開発者である Einthoven は，この波形の最初の小さい波を P 波，次の振幅の大きい，鋭い波を QRS 波，QRS 波に続くなだらかな隆起を T 波，T 波に続く小さい波を U 波と命名している（図 2-1）。

1. 心電図各波の名称とその成因

- ■ P 波（P wave）：心房の脱分極波（Atrial depolarization wave）で，心房の容量や圧が増加すると波形が変化する。
- ■ QRS 波（QRS complex）：心室の脱分極波（Ventricular depolarization wave）で，心室の肥大や伝導障害，心筋梗塞などが発生するとその振幅や持続時間，形態などが変化する。
- ■ T 波（T wave）：心室の再分極波（Ventricular repolarization wave）で，心筋虚血の診断や再分極異常の解析などに利用される。
- ■ U 波（U wave）：プルキンエ線維の再分極波と考えられている。
  - ▶ なお，洞結節や房室結節の電位は組織が小さいため，通常の心電計では記録できない。
  - ▶ J 点（Junctional point）は，QRS 波と ST 区間の接合部で，運動負荷試験の際の ST 偏位の測定点となる。

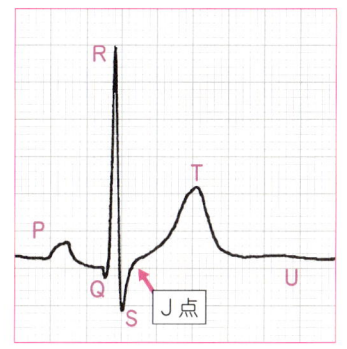

図 2-1　心電図各波の名称

MEMO

J 波とは

　J 波（J wave）は，**J 点に発生した結節状の波**で，心室の脱分極相の最後に表れる小さい波である。明らかな J 波が I，aVL や V4～V6 の側壁誘導，II，III，aVF などの下壁誘導でみられるものは，"**早期再分極（Early repolarization）**" と呼ばれ，従来，正常亜型（Normal variant）の良性の所見と考えられてきたが，近年，**特発性心室細動による心臓突然死の一因となる**ことが報告され，注目されている。J 波は検診では，**若い男性やアスリート**などによくみられ，同時に**胸部誘導の T 波増高，ST 上昇を伴う**ことが多い（第 3 章「J 波のみかた」参照）。

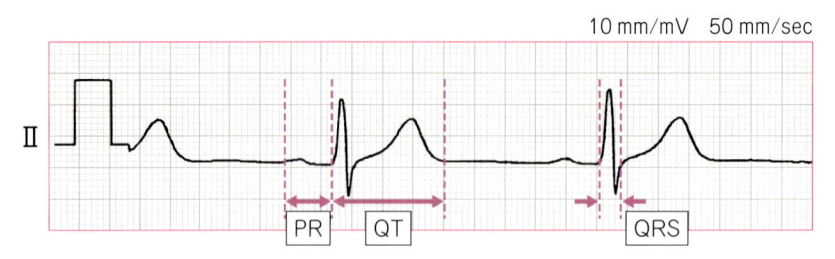

図 2-2　PR 間隔，QT 間隔，QRS 間隔の計測部位

2. 心電図各波の時間間隔の意味と基準値（図 2-2）

心電図解析時に参考にする心電図間隔の意味と基準値は次の通りである。

■ PR (Q) 間隔：房室伝導時間（両心房から房室結節，ヒス束，両脚，プルキンエ線維にまで興奮が伝達する時間）（基準値：0.12〜0.20 秒）

■ QRS 間隔：心室内伝導時間（基準値：0.06〜0.10 秒）

■ QT 間隔：心室全収縮期時間（基準値：〜0.44 秒）

MEMO

基準値

基準値 (Reference value) は，健常者の検査値や計測値などの値から，上限の 2.5%と下限の 2.5%を引いた残りの 95%の値で，近年，正常値という言葉に代わってよく用いられるようになった言葉である。正常値という言葉は，結果がその数値の範囲内に入っていれば，病気のある人でも正常という印象を与えて誤解を生みやすいため，基準値という言葉が正常値に代わって次第に使われるようになっている。

2 心拍数の測定法

心電図を診断する際に基本調律と共に，最初に必要となるのが心拍数である。心拍数は心電計の記録速度から逆算すると以下のような方法で容易に計算できる。

1. 心拍数（Heart rate：HR）の計算方法

標準的な心電図の記録速度は 25 mm/sec のため，心電図記録紙の 1 mm は 0.04 秒となる。

⬇

心電図上，定規で R-R 間隔を正確に計測して，秒に換算する。

⬇

計算式 "心拍数＝60÷R-R 間隔（秒）" に R-R 間隔の値を当てはめると，

⬇

図 2-3 の心拍数は，R-R 間隔が 15 mm で 0.6 秒になるため，60÷0.6 秒で 100/分と計算できる。

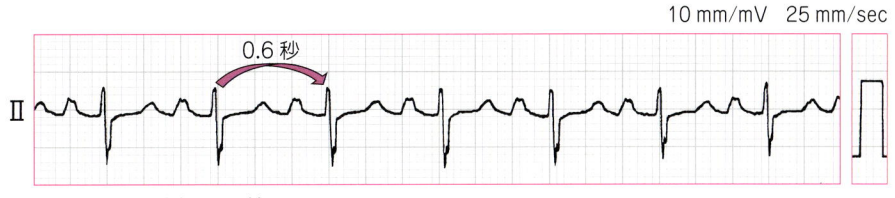

図2-3　心拍数の計算（34歳, 女性, 高血圧症）

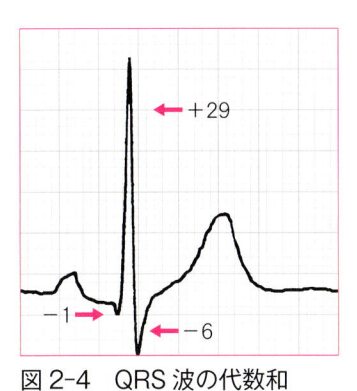

図2-4　QRS波の代数和
　　　　（net QRS deflection）

代数和は,（＋29）＋（−1）＋（−6）で計算される。aVF誘導の場合, 増高肢誘導なので, 得られた値を1.5で割る。

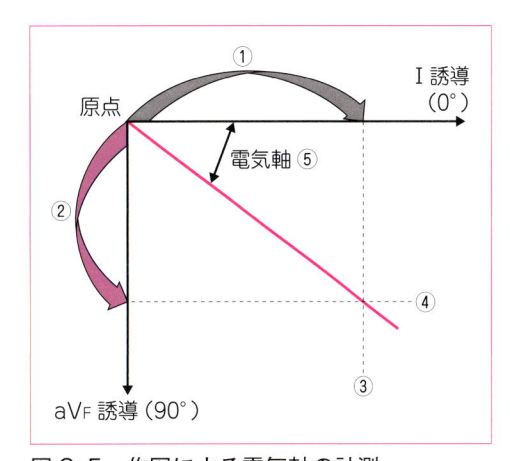

図2-5　作図による電気軸の計測
　　　①〜⑤の順に線を引くと電気軸が求められる。

3　電気軸

　心臓の起電力の進む方向を身体の前額面に投影した波形より計測したものが電気軸（Frontal plane QRS axis）で, 心拍数に続いて, 作図で簡単に求められる。

1.　電気軸の計測（作図法）（図2-4, 5）

　電気軸（Electrical axis or QRS axis）は, 前額面平均QRSベクトルの方向（角度）で表すため, 以下の方法により簡単に算出できる

　I誘導の方向（0度）のQRS波の振幅の代数和（Net QRS deflection）（①）と, aVF誘導方向（90°）の代数和（②）を求める（mm）（図2-4）

↓

①と②のそれぞれの値を原点より, 0°と90°の方向へプロットし, そこから垂線を引く（図2-5 ③, ④）

↓

垂線の交点と原点を結ぶ線の角度（⑤）が電気軸となる

2.　電気軸の判定

　通常, 電気軸はAHA/ACCF/HRS（2009）の勧告[1]に基づいて次のように定義されている。

13

- ■ 正常軸（Normal axis：NA）：電気軸が−30度〜＋90度
- ■ 左軸偏位（Left axis deviation：LAD）：電気軸が−30〜−90度
- ■ 右軸偏位（Right axis deviation：RAD）：電気軸が＋90〜＋180度

のもの。

なお，この基準から外れている−90度から±180度の領域はNorthwest軸と呼ばれ，心室頻拍の電気軸であることがほとんどで，上室性調律の電気軸であることはまれであるため，No man's land とも呼ばれている。

3. 簡易判定法 (表2-1)

- □ 忙しい日常臨床では簡易判定法（Quick look method）が簡単で使いやすい。
- □ 通常，簡易判定法ではI誘導とaV$_F$誘導のQRS波の代数和の極性により，表2-1のように判定する（電気軸がどの領域にあるかは分かるが，具体的な角度は分からない）。

表2-1　電気軸の簡易判定法

I 誘導	aV$_F$ 誘導	電気軸
＋	＋	正常
＋	−	II誘導を見て，−なら左軸偏位，＋なら正常
−	＋	右軸偏位

☞図2-6は，正常例，左軸偏位例，及び右軸偏位例の肢誘導波形を並べてある。

まず，左軸偏位をみるときはII誘導のQRS波の極性をみる。これがマイナスなら−30度以上の左軸偏位である。次に，右軸偏位を探すときにはI誘導のQRS波の極性をみる。これがマイナスなら，＋90度以上の右軸偏位である。理由はお分かりだと思うが，I誘導，II誘導の方向に直交する直線を引いて考えてみて欲しい。答えは自ずと出るはずである。なお，正常軸はI誘導もaV$_F$誘導もプラスである。

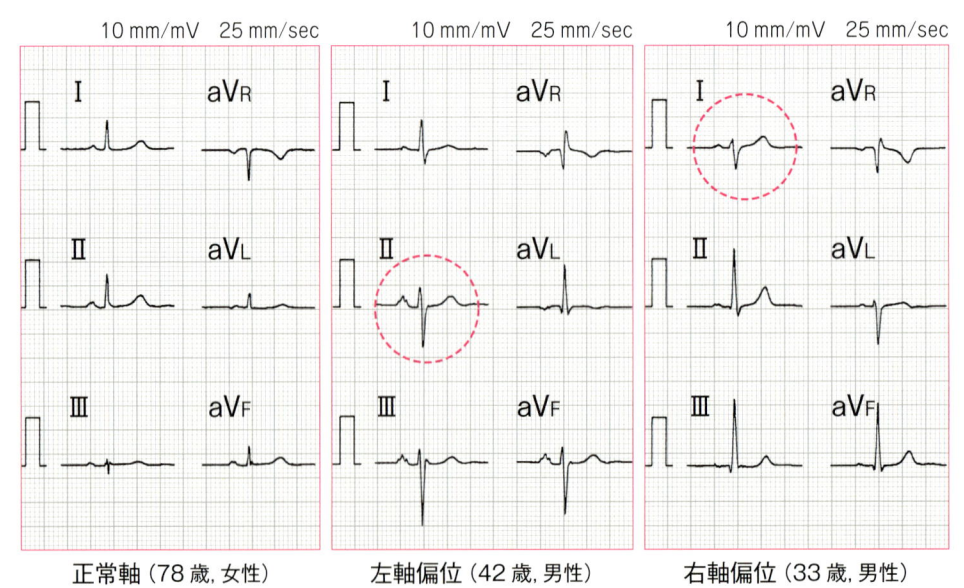

| 正常軸 (78歳,女性) | 左軸偏位 (42歳,男性) | 右軸偏位 (33歳,男性) |

図2-6　各電気軸の代表的な心電図パターン
破線円内は軸偏位判定のキーとなる誘導を示す。

4. 軸偏位の原因と臨床的意義

　電気軸の偏位は心肥大や伝導障害，心筋梗塞などによる心起電力の減少，心臓の解剖学的な位置，体位等の影響で起こるため，その変化を利用して電気軸は種々の心電図診断の基準に用いられており，特にヘミブロック（後述）の診断には電気軸の所見が不可欠である（第3章「脚ブロック」参照）。

　以下は，軸偏位の原因となる種々の生理的変化や病態である。

■ 左軸偏位 (Left axis deviation：LAD) の原因

　　左室肥大，左脚前枝ブロック，下壁梗塞，左脚ブロック，横位心（肥満，妊娠，腹水）などの他，正常亜型（Normal variant：2〜5%）もある。

■ 右軸偏位 (Right axis deviation：RAD) の原因

　　右室肥大，左脚後枝ブロック，右胸心，立位心，肺性心などの他，正常亜型や電極の付け間違いもまれにみられる。

5. その他の軸偏位

■ 不定軸 (Indeterminate QRS axis)

　　○ 肢誘導のいずれにおいてもR波とS波の振幅が同じで，QRS電気軸を決められないもの。

　　○ 肺気腫や右室肥大などの際に出現する場合がある。

　　○ 図2-7は，不定軸の一例である。

10 mm/mV　25 mm/sec

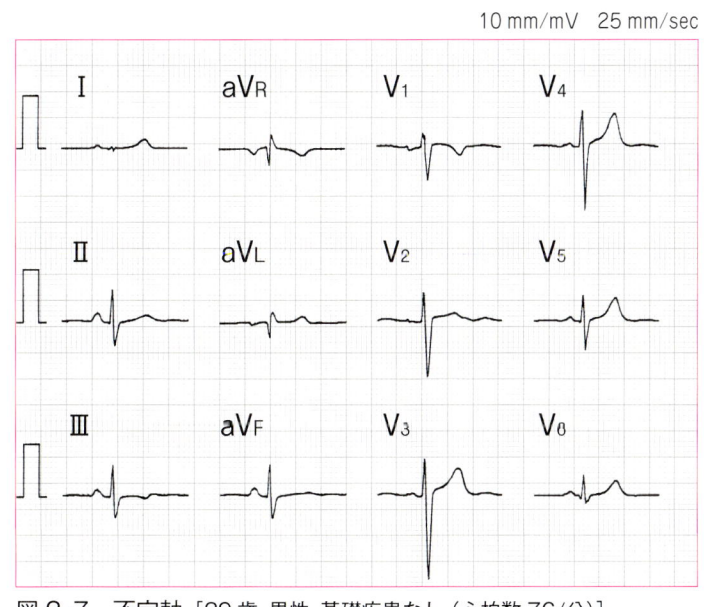

図 2-7　不定軸 [29歳, 男性, 基礎疾患なし（心拍数 76/分）]
この例では，肢誘導のどの誘導でもR波とS波の振幅が同じで電気軸を計算出来ない。

＊ S₁S₂S₃パターンと不定軸の臨床的意義 (Clinical significance)

　$S_1S_2S_3$パターンは，I，II，III誘導の全ての誘導で深いS波が出現したもの［通常，S波の振幅（深さ）がR波の振幅（高さ）の1／2以上］で，全ての肢誘導でS波とR波の振幅が同じになると電気軸が計算できなくなるため，**不定軸** (Indeterminate QRS axis) と呼ばれるようになる。$S_1S_2S_3$パターンの典型例では，胸部誘導のR波とS波の振幅もV_1誘導からV_6誘導まで同じとなるが，この所見は本パターンの診断

には必須の条件ではない。S₁ S₂ S₃ パターンは検診などでは健常例でよくみられる**正常亜型**（Normal variant）の変化であるが，一部，肺気腫や右室肥大の例が含まれており（Ⅰ誘導のS波がR波高より深く，高度の右軸偏位を伴う例では特に），注意が必要である。

4 移行帯

　移行帯（Transitional zone）は，胸部誘導のR波とS波の振幅が等しくなる誘導で，足から眺めた心臓の長軸周りの回転方向を表している。移行帯は，正常の場合，V₃〜V₄誘導間にあり，V₅誘導方向に回転すると**時計方向回転**（Clockwise rotation），反対にV₁誘導の方向に回転すると**反時計方向回転**（Counterclockwise rotation）と呼ばれる。

　☞図2-8は，健常者の標準的な移行帯の位置を示す。

　従来，健常者の移行帯はV₃〜V₄誘導の中間位置で心室中隔付近にあり，心臓に異常があると移行帯が偏位すると考えられてきた。しかし近年，CTスキャンを使って健常例の解剖学的な心室中隔の位置と移行帯の誘導部位の関係を検討すると，わずか27％しか両者は一致せず，時計方向回転や反時計方向回転の所見は必ずしも病気の徴候を表す指標ではないと考えられるようになってきた[2]。

　更に，最近の大規模疫学研究より，機序は明らかではないが，時計方向回転を示す人は心血管死亡のリスクが高くなることが報告されている[3]。従来よりいわれてきた，やせ型で立位心を示す人や肺気腫例では時計方向回転を示すことが多く，左脚後枝ブロックや右室肥大などで右軸偏位を示す例では，反時計方向回転が多いというような捉え方より，今後，この心臓の水平方向の回転様式が心血管イベントの新しい危険因子の1つとして評価の対象になる時代が来るかも知れない。

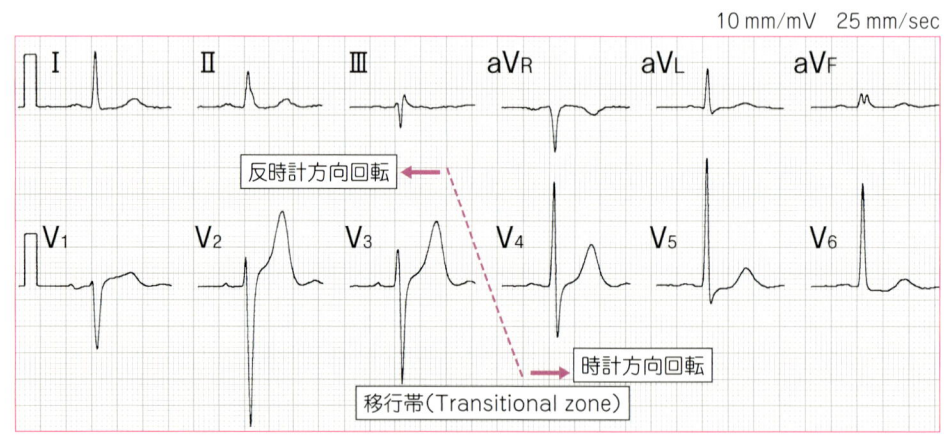

図2-8　胸部誘導における移行帯（69歳，男性，高血圧症）

5 健常者の標準12誘導心電図とベクトル心電図

1. 健常者の標準12誘導心電図 (図2-9)

　健常者の標準12誘導心電図（Standard 12 lead ECG）は洞調律で，不整脈はなく，心電図各波やPR間

隔，QRS 間隔，QT 間隔などの**時間間隔**にも**異常はみられない**。P 波や T 波は aV$_R$，Ⅲ 誘導を除き陽性で，R 波高は胸部誘導で V$_1$ から V$_5$ にかけて漸増し，V$_5$ から V$_6$ にかけては漸減する**正常パターンの R 波増高所見**（Normal R wave progression）を呈する。また一部の例では，Ⅱ，Ⅲ，aV$_F$ 誘導や Ⅰ，aV$_L$，V$_5$，V$_6$ 誘導で**早期再分極**に基づく ST 上昇と T 波の増高がみられる場合がある。

☞図 2-9 は 48 歳，女性，健常例の心電図である。

基本調律は洞調律で，QRS 電気軸は 55 度と正常軸を示し，心電図の各波や時間間隔にも異常はなく，**正常範囲内**（Within normal limits：WNL）の心電図である。

その他，健常例には**若年性 T 波**（Juvenile T wave）と呼ばれる女性の V$_1$～V$_3$ 誘導，男性の V$_1$ 誘導に出現する陰性 T 波がみられる場合もあるが，若年期の陰性 T 波が残存したものであり病的意義はなく，**正常亜型**（Normal variant）の変化である。

10 mm/mV　25 mm/sec

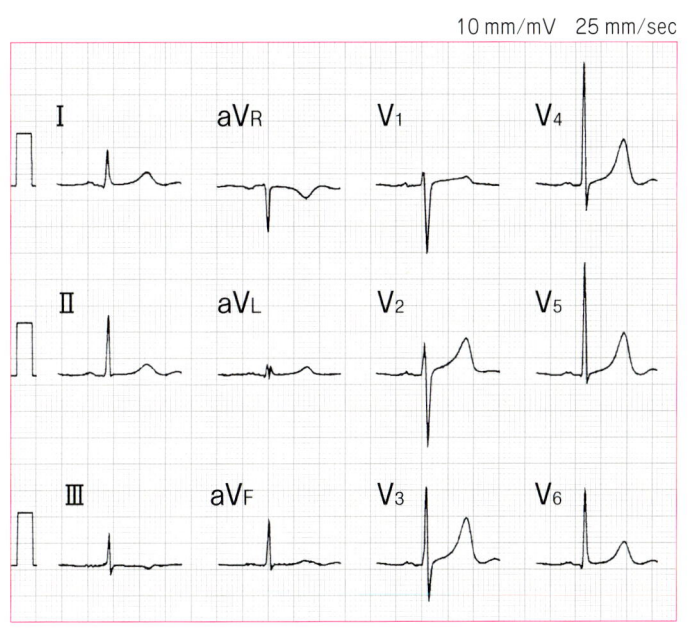

図 2-9　健常者の標準 12 誘導心電図（48 歳, 女性）

2. 健常者のベクトル心電図（図 2-10）

ベクトル心電図（Vectorcardiography：VCG）は，3 次元空間である胸郭内で発生する心起電力の変化を 3 つの 2 次元平面（前額面，水平面，矢状面）に投影して，心起電力の大きさと方向が解析できるようにした心電図である。以前は専用記録装置が必要であったが，現在では心電計のオプションとして，ベクトル心電図解析用アプリケーションで合成できる。

ベクトル心電図は通常の 12 誘導心電図と異なり，**心起電力の大きさと方向**をループで表しており，P 波の代わりに **P 環**，QRS 波の代わりに **QRS 環**，T 波の代わりに **T 環**と命名された**ループ**が記録され，心電図の基線に相当する部位は図形の**原点**になる（矢印は QRS 環の回転方向を示す）。

ベクトル心電図の誘導法は，以前は Frank 誘導などの専用誘導法が用いられてきたが，現在は，12 誘導心電図の記録終了と同時に，修正 XYZ 誘導によるベクトル心電図が心電計で合成されるため，特別な時間を必要としない。また，後日，心電図を呼び出して，ベクトル心電図を合成する**時系列解析**も可能である。

☞図2-10は，健常例（図2-9と同一例）のベクトル心電図である。

　左からベクトル心電図の**前額面図**（Frontal plane），**水平面図**（Horizontal plane），**矢状面図**（Saggital plane）で，大きいループがQRS環，小さいループがT環で，起電力が進む方向を矢印で示している。**起電力の大きさ**は，原点から最も遠いQRS環までの距離で表現し，これを**最大QRSベクトル**という。

　この記録の水平面図QRS環を見ると，心室の脱分極は心臓の右前あたりから始まり（**初期中隔ベクトル**），次いで左室自由壁が興奮し（右室も興奮するが起電力が小さくキャンセルされる），最後に左やや後方から興奮が原点に帰る健常者の心室興奮伝播様式がよく分かる。通常，健常者のベクトル心電図では，QRS環は滑らかな楕円形〜ハート型の曲線として描かれ，水平面図，矢状面図でほとんどの例が反時計式回転を示すのが特徴で，時計式回転はみられない。

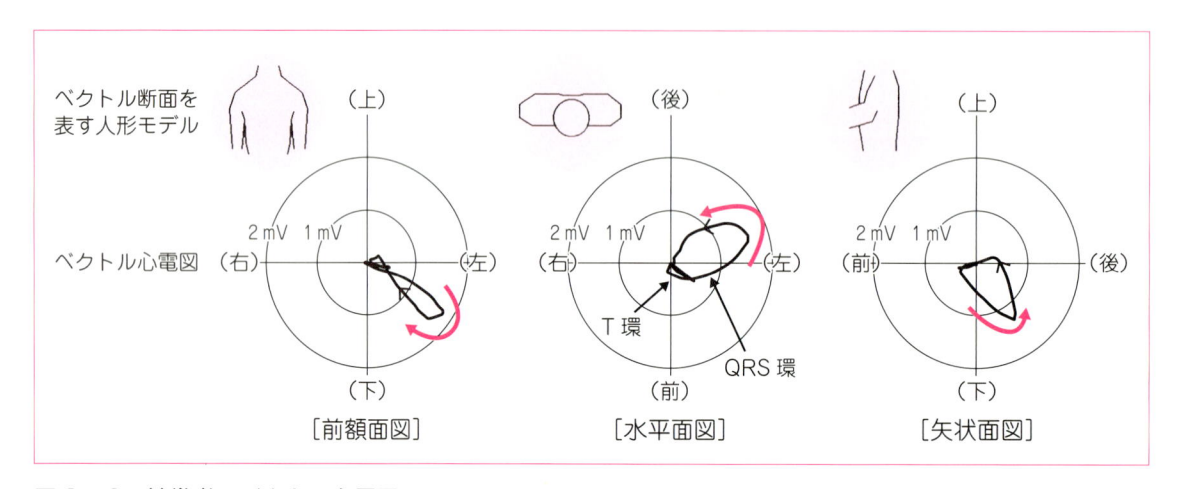

図 2-10　健常者のベクトル心電図（48歳，女性，図2-9と同一例）

　　この記録は健常例の12誘導心電図から合成されたベクトル心電図（VCG derived from conventional ECG-leads）である。各断面図の中央に心電図の基線に相当する原点があり，大きいループがQRS環，小さいループがT環を表している。内側の小さい円は1mV，外側の大きい円は2mVのスケールで，QRS環の回転方向だけが分かる心電計内蔵のシステムであり，P環などはみられないが，12誘導心電図だけでは起電力の進む方向が分からないような珍しい心電図の判読や，12誘導心電図だけでは診断率の低い，右室肥大の診断などに有用な検査手段となることが期待される。

　ベクトル心電図法は，心電図だけでは分かりにくい，**心肥大**（特に右室肥大）や**心筋梗塞**（特に純後壁梗塞）などの診断に有用であるが，特殊な心電図検査法の1つであり，検査室でも常時検査していない項目になっているが，種々の心電図の成因を考える上では有用な検査法の1つであり，さらなる活用が望まれる。

文　献

1. Willems JL., Demedina EOR, Bernard R, et al.: Criteria for intraventricular conduction disturbances and pre-excitation. J Am Coll Cardiol 1985; 5: 1261-1275.
2. Tahara Y, Mizuno H, Ono A, et al.: Evaluation of the electrocardiographic transitional zone by cardiac computed tomography. J Electrocardiol 1991; 24(3): 239-245.
3. Nakamura Y, Okamura T, Higashiyama A, et al.: Prognostic values of clockwise and counterclockwise rotation for cardiovascular mortality in Japanese subjects. a 24-year follow-up of the national integrated project for prospective observation of noncommunicable disease and its trends in the aged. 1980-2004 (NIPPON DATA80). Ciruculation 2012; 125: 1226-1233.

3

心電図波形のみかた

1 P波のみかた

P波は心房が電気的に興奮した時に発生する**脱分極波**（Atrial depolarization wave）であり，前半は右心房の興奮を，後半は左心房の興奮を表す。

1. 正常P波 (Normal P wave)

健常者のP波は洞結節からの刺激により右心房で発生し（洞性P波：Sinus P wave），次のような心電図所見を示す。

1）心電図所見（図3-1）
① Ⅱ誘導で陽性の丸いP波で，
② 振幅（Amplitude）が **0.25 mV以内**，持続（Duration）が **0.10秒以内**のP波（通常の記録速度（25 mm/sec），記録感度（10 mm/mV）で心電図を記録すると，**2.5 mm×2.5 mm** の正方形の枠内に収まる大きさ）。
③ P波の極性は，aVR誘導を除くほとんど全ての誘導で陽性で，Ⅲ誘導では（±）2相性〜陰性のこともある。

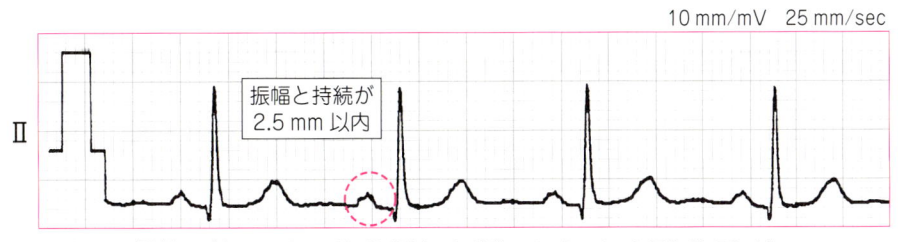

10 mm/mV　25 mm/sec

Ⅱ

振幅と持続が
2.5 mm以内

図3-1　洞性P波（40歳，女性，健常例。心拍数78/分，QRS電気軸79度）

MEMO

P波の観察に適した誘導

P波の計測や評価には通常，**Ⅱ誘導やV₁誘導**がよく用いられている。これは，心房の興奮が洞結節方向（右上方）から房室結節方向（左下方）に向かって進むために，**進行方向と同じ方向にある肢誘導のⅡ誘導**（aVF誘導）でP波の振幅が最も大きく描かれるためである。一方，胸部誘導でP波が最も分かりやすいのは，**右心房に最も近いV₁誘導**である。

　心房の興奮（脱分極）は洞結節のある**右心房**から始まり，心房間伝導路（バッハマン束：Bachman's bundle）を通って**左心房**へ進む。この時に形成される P 波は，拡大すると前半の右房成分と後半の左房成分から構成されており，左心房に負荷が掛かると左房成分が大きくなって **P 波の持続時間が長くなり**，右心房に負荷が掛かると右房成分が大きくなって **P 波が高く尖鋭**となる（図 3-2）。

　また，前胸部誘導である V_1 誘導からこれらの変化を眺めると，左心房の興奮は後方へ遠ざかって行くため，左房負荷が発生すると P 波後半部の陰性相（Negative P terminal force）が増大するようになる（図 3-3）。

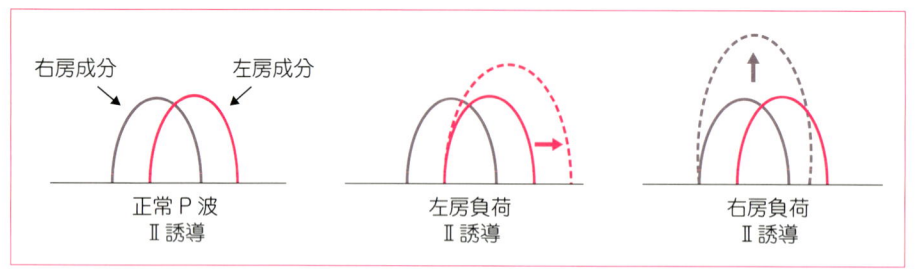

図 3-2　心房負荷時の P 波の変化（シェーマ）

2.　左房負荷 (Left atrial overloading : LAO)

　高血圧症や心不全などによる左房圧上昇時や左房拡大時には，次のような P 波の所見が出現する。

1）心電図所見（図 3-3, 4）

① I，II 誘導の幅広い（≧ **0.12 秒**）結節性 P 波 [（特に P 波が 2 峰性で，その後半が I 誘導で高く，III 誘導で陰性のものを "僧帽性 P 波（Mitral P）" と呼ぶ（図 3-4））]。

② V_1 誘導の P 波は，（±）2 相性〜陰性となる。

③ 左房負荷の診断基準である "Morris's index[1]" では，V_1 誘導の P 波終末部陰性相（図 3-3 の矢印）の持続時間（秒）と振幅（mm）との積（P-terminal force）の絶対値が ≧ **0.04** の場合に左房負荷と診断する。

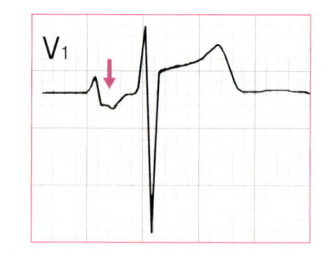

図 3-3　P 波終末部陰性相の拡大
（64 歳, 男性, 肥大型心筋症）
本例の左房径は 49.3 mm と著明に拡大。

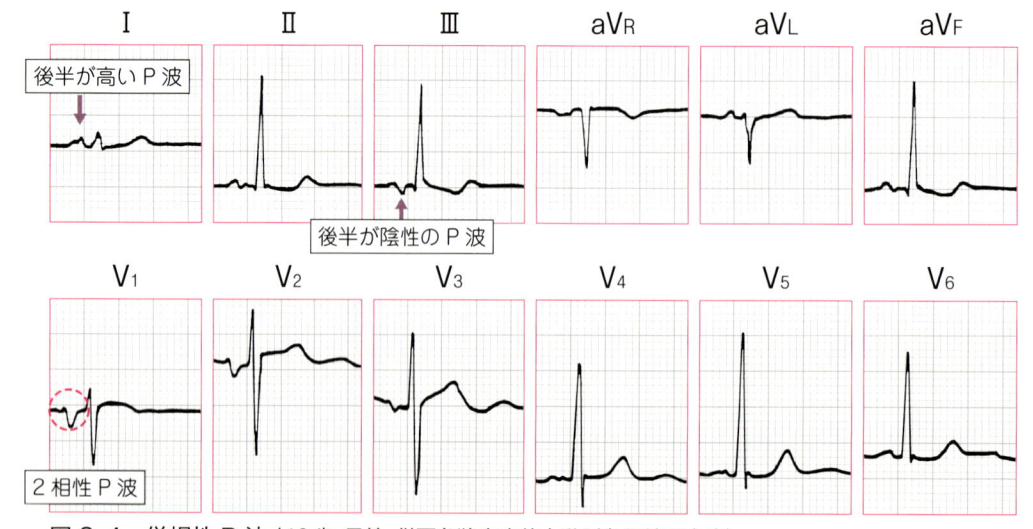

図 3-4　僧帽性 P 波（46 歳, 男性, 僧房弁狭窄症兼大動脈弁閉鎖不全症）
　肢誘導の結節性 P 波と V_1 誘導の 2 相性 P 波は僧帽弁狭窄症に特徴的な心電図所見である。

2）鑑別診断（Differential diagnosis）

① 漏斗胸（Funnel chest）

　V_1 誘導の P 波終末部陰性相が増大し，左房負荷様の心電図波形となる。QRS 波は**不完全右脚ブロック**型を示すことが多い。これらの変化は胸骨の圧迫による心臓の位置異常に基づくもので，左房負荷との鑑別は，漏斗胸では胸郭の変形があるので診察すれば容易に診断できる（図 3-5）。

② 心房内伝導障害（Intra-atrial conduction disturbance）

　心房内（間）伝導障害でも，P 波の幅が延長し，高度になると QRS 波まで続くようになる（図 3-6 拡大図の両矢印）。

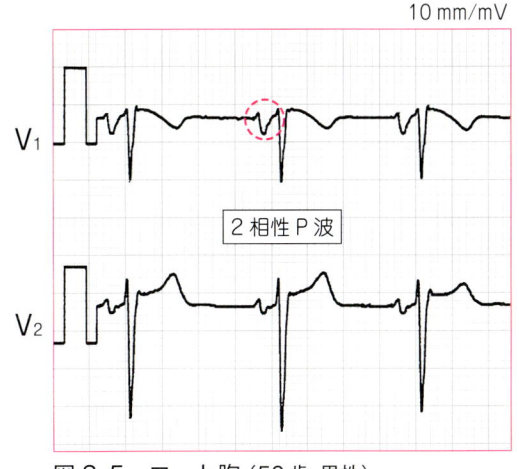

10 mm/mV

2 相性 P 波

図 3-5　ロート胸（50 歳，男性）

❖ 心房内伝導障害の診断基準（WHO/ISFC の診断基準[2]）
- P 波の持続時間 ＞ 0.11 秒
- P 波に結節（＋）（心エコー図で LA 拡大は否定）

▶ QRS 波まで持続する長い P 波は心房内伝導障害の可能性も考える（左房負荷との鑑別点）。

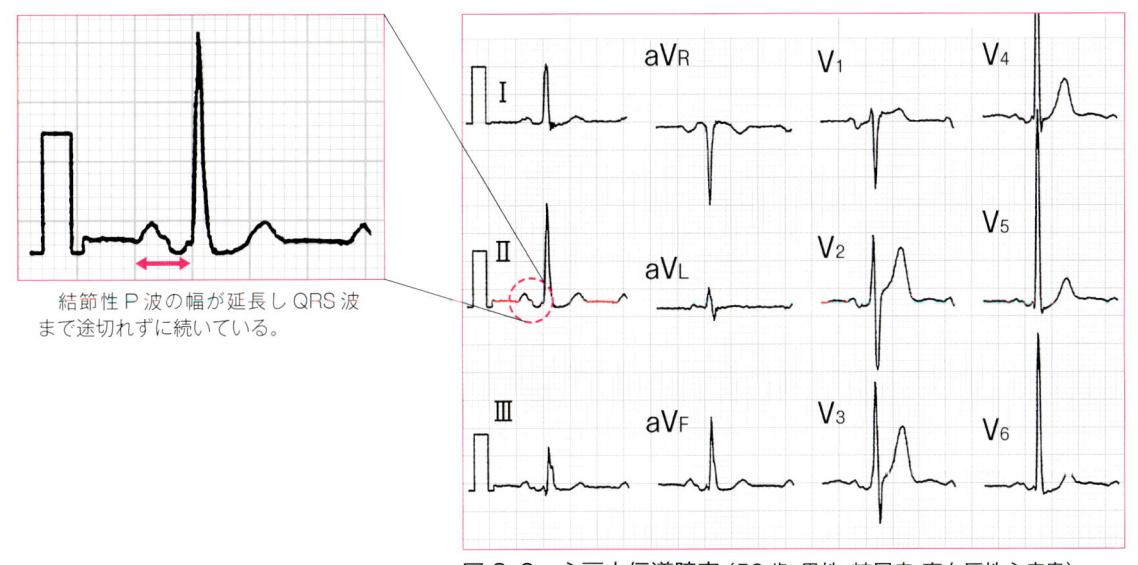

結節性 P 波の幅が延長し QRS 波まで途切れずに続いている。

図 3-6　心房内伝導障害（56 歳，男性，糖尿病，高血圧性心疾患）
Ⅱ，Ⅲ，aVF 誘導で QRS 波まで続く幅広い結節性 P 波を認める。

3）臨床的意義

- ■ 左房負荷は高血圧症や心筋症などの**左室拡張障害**を来す疾患や僧帽弁狭窄症など，左房の圧負荷をもたらす疾患で高頻度に出現する。
- ■ また**左室肥大**では，左房負荷は最も早期に出現する心電図所見の 1 つである。
- ■ P 波の持続時間を指標とした "**左房負荷**" の心電図診断の中には，左房圧の上昇や左房拡大，心房内伝導障害など，種々の原因による異常が含まれている可能性があり，心電図判読時には病態に応じた解釈が必要となる。

■ そのため，左房負荷に対する英語の表現には，LA overloading 以外に，LA enlargement や LA abnormality など，いろいろな表現が使われている。

3. 右房負荷 (Right atrial overloading：RAO)

右房負荷は慢性閉塞性肺疾患 (Chronic obstructive pulmonary disease：COPD) に伴う**肺性心** (Cor pulmonale) や種々の原因による**肺高血圧症** (Pulmonary hypertension：PH) に伴う右心房の変化が心電図に表れたもので，高く尖鋭な P 波が出現する。

1) 心電図所見 (診断基準)
① Ⅱ，Ⅲ，aVF 誘導の高く尖鋭な P 波 (P 波高 ≧ 2.5 mm)
② **肺性 P 波** (P pulmonale)
　肺疾患による右房負荷の際に出現するⅡ，Ⅲ，aVF，V1，V2 誘導の**高く尖鋭な P 波** (≧ 2.5 mm) で，右房負荷とほとんど同意義に用いられている (図 3-7 破線円内)。

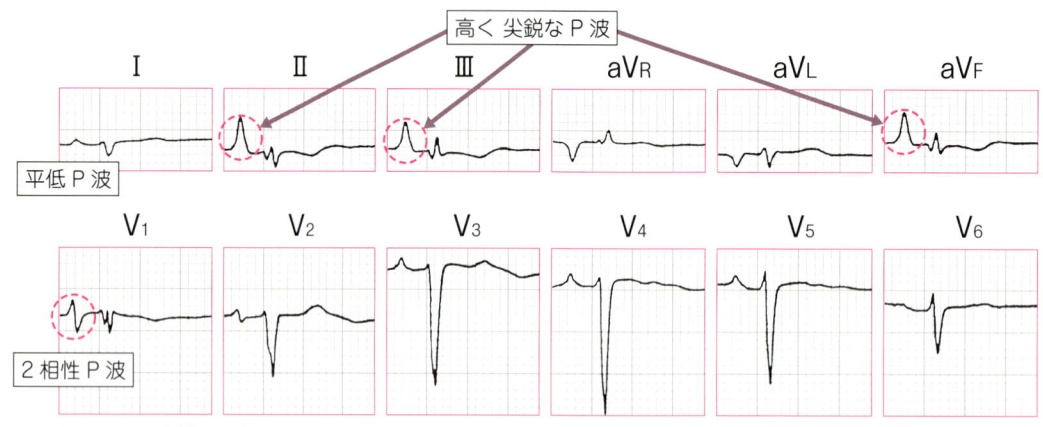

図 3-7　肺性 P 波 (64 歳, 女性, 肺気腫による慢性肺性心)

2) 臨床的意義
■ 心電図で右房負荷の所見がみられるのは，右室肥大を来す**肺動脈弁狭窄症**や **Fallot 四徴症**など先天性心疾患，肺性 P に代表される**慢性閉塞性肺疾患 (慢性肺性心)**，原発性肺高血圧症など右心負荷を来す疾患で，呼吸器外来などを除いて一般臨床の場で右房負荷の P 波を見る機会は少ない。
■ 一方，心電図検診で“**右房負荷の疑い**”と診断されるのは，若年者で器質的心疾患のない例が多く，電気軸が右軸傾向にあることや交感神経緊張による P 波増高などがその成因として考えられる。
■ **基礎疾患を有する病的な右房負荷**では，P 波の高さと共に，肢誘導だけでなく胸部誘導にも及ぶ“**P 波の尖鋭化**”が明らかである (図 3-7)。若年者や P 波の増高だけで尖鋭化がみられない場合には，心電計の自動診断の結果を疑ってみる必要がある。

MEMO

肺性心 (Cor pulmonale)

　肺の血管障害や換気障害によって**肺高血圧症や右室肥大**を来し，**右心不全**に陥った病態で，臨床経過より急性肺性心と慢性肺性心に分類される。**急性肺性心**は主に肺動脈の広範な閉塞による**肺塞栓症**（Pulmonary embolism：PE）によって起こり，死亡率が高く，**緊急治療**の対象となる。**慢性肺性心**は主として**慢性閉塞性肺疾患（COPD）**が**原因**となって肺高血圧症を来した状態で，右心不全を伴う。

Have a break　ちょっと一息・頭の体操　**肺気腫の心電図所見とその成因**

　肺気腫は慢性閉塞性肺疾患（COPD）の大半を占める重要な疾患であり，循環器領域においても，慢性肺性心による心不全治療の対象となる大切な疾患である。

　本症の心電図では，①肢誘導の**低電位差**や②胸部誘導の**R 波増高不良**，③ V_1 誘導の**2 相性 P 波**など，多彩な所見がみられるため，肺気腫の心電図判読時には，本症に特徴的な所見とその成因について理解しておくことが必要である。

◆ 肺気腫では，肺気量増大とともに心臓全体が横隔膜と共に下方に偏位するため，P 波の電気軸（P axis in the frontal plane）が多くの場合，**+60 度以上**になる（P 軸の垂直化：Verticalization of the P axis）[3]。

◆ この垂直方向の起電力の増大は，下方誘導である II，III，aV_F 誘導で高く尖鋭な P 波（肺性 P）を作るとともに，これらの誘導と垂直方向にある I 誘導の P 波の電位を低下させ，I 誘導の P 波の平低化を招く（"Lead I sign"）。

◆ 一方，低電位差や R 波増高不良の所見は肺気量増大による電極・心臓間の距離増大や膨張した空気による電気伝導能の低下などが原因となる。

◆ また，V_1 誘導の P 波が 2 相性（図 3-7 破線円内）なのは左房負荷ではなく，肺気腫により横隔膜や心臓が全体として下方に偏位したことが原因である。

　Chou はこれらの所見を踏まえて，下記のような肺気腫が主体となる慢性閉塞性肺疾患（Chronic obstructive pulmonary disease：COPD）の心電図診断基準を提唱している（表 3-1）。

　図 3-7 の心電図は，これらの所見が全てそろった典型的な肺気腫の心電図である。

表 3-1　COPD の心電図診断基準[4]

・肺性 P （≧ 2.5 mV）
・P 波の電気軸 ≧ 80 度
・肢誘導の低電位差
・QRS 波の電気軸 ≧ 90 度
・V_5，V_6 誘導の QRS 波の振幅 ≦ 0.5 mV
・I〜III 誘導の $S_1 S_2 S_3$ パターン（R/S 比 < 1）
・心房性不整脈（特に多源性心房頻拍）

　この基準では，**P 波の基準**と **QRS 波の基準**が 1 つずつあれば COPD の存在が示唆される。

4. Ta 波

心房の再分極に基づく波（心房性 T 波）で，以下の特徴を示す。

1）心電図所見

① 心電図では，P 波に続く弓状の陰性の振れとして記録される（図 3-8 矢印）

② 普段は分かりにくいが，1 度房室ブロックを合併し，PR 間隔が延長した場合には明瞭となる。

2）臨床的意義

■ Ta 波は ST 区間まで続き，ST 低下と誤診される恐れがある（Atrial repolarization wave mimicking ST depression）。

■ Ta 波が存在する時には心電図の基線（Isoelectric line）を TP 間（⬇）から QRS 波の起始部間（⬇）に変更する必要がある（図 3-8）。

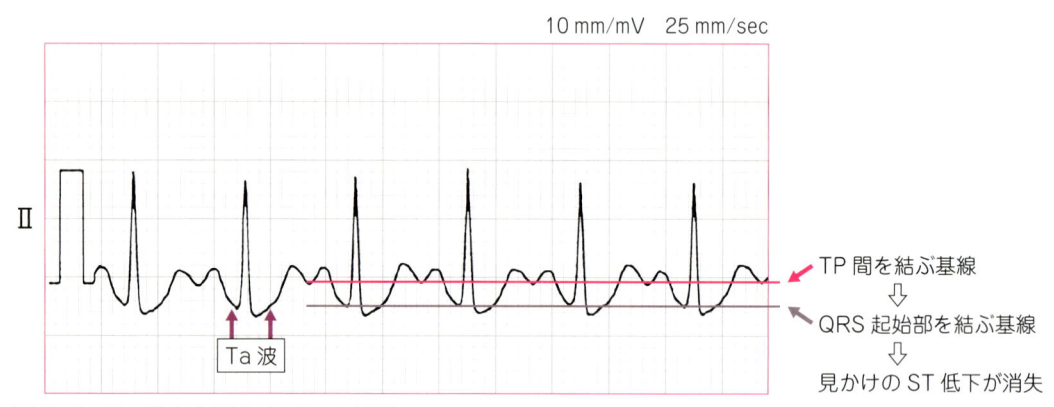

図 3-8　Ta 波存在下の心電図の基線

2-1 QRS 波のみかた ── 高さの異常

　QRS 波の振幅（R 波の高さ）は心室筋の起電力を反映し，心室筋の肥大とともに増高する。そのため，QRS 波の電位（振幅）の大きさが心肥大の診断に用いられているが，電位基準のみによる心肥大の診断精度には，"特異度は高いが感度が低い" という弱点があり，心肥大を心電図で判定する場合には，電気軸の偏位やストレイン型の ST-T 変化，VAT の延長など，電位基準以外の基準も取り入れて総合的に評価する必要がある。

1. 左室肥大（Left ventricular hypertrophy：LVH）

1）診断基準

　左室肥大の診断基準は Skolow-Lyon のほか，多数提唱されているが，体型の違う外国人のデータであり，本章では日本人の体型を考慮して作成された「森らの電位基準[5]」を参照している。

① 左室の高電位（森らの電位基準）

・胸部誘導：① $SV_1 + RV_5 \geq 4.0$ mV（30 歳以下の男性では 5.0 mV）

$$② RV_5 > 3.0 \text{ mV}$$

- 肢誘導：① $R_I + S_{III} \geqq 2.0$ mV

$$② RaV_L \geqq 1.1 \text{ mV}$$

② ストレイン型の ST-T 変化

③ QRS 幅の軽度延長

④ V_5, V_6 誘導の VAT の延長

⑤ 左軸偏位（LAD）

⑥ V_5, V_6 誘導の R 波起始部のスラー

☞図 3-9 の心電図では，左側胸部誘導の高電位（$RV_5 = 4.4$ mV，$SV_1 + RV_5 = 6.4$ mV），QRS 幅の延長（136 ms），"ストレイン型の ST-T 変化"（I，aV_L，V_5，V_6 誘導）を認め，典型的な左室圧負荷の所見を呈している。ストレイン型の ST-T 変化とは，緩やかに下降し，急に上昇するタイプの上凸型の ST 低下と左右非対称性の陰性 T 波を組み合わせた ST-T 変化で，心室の肥大時に出現する特徴的な ST-T パターンである（図 3-9 拡大図）。

また診断基準にはないが，左房負荷は左室肥大の初期に出現する心電図所見の 1 つであり，軽度の QT 延長（肥大型心筋症など）や左室過負荷による陰性 U 波がみられる場合もある（図 3-58）。

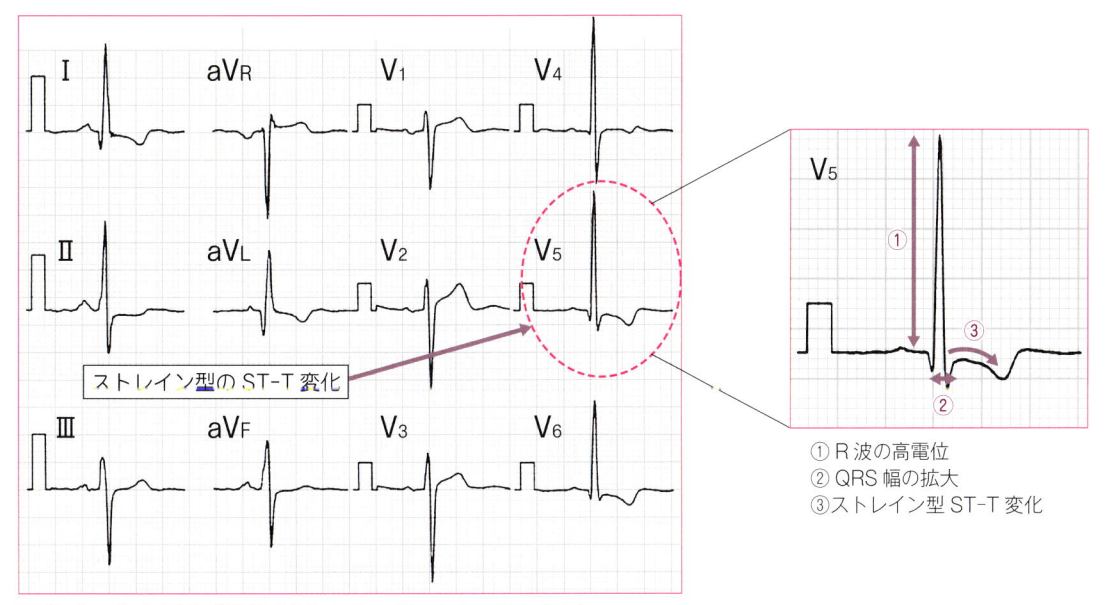

① R 波の高電位
② QRS 幅の拡大
③ストレイン型 ST-T 変化

図 3-9 左室肥大（圧負荷）(49 歳,男性,高血圧性心疾患)
　左室の著しい高電位（$R_{V5} + S_{V1} = 6.4$ mV）とストレイン型の ST-T 変化を認める。

MEMO　**心室（内）興奮到達時間（Ventricular activation time：VAT）**

　電位基準と同様に心肥大の診断基準に用いる心電図指標の 1 つで，心室の興奮波がそれぞれの電極に到達する時間を表している（**内効果様振れ**ともいう）。基準値は右室側 V_1，V_2 誘導が < 0.03 秒，左室側 V_5，V_6 誘導が < 0.05 秒と左右の心室で異なり，**脚ブロック例，心室肥大例などで延長**する。

2) 圧負荷 (Pressure overload) と 容量負荷 (Volume overload)

左室肥大は病理学的に**求心性肥大**(Concentric hypertrophy)と**遠心性肥大**(Eccentric hypertrophy)に分けられるが，心電図にも両者の違いが反映されている。

図3-9の高血圧性心疾患 (HHD) の例はストレイン型のST-T変化を伴う典型的な**左室圧負荷**時の心電図であるが，図3-10の例は，**大動脈弁閉鎖不全**に伴う典型的な**左室容量負荷**時の心電図である。本例のように左室容量負荷疾患では，圧負荷の場合と異なり，V_4，V_5 誘導の T 波が高く尖鋭となり (図3-10の矢印)，早期再分極や高カリウム血症による心電図変化との鑑別が必要となる場合もある。

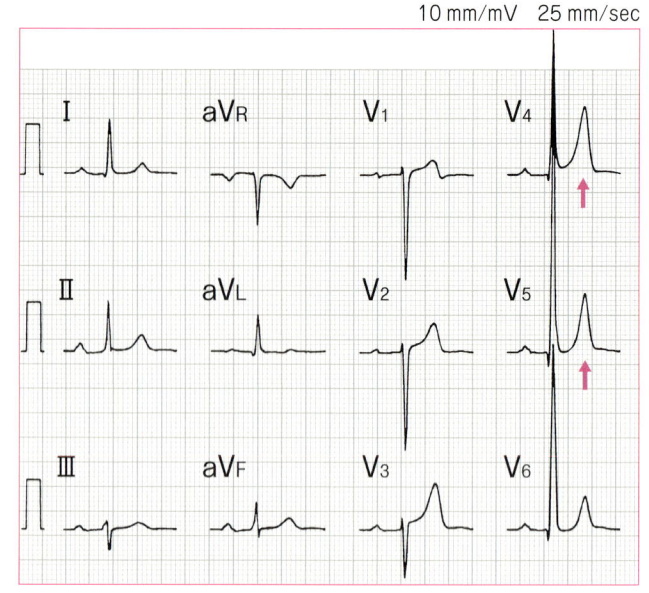

10 mm/mV　25 mm/sec

図3-10　左室肥大 (容量負荷)(64歳,男性,大動脈弁閉鎖不全症)
RV_5 が 5.3 mV と左室側の高電位を認め，T 波は増高 (矢印)。

3) 基礎疾患

左室圧負荷を来す疾患には高血圧症や肥大型心筋症，大動脈弁狭窄症などが，容量負荷を来す疾患には僧帽弁閉鎖不全症や大動脈弁閉鎖不全症などがある。

4) 臨床的意義

■ 高血圧症により左室肥大を来した病態は**高血圧性心疾患**(Hypertensive heart disease：HHD) と呼ばれ，高血圧症における心血管イベントの最も強力な危険因子であるため，厳重な血圧管理が必要となる。

■ 心電図は，どこでも何時でも安価で簡単に繰り返し検査できるメリットがあり，対象の非常に多い高血圧症患者における**左室肥大合併**の有無チェックや，心血管合併症のリスク評価に有用な検査法の1つである。

2. 右室肥大 (Right ventricular hypertrophy：RVH)(図3-11)

心電図による右室肥大の診断は左室肥大より**難しく**，左室肥大以上に基礎疾患などの存在を考慮しながら，総合的に評価する必要がある[6]。

1) 心電図所見 (診断基準)
① 右側胸部誘導の高電位
- $Rv_1 \geqq 0.5$ mV かつ R/S in $V_1 > 2.0$
- R/S in $V_6 < 1$
② 高度の右軸偏位 ($\geqq +110$ 度)

2) 基礎疾患と圧負荷，容量負荷

右室肥大を来す疾患にも，肺動脈狭窄症や肺性心，肺高血圧症などの**右室の圧負荷**を来す疾患と，心房中隔欠損症 (Atrial septal defect：ASD) のように**右室の容量負荷**を来す疾患がある。

☞図3-11は，先天性肺動脈弁狭窄症の心電図である。

　一見して高度の右軸偏位（179度），V₁誘導のR波の高電位（2.2 mV）とV₅，V₆誘導の深いS波を認め，典型的な**右室肥大（圧負荷）**のパターンを呈している。

　一方，**右室容量負荷**の心電図（図3-12）も特徴的で，右軸偏位とともに右室流出路（Crista supraventricularis）の肥厚を伴うため，V₁誘導のQRS波が正常のrS型からrSR'型に変化し，**不完全右脚ブロック**型を呈するようになる。

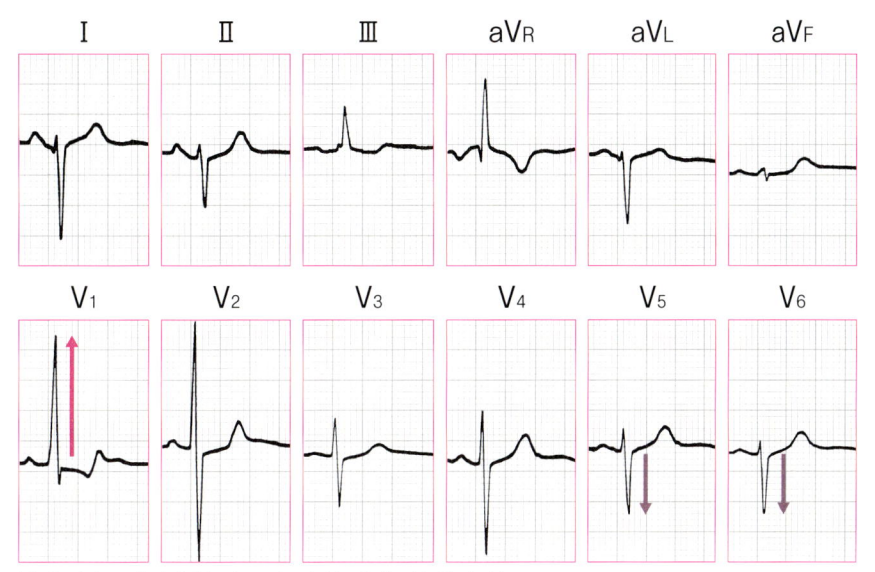

図3-11　右室肥大（22歳，女性，肺動脈弁狭窄症）
　高度の右軸偏位（＋190度），V₁誘導R波の高電位（2.1 mV）とST-T変化，V₅，V₆誘導の深いS波などが右室肥大に特徴的な所見として出現している。

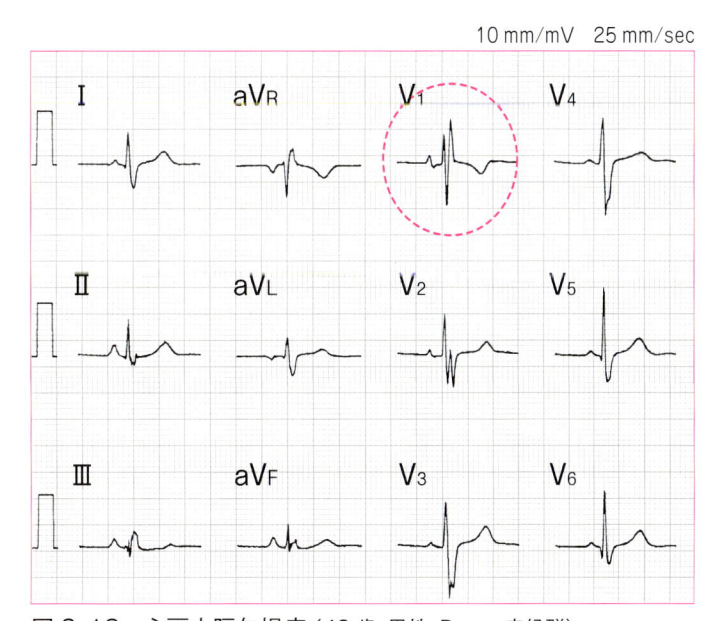

図3-12　心房中隔欠損症（49歳，男性，Down症候群）
　V₁誘導のrsR'パターンは右室容量負荷のサインでもあり，小児の心房中隔欠損症スクリーニングにも使われる心電図指標の1つである。

3. 両室肥大（Biventricular hypertrophy）

両室肥大では左室，右室の両方が**起電力を打ち消し合うため**，心電図波形の変化が表れにくく，心電図診断が通常，**困難**である。

1）心電図診断

感度は低いが次のいずれかの場合，心電図では両室肥大の疑いがあると診断される。

① **左室肥大の存在下**で，右房負荷，右軸偏位，V_5，V_6 誘導の深い S 波，高い 2 相性の QRS 波が複数の誘導でみられる場合。

② **右室肥大の存在下**で，V_2〜V_5 誘導の高い R 波と深い S 波がみられる場合，または QRS 波の振幅が 50 mm 以上となる場合。

③ Katz-Wachtel phenomenon（sign）の存在[7]。

> **MEMO**
>
> ### Katz-Wachtel phenomenon（sign）
>
> Katz-Wachtel sign は，V_2〜V_4 の胸部誘導で少なくとも振幅が 50 mm を超える RS 波がみられる所見で，Katz と Wachtel によって両室肥大を伴う心室中隔欠損症の小児で報告された現象（徴候）で，以後，両室肥大の診断に用いられている。

👉**図 3-13** は，Eisenmenger 症候群を合併した動脈管開存症例の心電図である。V_1 誘導の R 波振幅が 3 mV と高く，V_1〜V_4 誘導で陰性 T 波を伴い右室肥大の所見を示すとともに，V_2〜V_4 誘導で 50 mm を超える RS 波を認め，**両室肥大の所見**と考えられる。

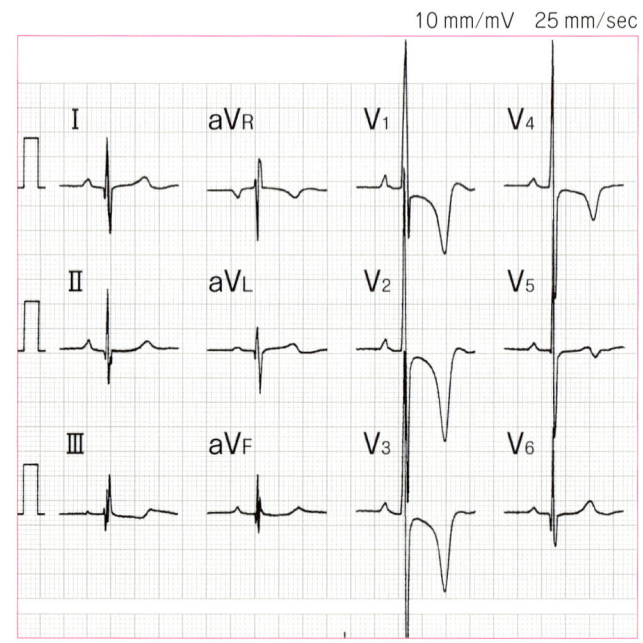

10 mm/mV　25 mm/sec

図 3-13　Eisenmenger 症候群（27 歳,男性,動脈管開存症）
胸部誘導の RS 波の電位が大きく，Katz-Wachtel sign を示す。

4. 低電位差（Low voltage）

QRS波の振幅が低下し，基準値以下になったものを低電位差と呼ぶ。

1）診断基準
QRS波の振幅（Amplitude）が全ての肢誘導で0.5 mV 未満，または全ての胸部誘導で1.0 mV 未満のものを低電位差と呼ぶ（図3-14, 15）。

2）原因
① 心起電力の減少：陳旧性心筋梗塞，拡張型心筋症（図3-14），心筋炎，心アミロイドーシス（図3-15）など。

② 水分の貯留：心膜炎，胸膜炎，SLEなど。

③ 電気伝導度の低下：肥満症，肺気腫（図3-7）など。

☞図3-15の例では，肢誘導の低電位差や胸部誘導のR波増高不良（楕円内）の所見がみられ，前胸部誘導のQRS波は"Pseudo-infarction pattern"を呈している。また，高度の右軸偏位（146度円内）は，伝導系へのアミロイド沈着による左脚後枝ブロックによる可能性がある。

10 mm/mV　25 mm/sec

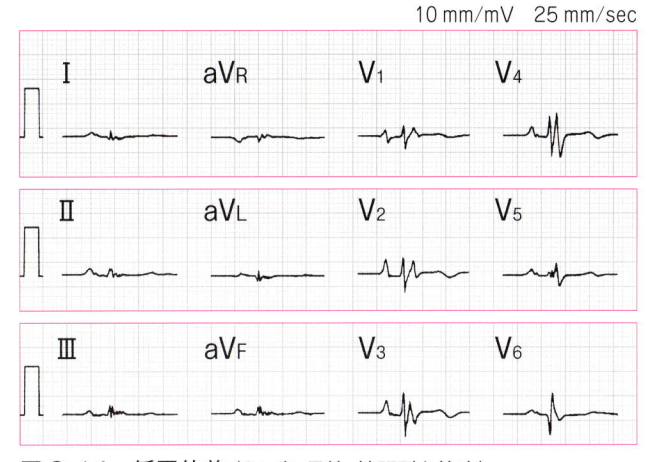

図 3-14　低電位差（61 歳, 男性, 拡張型心筋症）
肢誘導，胸部誘導ともに低電位で，V_2, V_3 誘導では肺性P波もみられる。

10 mm/mV　25 mm/sec

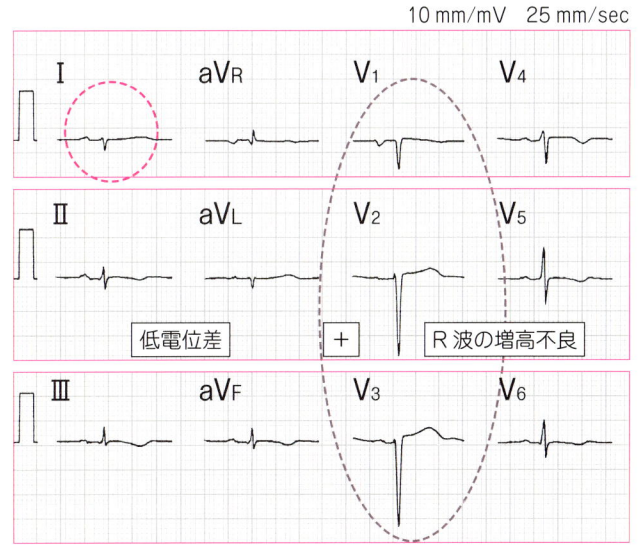

図 3-15　低電位差（39 歳, 女性, 心アミロイドーシス）
前胸部誘導のR波は増高不良で，偽梗塞パターンを示す。

> **MEMO**
>
> ### 心アミロイドーシス
>
> アミロイドーシス（Amyloidosis）は，正常では存在しないアミロイドと呼ばれるタンパクが全身の臓器に沈着して様々な機能障害を来す疾患で，心臓では心筋や刺激伝導系にアミロイドが沈着し，難治性心不全や種々の不整脈が発生する原因となる。心臓超音波検査では，心筋の厚さと比較して収縮能が悪く，心電図では，"Pseudo-infarction pattern"（偽梗塞パターン）と呼ばれる肢誘導の**低電位差**と胸部誘導の**R波増高不良**を組み合わせた所見が心アミロイドーシスに特徴的な所見として報告されている。

2-2 QRS 波のみかた — QRS 間隔の異常：心室内伝導障害

　心電図の QRS 間隔は心室内伝導時間を表しており（**基準値：0.06〜0.10 秒**），その延長は脚ブロックなどの心室内伝導障害の存在を反映している。脚ブロック（Bundle branch block）には，**右脚ブロックと左脚ブロック**があり，QRS 幅により，QRS 間隔が **0.12 秒以上の完全脚ブロック**と，**0.10〜0.12 秒の不完全脚ブロック**に分けられる。

　また，左脚ブロックでは左脚の本幹が障害される場合と，末梢が障害される場合（**分枝ブロックまたはヘミブロック**）があり，**左脚前枝ブロックと左脚後枝ブロック**の 2 つの分枝ブロックが認められている。この分枝ブロックでは障害が末梢で発生するために，QRS 間隔の延長はわずかで，主として興奮の伝播方向が偏位する。

　このような QRS 間隔の延長は脚ブロック以外にも，心室調律や WPW 症候群，ペーシング波形などでもみられるが，本項では脚ブロックについて解説する（他の病態については他項を参照）。

1. 右脚ブロック（Right bundle branch block：RBBB）

　右脚ブロックは器質的心疾患のない若い人にも比較的よくみられる伝導障害の 1 つで，従来，良性の心電図所見と考えられてきたが，近年，それを疑問視する報告もみられるようになってきた。また一部の例では，心臓突然死の原因疾患の 1 つである Brugada 症候群と間違われる場合もあり，注意する必要がある。

1) 右脚ブロック波形の発生機序

　右脚ブロックに特徴的な心電図波形である V₁ 誘導の rSR' パターンの発生機序は，ベクトル心電図を用いて考えると分かりやすい。ベクトル心電図では，右脚ブロック時の興奮伝播様式を 2 次元平面で観察できるため，起電力の大きさ（原点からの同心円上の距離で表す）と方向が一目で分かるようになっている。

　☞図 3-16 はベクトル心電図の水平面図における完全右脚ブロックの興奮伝播様式と，それに対応する標準 12 誘導心電図の V₁，V₅ 誘導の位置関係を示す。右脚ブロックでは，心室の興奮は，まず健常例と同様に心室中隔を左から右へ進む**初期中隔ベクトル（①）**から始まる（V₁ 誘導の r 波に相当）。次に左室自由壁の興奮を表す**反時計式回転の大きい QRS 環（②）**が出現し（この興奮は V₁ 誘導の深い S 波に相当する），最後に右脚ブロックのため遅れていた右室の興奮が QRS 環終末部に右前方へ向かう**終末付加部（Terminal appendage）（③）**を形成する。これを心電図の V₁ 誘導から眺めるとの**幅広い R' 波**となり，右脚ブロックに特徴的な rSR' パターンの QRS 波が形成されるようになる。

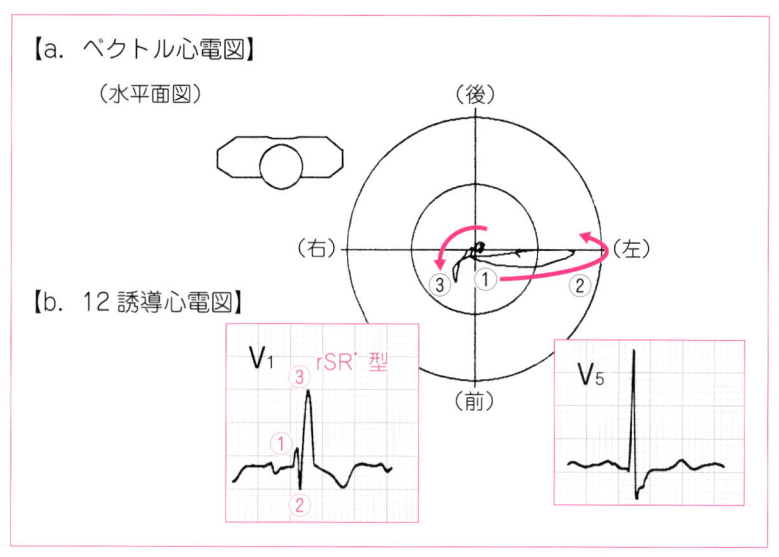

【a. ベクトル心電図】

（水平面図）　（後）

（右）　（左）

③①②

【b. 12誘導心電図】

V₁　rSR'型

③①②

V₅

図 3-16　右脚ブロック波形の発生機序 (72 歳, 男性, 狭心症疑)

　　ベクトル心電図を用いると, 右脚ブロックに最も特徴的な所見である QRS 環終末部の右前方へ向
かう終末付加部 (Terminal appendage ③) の興奮伝播様式がよく分かる (V₁ 誘導の R' 波に相当)。

2）心電図所見 (図 3-17)

　① V₁ 誘導の rSR' パターン (r < R') が右脚ブロックに最も特徴的な所見である (rsR' 型, rsr' 型の場合
もあり)。

　② QRS 間隔 ≧ **0.12 秒** (不完全右脚ブロックは 0.10〜0.12 秒)。

　③ V₁, V₂, V₃ 誘導の T 波は陰性 (2 次性の ST-T 変化)。

　④ Ⅰ, aV_L, V₅, V₆ 誘導では S 波が深く, 幅が広い (R' 波の鏡像変化)。

　☞図 3-17 は完全右脚ブロックの 12 誘導波形である。基本調律は, 洞調律（心拍数 87/分）で電気軸は正
常（10 度）, QRS 間隔は 134 ms と延長し, V₁ 誘導は rSR' 型の QRS 波（破線円内）を示し, 2 次性 ST-T 変
化のため T 波は陰性となる。

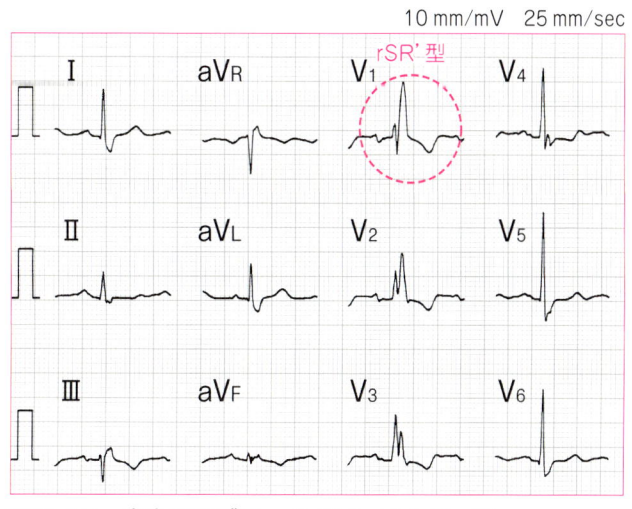

10 mm/mV　25 mm/sec

Ⅰ　aV_R　V₁ rSR'型　V₄

Ⅱ　aV_L　V₂　V₅

Ⅲ　aV_F　V₃　V₆

図 3-17　完全右脚ブロック (図 3-16 と同一例)

3）鑑別診断

Brugada 症候群

　Brugada 症候群では，心電図で右脚ブロック様波形が出現するため，右脚ブロックとの鑑別診断が必須である（詳細は「ST 上昇」の項参照）。

4）臨床的意義

- ■ 右脚ブロックは血行動態への影響も少なく，それ自体治療の必要はないが，左脚分枝ブロックと合併して，両脚ブロックから3枝ブロックへと進行する場合には，将来，完全房室ブロックに移行してペースメーカーが必要になる恐れがあるため，定期的な経過観察が必要となる。
- ■ 不完全右脚ブロック（Incomplete RBBB：IRBBB）は伝導障害だけでなく，右室容量負荷のサイン（図3-12）でもあり，小児では心房中隔欠損症（Atrial septal defect；ASD）のスクリーニング検査にも利用されている。
- ■ 右脚ブロックは，心臓突然死の原因となる Brugada 型心電図と心電図波形が近似しており，鑑別診断が必要となる（後述）。
- ■ 従来，器質的心疾患を有しない右脚ブロック例の予後は良好と考えられてきたが，近年，健常者にみられる完全右脚ブロックと不完全右脚ブロックでは予後が異なるという報告が行われ，注目されている[8]。18,000人余りの健常者を6年以上追跡したこの調査では，完全右脚ブロックは全死亡，心血管死に関連しており，心筋梗塞の発症やペースメーカー植込みのリスクを増大させたが，不完全右脚ブロックではこのような傾向はなかったと報告されている。

2. 左脚ブロック（Left bundle branch block：LBBB）

　左脚ブロックにも完全左脚ブロック（Complete left bundle branch block：CLBBB）と不完全左脚ブロック（Incomplete left bundle branch block：ILBBB）があるが，単に左脚ブロックといえば完全左脚ブロックを示すことが多い。それは，左脚末梢の部分的障害に対しては，臨床的に左脚前枝または後枝ブロックという診断名が普及しており，ILBBB という診断名は，使用頻度の少なさと診断基準に統一性がないことなどが影響して，あまり使われなくなっている。本書では AHA/ACCF/HRS の勧告による診断基準[9]を参考のために紹介する。（AHA は American Heart Association（米国心臓協会）の略，ACCF は American College of Cardiology Federation（米国心臓病学会財団）の略，HRS は Heart Rhythm Society（不整脈学会）の略である）。

1）左脚ブロック波形の発生機序

　左脚ブロックでは，心室中隔の興奮が左脚の伝導障害のためにプルキンエ系の伝導路に入れずに，正常とは逆の右室側から左室側へ筋性伝導でゆっくりと進むため，左室の脱分極が右室からの刺激で徐々に進行するようになり（図3-18 ②），健常者や右脚ブロック例でみられる初期中隔ベクトルは左脚ブロックではみられない。これを胸部の右側にある V₁ 誘導から眺めると，心室の興奮が電極からゆっくりと遠ざかって行くようになるため "QS 型" の幅広い QRS 波が発生する（この時，中隔の興奮が少し前方にずれると，rS 型になる）。

　一方，この変化を反対側の左室側の V₅，V₆ 誘導側から眺めると，最初から興奮が徐々に電極に近づいて来るので q 波がなく，頂点に結節やスラーを伴う幅広い R 波が発生する。

　☞図3-18 は，ベクトル心電図を用いた左脚ブロック時の心室内興奮伝播様式の記録である。左脚ブロッ

ク時の興奮伝播様式の特徴は，以下の3点である。

① 初期中隔ベクトルの消失（心電図のⅠ，V_5，V_6 誘導の q 波の欠如に相当）。

② 水平面図 QRS 環の時計式回転や8の字型回転。

③ T 環の右前方向への偏位と QRS-T ベクトル夾角の拡大（心電図のⅠ，V_5，V_6 誘導の2次性 ST-T 変化に相当）。

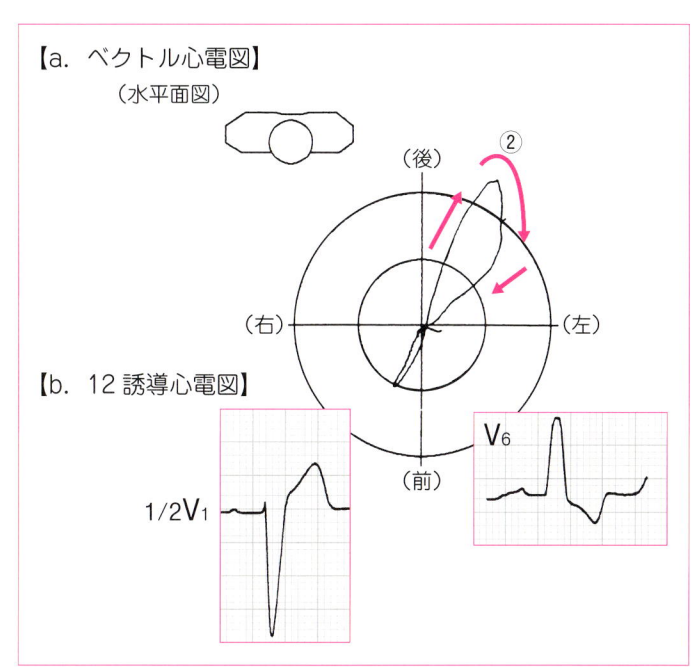

図 3-18　左脚ブロックの興奮伝播様式（65歳, 男性, 高血圧症）
矢印は QRS 環の回転方向を示す。

> **MEMO**
>
> ### 結節（Notch）とスラー（Slur）
>
> 心電図のP波やQRS波などの波形はスムースなものではなく，所々にノッチやスラーがよくみられる。**ノッチ**は小さい結節で，**分裂がはっきりと分かるもの**で，**スラーは心電図の波形が部分的に厚くなっているもの**である。

2）心電図所見（図 3-19）

① Ⅰ，aV_L，V_5，V_6 誘導における頂点に結節やスラーを伴う幅広い R 波が，左脚ブロックに最も特徴的な所見である（図 3-19 破線円内）。

② QRS 間隔 ≧ 0.12 秒

③ Ⅰ，V_5，V_6 誘導の Q 波：なし（aV_L 誘導はあってもよい）

④ V_1，V_2 誘導の QS パターン：梗塞の合併がなくても出現。

3）臨床的意義

■ 左脚ブロックは右脚ブロックに比べて，虚血性心疾患や心筋症などの器質的心疾患の合併率が高く，重篤な心疾患を合併している可能性があるので，基礎疾患のスクリーニングが必要である。

■ 左脚ブロックによる同期不全が難治性心不全の原因と考えられる場合には，心臓再同期療法（Cardiac

resynchronization therapy：CRT）の適応となる（第7章参照）。

❖ CRT の適応（Class Ⅰ）[10]
- 薬剤耐性で，症状を有する Class Ⅲ，Ⅳの慢性心不全で，
- QRS 幅 ≧ 120 msec，
- 左室駆出率 ≦ 35%の例

■ 左脚ブロック時には心電図による心筋虚血や心筋梗塞の診断は難しくなる［V₁，V₂ 誘導の Q 波（QS 型の QRS 波）は，心筋梗塞の合併がなくても左脚ブロックでは普通にみられる所見の1つである］。

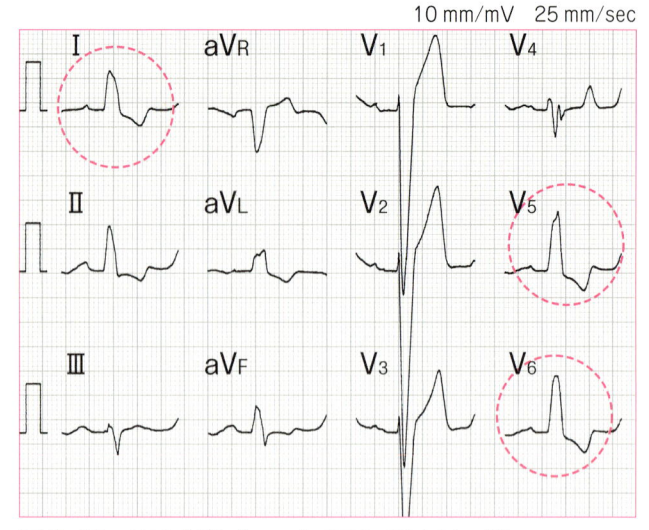

10 mm/mV　25 mm/sec

図 3-19　完全左脚ブロック（図 3-18 と同一例）

＊左脚ブロック時の急性心筋梗塞（AMI：Acute myocardial infarction）の心電図診断

左脚ブロック存在下での AMI（主に前壁梗塞）の心電図診断は困難で，従来より種々の診断基準が提唱されているが，心電図所見を点数化した Sgarbossa らの基準（Sgarbossa Criteria）がよく用いられている。以下にその基準を示す[11]。

① QRS 波と同じ方向への 1 mm を超える（＞1 mm）ST 上昇：5 ポイント
（QRS 波が陽性の誘導における 1 mm を超える（＞1 mm）ST 上昇）
② V₁，V₂，V₃ 誘導における 1 mm を超える（＞1 mm）ST 低下：3 ポイント
③ QRS 波と反対方向への 5 mm を超える（＞5 mm）ST 上昇：2 ポイント
（QRS 波が陰性の誘導における 5 mm を超える（＞5 mm）ST 上昇）

この基準では，AMI の診断には 3 ポイント以上が必要で，③の基準については論争もあることより，結局，①か②のいずれかの基準が必要となる。この基準による診断精度は，感度が 36% とそれ程高くないが，特異度が 90% と非常に高い（偽陽性が少ない）のが特徴である[11]。

MEMO

感度と特異度

ともに検査の**診断精度**（Diagnostic accuracy）を表す統計用語で，**感度**（Sensitivity）は検査が病気の人を正しく陽性と判定できる割合を示し，**感度の高い検査は見落としの少ない検査法**となる。また，感度の高い検査で陰性になれば確実に病気がないという結果になり，**除外診断に利用**される。

一方，**特異度**（Specificity）は病気のない人を正しく陰性（正常）と判定できる割合を示すため，**特異度の高い検査**では偽陽性が少なく，もし陽性と判定されれば確実に病気があることになるため，**確定診断に利用**される。

4) 不完全左脚ブロック (Incomplete LBBB：ILBBB)

心電図所見 (診断基準)

ILBBB は日常臨床で遭遇する機会も少なく，その定義も報告者により異なり，統一性がない。

本書では，AHA/ACCF/HRS の勧告による**診断基準**[9]を示す。基準は次の 4 点である。

① QRS 幅が 110〜119 msec（もっと長いものを含める場合もある）。

② 左室肥大パターンの存在（QRS 波始部のスラー）。

③ V_4〜V_6 の VAT が 60 msec 以上。

④ Ⅰ，V_5，V_6 誘導に Q 波を認めない。

これ以外にもっと簡単に，

① 完全左脚ブロックの特徴を有し，

② QRS 幅が 120 msec 未満のもの

と定義することもある。

Have a break ちょっと一息・頭の体操 　**変行伝導で観察された ILBBB パターン**

[症例 3-1] 発作性心房細動例に出現した ILBBB 型の変行伝導

確実な ILBBB の心電図波形を見る機会は少ないが，標準 12 誘導心電図でも，まれに ILBBB パターンの変行伝導を伴う PAC に遭遇する。

図 3-20a の心電図は，発作性心房細動（Paroxysmal atrial fibrillation：PAf）患者にみられた色々な変行伝導を伴う心房（性）期外収縮（PAC）波形である。この記録では，第 3 拍目，第 6 拍目，第 8 拍目に PAC が出現し，V_1 および V_5 誘導の QRS パターンより，それぞれ不完全左脚ブロック（ILBBB）型（★），完全左脚ブロック（CLBBB）型（●），不完全右脚ブロック（IRBBB）型（▲）の変行伝導を伴っていると診断できる。この内，ILBBB 型の変行伝導だけの 12 誘導波形を検索すると，図 3-20b の心電図のような ILBBB の 12 誘導心電図波形が観察されるようになる。

この 12 誘導心電図波形を観察すると，ILBBB は CLBBB が横から圧迫されたような形となっており，V_5，V_6 誘導や Ⅰ 誘導の Q 波を欠く所見や同誘導で 2 次性の ST-T 変化を伴う所見など，CLBBB の心電図的特徴を全て有しており，左脚末梢の伝導障害であるヘミブロックとは全く異なる波形パターンを呈していることがよく分かる。

しかし，問題はこのような ILBBB 波形が変行伝導ではなく，単独で出現した場合に自信を持って波形のよく似た心室内伝導障害や左室肥大の心電図と鑑別出来るかどうかは疑問で，ILBBB 心電図診断の難しさがある。

【a. 各種変行伝導を伴う心房性期外収縮のリズム記録】

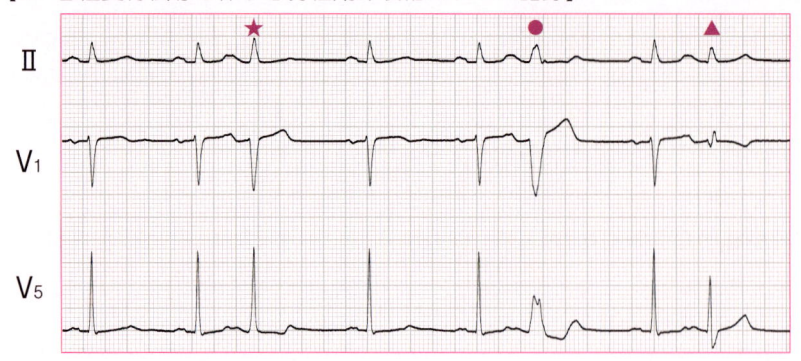

【b. 不完全左脚ブロック型の変行伝導波形（標準 12 誘導心電図波形 ★印）】

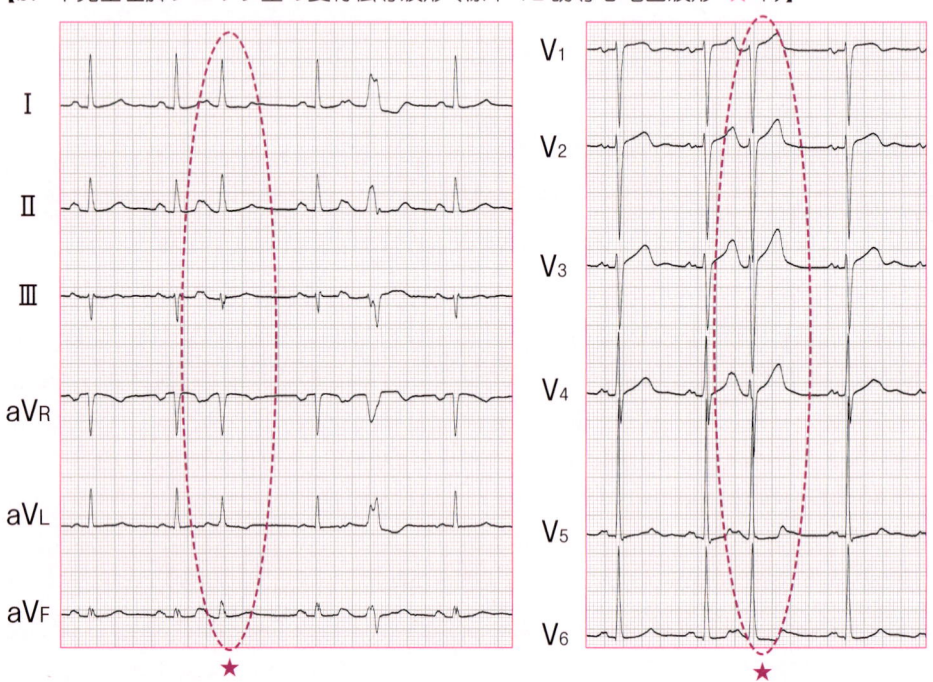

図 3-20　不完全左脚ブロック型の変行伝導波形（51 歳, 男性, 高血圧症, 発作性心房細動）
　　a.　種々の変行伝導を伴う PAC のリズム心電図波形
　　b.　ILBBB 型変行伝導 QRS 波の 12 誘導波形パターン

3. 左脚分枝ブロック（ヘミブロック）

　左脚は末梢で前枝と後枝に枝分かれしており，それらの障害は左脚主幹部障害のような伝導時間の延長よりも，むしろ**電気軸の偏位**として表れる。このような心室内伝導障害（Intraventricular conduction disturbance）を分枝ブロック（ヘミブロック）と呼び，**左脚前枝ブロックと左脚後枝ブロック**とがある。

A. 左脚前枝ブロック（Left anterior fascicular block：LAFB）
1）心電図所見（図3-21）
① −45（30）度以上の左軸偏位（基礎疾患なし）。

② $Q_I S_{III}$ パターンを呈する。

③ aV_L が qR 型。

④ QRS 間隔は正常〜軽度延長（＜120 msec）。

2）臨床的意義
　左脚前枝ブロックは**右脚ブロックと合併**すると両脚ブロック（図3-23）となり，将来3枝ブロックから完全房室ブロックへ進展する恐れがあり，注意深い観察が必要である。

B. 左脚後枝ブロック（Left posterior fascicular block：LPFB）
1）心電図所見（図3-22）
① ＋120 度以上の右軸偏位。

② $S_I Q_{III}$ パターンを呈する。

③ QRS 間隔は正常〜軽度延長（＜120 msec）。

④ 垂直位心，右室肥大，右脚ブロック，側壁梗塞，WPW 症候群（B型），その他著しい右軸偏位を来す他の疾患を除外する必要がある。

2）臨床的意義
　単独の左脚後枝ブロックはまれで，右脚ブロックと合併する時は，すでに3枝ブロックとなっていることもある。

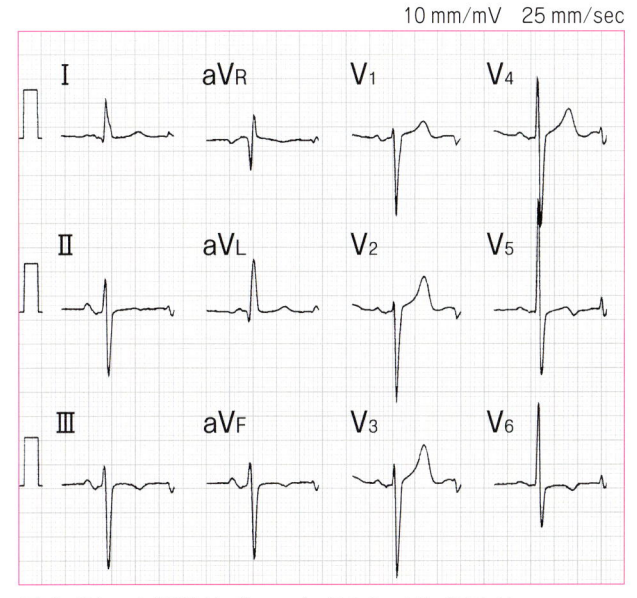

10 mm/mV　25 mm/sec

図 3-21　左脚前枝ブロック（82歳, 女性, 糖尿病）
　正常洞調律で電気軸は−68度と著明な左軸偏位を示し，QRS幅は 104 msec と軽度延長。

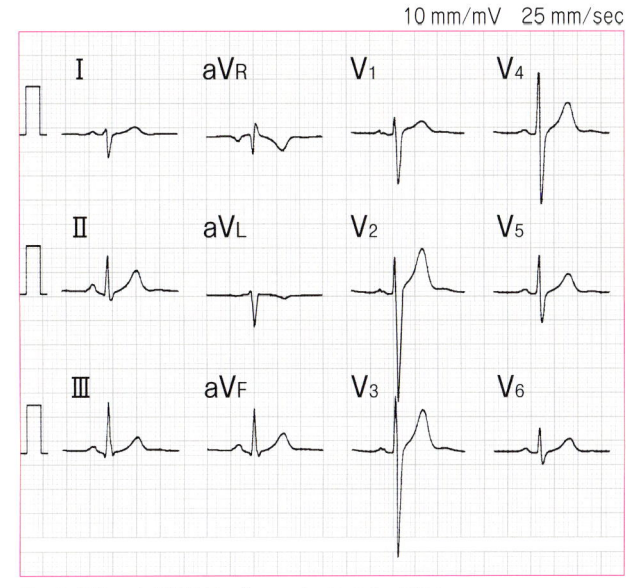

10 mm/mV　25 mm/sec

図 3-22　左脚後枝ブロック（37歳, 男性）
　電気軸は110度と高度右軸偏位を示し，QRS幅は106 msec と軽度延長。

4. 両脚ブロック（Bifascular block）

通常，両脚ブロックは右脚と左脚前枝，または左脚後枝の興奮伝導がともに障害された状態と米国では定義されているが，欧州では完全左脚ブロックも左脚前枝と左脚後枝の障害が合併した両脚ブロックであるとの指摘もある（ESC）。

1）分　類
通常，両脚ブロックには次の2つのパターンがある。

□ 完全右脚ブロック＋左脚前枝ブロック（図3-23）

□ 完全右脚ブロック＋左脚後枝ブロック（図3-24）

［□ 左脚前枝ブロック＋左脚後枝ブロック（完全左脚ブロック）］

2）臨床的意義
■ 両脚ブロックは残り1本の伝導路が障害されると完全房室ブロックとなり，Adams-Stokes症候群や心臓突然死（Sudden cardiac death：SCD）に繋がる危険性を秘めた伝導障害である。

■ 両脚ブロックは冠動脈疾患や心サルコイドーシスなどの重篤な器質的心疾患が合併している場合がよくあり，心機能低下例や腎不全合併例では死亡率が高く，予後不良である。

■ また，QRS間隔が年々延長してくる例では，突然死予防のためにペースメーカー治療を必要とする場合もある。

■ 一方，両脚ブロックでも無症状で器質的心疾患もなく，心機能も良好な例の予後は，従来指摘されていたほど悪くないと報告されている[12]。

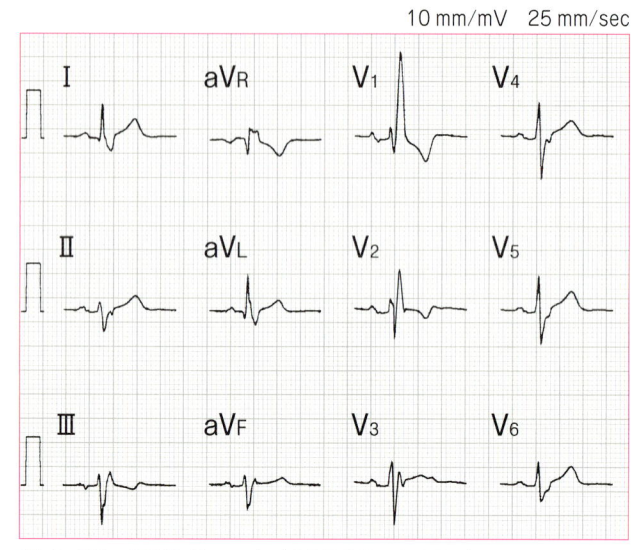

10 mm/mV　25 mm/sec

図3-23　両脚ブロック（CRBBB＋LAFB）
（82歳，女性，高血圧症，ASO）
正常洞調律で，電気軸は−49度，V₁誘導はrSR'型を示し，QRS間隔は146 msecと延長。PR間隔は170 msと正常。

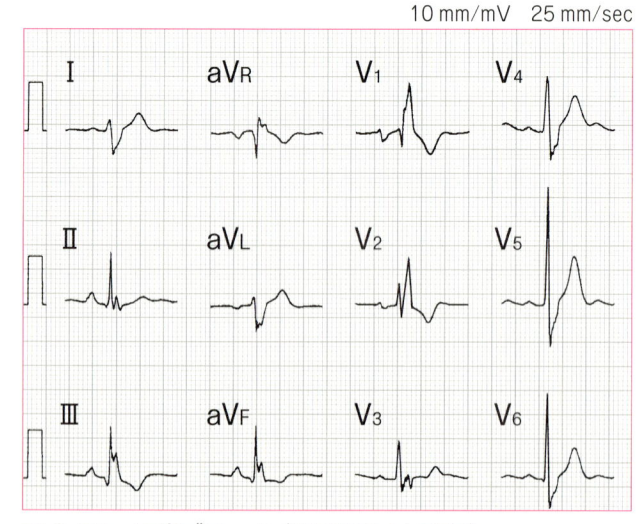

10 mm/mV　25 mm/sec

図3-24　両脚ブロック（CRBBB＋LPFB）
（43歳，男性，僧帽弁逸脱症）
正常洞調律で電気軸は100度，V₁誘導はrSR'型を示し，QRS幅は146 msecと延長。PR間隔は174 msと正常。

5. 3枝ブロック（Trifascicular block）

3枝ブロックは右脚，左脚前枝，後枝の伝導系が3枝とも障害された状態で，完全にブロックされると完全房室ブロックとなる。不完全3枝ブロック（Incomplete trifascicular block）は，最後に残った脚枝のブロックの程度が1〜2度までの房室ブロックに留まった状態である。

☞図3-25は，両脚ブロック（完全右脚ブロック＋左脚前枝ブロック）に1度房室ブロックが加わった心電図である。この際，房室ブロックが左脚後枝で発生したと考えると，心電図診断は不完全3枝ブロックとなる。

3枝ブロックでは，失神やめまい，息切れなどの胸部症状が出現した際にホルター心電図を記録すると，既に高度房室ブロックや完全房室ブロックなどの心停止の原因となる高度の伝導障害が出現している場合

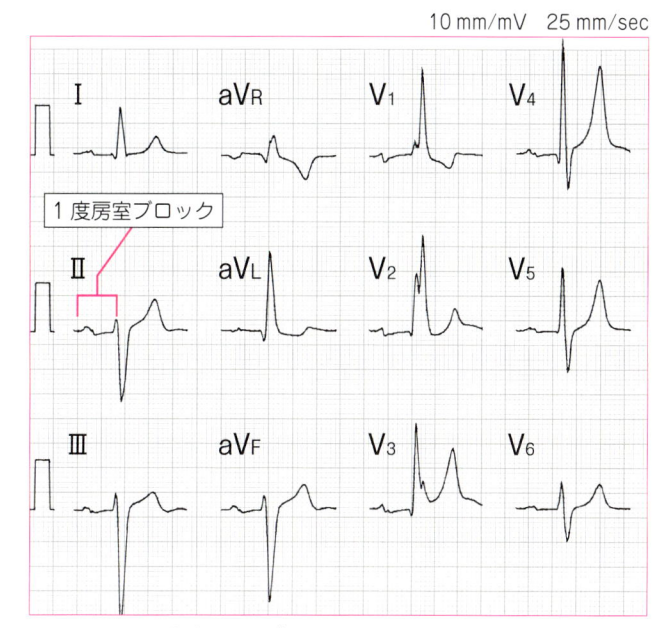

10 mm/mV　25 mm/sec

1度房室ブロック

図3-25　不完全3枝ブロック（64歳，男性，失神発作）
心拍数は52/分，電気軸は－65度で，1度房室ブロックを伴う（PR間隔280 ms）。

も多く，ペースメーカー治療が必要となる。また，無症状のものでも両脚ブロック同様，定期的な検診が必要となる。

ちょっと一息・頭の体操　肢誘導と胸部誘導で心電図診断が異なる脚ブロックとは？

［症例3-2］右脚ブロック波形と左脚ブロック波形は同時に表れるか？

77歳，女性。消化器疾患の術前検査のため外科より紹介。外来で記録した心電図を図3-26に示す。

基本調律は正常洞調律（心拍数65/分）で，電気軸は－77度と著明な左軸偏位を示す。QRS間隔は150 msec，PR間隔は208 msecと延長しており，何らかの**心室内伝導障害**（Intraventricular conduction disturbance：IVCD）の存在が推測された。

まず胸部誘導をみると，V₁誘導のQRS波がR型で，V₅，V₆誘導のS波が幅広く深いことから，**完全右脚ブロック**と診断できる（◯内）。一方，肢誘導ではⅠ，aV∟誘導のQRS波が幅広いR波となっており，左脚ブロックに類似した波形となっている（◯内）。これはどうしてであろうか。本例のように**肢誘導と胸部誘導で心電図診断が異なるようにみえる脚ブロックは珍しく**，従来より**偽装脚ブロック**（Masquerading bundle branch block）と呼ばれている[13]。

偽装脚ブロックは**完全右脚ブロックが他の伝導障害を伴い，非典型的な波形を示すもの**で，本例のように肢誘導と胸部誘導でブロックの部位が異なるようにみえる**標準誘導型偽装脚ブロック**（Standard masquerading bundle branch block）と右側胸部誘導では右脚ブロック型，左側胸部誘導では左脚ブロック型を示す**胸部誘導型偽装脚ブロック**（Precordial masquerading bundle branch block）がある。この内，本例のような**標準誘導型偽装脚ブロック**は，－60〜－75度の高度の左軸偏位を示す**左脚前枝ブロック合併**例にみられ，しばしば**左室肥大を伴う**ことがあるので注意する必要がある。

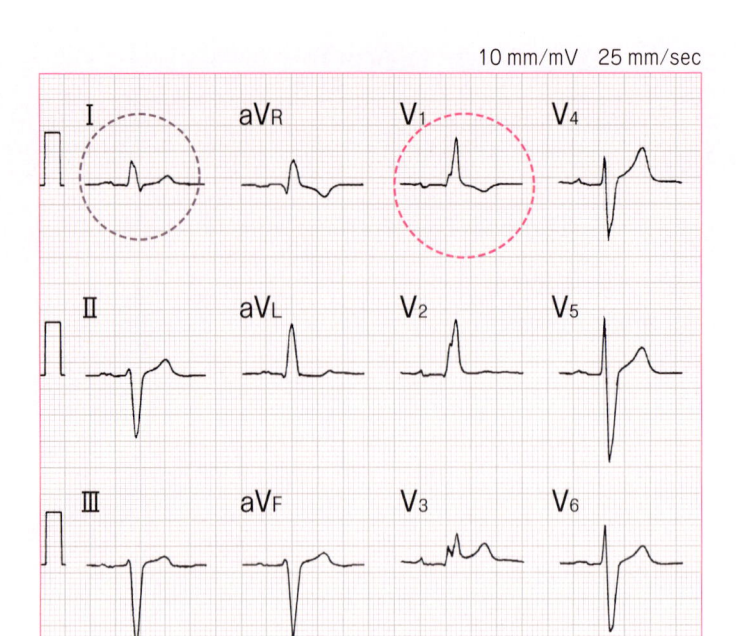

10 mm/mV 25 mm/sec

図 3-26 標準誘導型偽装脚ブロック（77 歳, 女性）

2-3 QRS 波のみかた — 異常 Q 波と非梗塞性 Q 波

QRS 波の判読に際して注意しなければいけないのは，QRS 波の振幅や持続時間だけでなく，波形自体の変化（異常 Q 波など）である。

1. 異常 Q 波（Pathologic Q wave）

1) 概　要
① 急性心筋梗塞時に出現する病的な Q 波で，
② ST 上昇に引き続いて現れる，
③ 心筋壊死の徴候である。
④ 異常 Q 波は梗塞領域（冠動脈の灌流領域）に対応した誘導に出現する。

2) 心電図所見（定義）
① 幅が 0.04 秒以上，深さが R 波の 1/4 以上の幅の広い Q 波で，
② 異常 Q 波の誘導部位より梗塞領域の推定が可能となる。
- V_1，V_2 誘導：前壁中隔梗塞（Anteroseptal MI；図 3-27）
- II，III，aV_F 誘導：下壁梗塞（Inferior MI；図 3-28）
- V_3，V_4 誘導：前壁梗塞（Anterior MI；図 3-41）
- V_5，V_6，I，aV_L 誘導：側壁梗塞（Lateral MI）
- V_1〜V_6，I，aV_L 誘導：広範前壁梗塞（Diffuse anterior MI）（図 3-29）
- 純後壁梗塞（Pure posterior MI；図 3-30）では異常 Q 波が出現せず，鏡像変化としての前胸部誘導の R 波増高がみられる。

▶Ⅲ誘導単独のQ波は，異常Q波と判定しない。

▶小さい心筋梗塞では異常Q波が出現しないこともある。

3）梗塞部位と心電図変化

a. 前壁中隔梗塞（図3-27）

　左冠動脈前下行枝の閉塞による前壁中隔梗塞では，異常Q波がV₁，V₂（V₃）誘導に出現し，rS型のQRS波がQS型（●）に変化する。

　☞図3-27の心電図は梗塞1カ月後の記録であり，心筋虚血を表す冠性T波（矢印）も既にⅠ，aVL，V₂〜V₅誘導で出現している。また，軽度の上凸型ST上昇がV₁〜V₄誘導で残存しているが，梗塞後もST上昇が数ヵ月に渡って続く場合には，心室瘤（Ventricular aneurysm）の合併も考慮する必要がある。

10 mm/mV　25 mm/sec

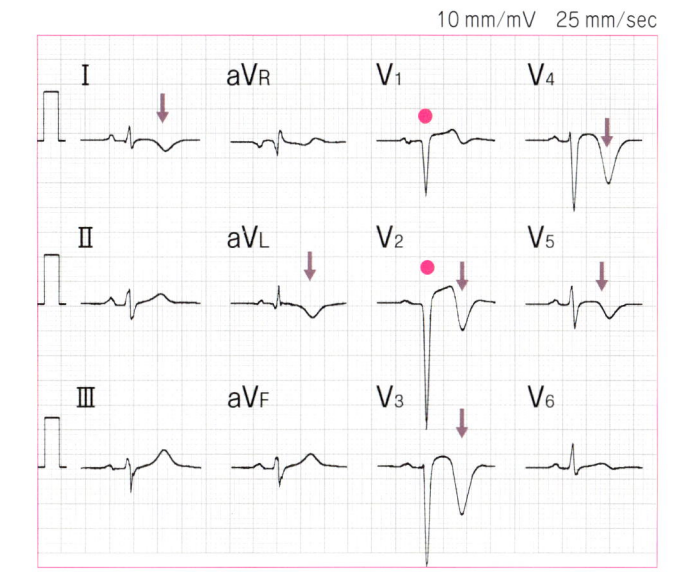

図3-27　前壁中隔梗塞（51歳，男性）
　V₁，V₂誘導では異常Q波によるQS型のQRS波，V₁~V₄誘導では上凸型のST上昇，Ⅰ，aVL，V₂~V₅誘導では冠性T波がみられ，心筋梗塞亜急性期の所見を認める。

b. 下壁梗塞（後壁梗塞合併例）（図3-28）

　本例の心電図では，Ⅱ，Ⅲ，aVF誘導で異常Q波（破線円内）と冠性T波（⬇）が出現しており，下壁梗塞と診断できる。さらに，V₂，V₃の前胸部誘導ではR波の電位が高く，T波も増高しており（⬆），後壁梗塞の合併が考えられる。

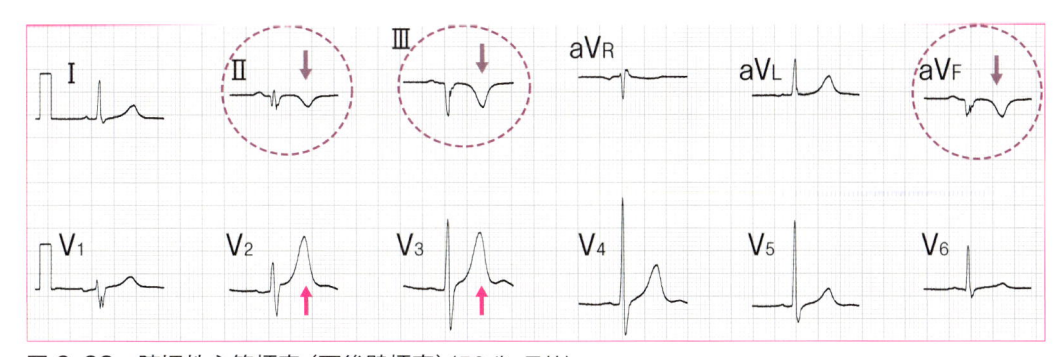

図3-28　陳旧性心筋梗塞（下後壁梗塞）（56歳，男性）
　Ⅱ，Ⅲ，aVF誘導で異常Q波と冠性T波が出現しており，陳旧性下壁梗塞の所見である。V₂，V₃誘導でR波とT波が高いのは後壁梗塞の合併による鏡像変化である。

c. 広範前壁梗塞（図3-29）

　この例は，心筋梗塞時に出現する上凸型ST上昇と異常Q波がV₁からV₆の全胸部誘導に留まらず，Ⅰ，aVLの側壁誘導へも波及しており，左室前壁から側壁に及ぶ非常に範囲の広い心筋梗塞を示している。
　さらに肢誘導には低電位差の所見があり，心筋組織の損傷が強いことが示唆される。

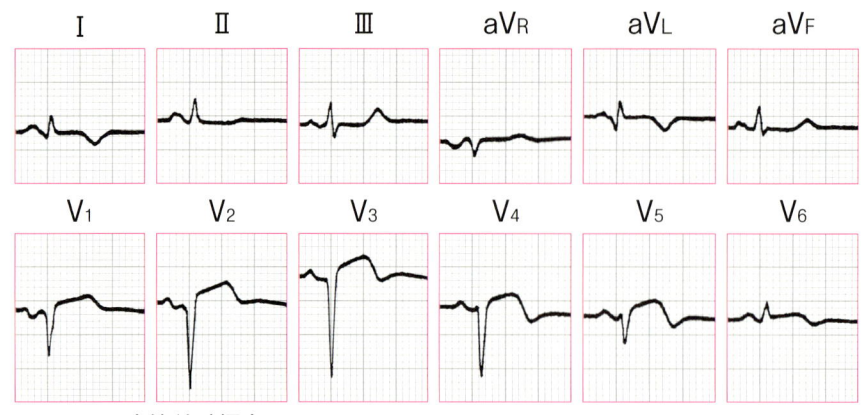

図 3-29　広範前壁梗塞（68 歳, 男性）

V₁〜V₆, I, aV∟誘導の上凸型の ST 上昇や異常 Q 波とともに, 肢誘導で低電位差がみられ, 広範な領域の高度の心筋障害が疑われる。

d. 純後壁梗塞（図 3-30）

純後壁梗塞では標準 12 誘導心電図のどの誘導にも異常 Q 波はみられない。これは梗塞病変が背中側にあるためで, 対側の V₁, V₂ の前胸部誘導で, 異常 Q 波の鏡像変化（Mirror image）としての R 波増高（矢印）所見が出現する。そのため心筋梗塞が見逃されてしまうことがある。

☞図 3-30 はその一例である。この心電図では異常 Q 波はどの誘導にもなく（aV𝖱 の Q 波は正常所見）, 異常 Q 波の鏡像変化である R（R'）波増高が V₂〜V₃ 誘導で出現している。

また本例は, 完全右脚ブロックを合併しており, 右前胸部誘導の T 波は 2 次性 ST-T 変化により陰性となるはずであるが, 陽性で増高しており, これも後壁梗塞に出現した冠性 T 波の鏡像変化と考えられる。

10 mm/mV　25 mm/sec

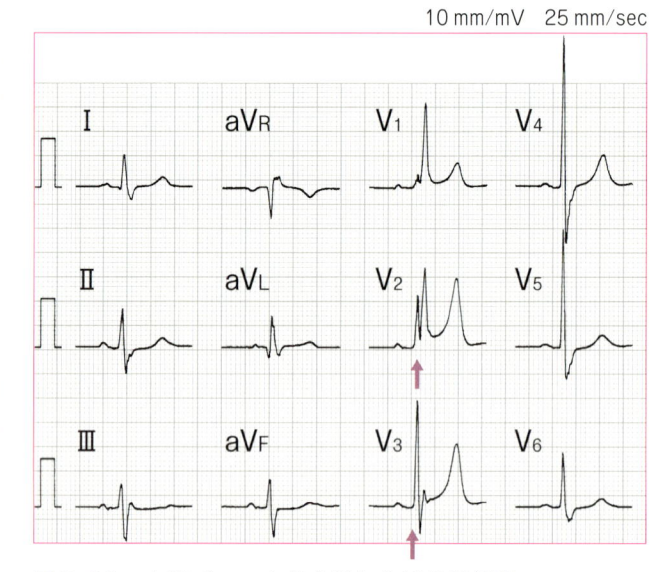

図 3-30　右脚ブロックを合併した純後壁梗塞
（78 歳, 男性, 高血圧症）

一見して右脚ブロックの心電図であるが, V₁, V₂ 誘導の陰性 T 波がなく, T 波は陽性で, V₂, V₃ 誘導では T 波とともに R 波も増高しており, 後壁梗塞の異常 Q 波と冠性 T 波による鏡像変化と考えられる。

MEMO

異常 Q 波と貫壁性梗塞, 心内膜下梗塞

古くより異常 Q 波がみられるのが貫壁性梗塞（Transmural infarction）, みられないのが心内膜下梗塞（Subendocardial infarction）（非貫壁性梗塞）と考えられてきたが, 最近の MRI 研究では, **異常 Q 波の有無**は, 梗塞が貫壁性か非貫壁性かではなく, **梗塞巣の大きさに依存**することが報告されており[14], 注目されている。

2. 非梗塞性 Q 波 (Pseudo-Q wave)

1）定　義
　心筋梗塞以外の病態で出現する異常 Q 波を "非梗塞性 Q 波" と呼ぶ。

2）基礎疾患
a. 肥大型心筋症 (Hypertrophic cardiomyopathy：HCM)（図 3-31, 32）
　肥大型心筋症では，高率に非梗塞性 Q 波が出現し，その分布が冠動脈の灌流領域と一致した場合には，陳旧性心筋梗塞との鑑別が難しくなる。

① 前壁中隔梗塞に酷似した心電図所見がみられる肥大型心筋症例
　図 3-31 の心電図では，V_1〜V_4 誘導の QRS 波が QS 型を示し，前壁中隔〜前壁梗塞に酷似したパターンを示しているが，心筋梗塞時にみられるような冠性 T 波は認めない。本例は ASH type の肥大型心筋症である（心拍数 69/分，電気軸 0 度，QT 間隔は 400 ms）。

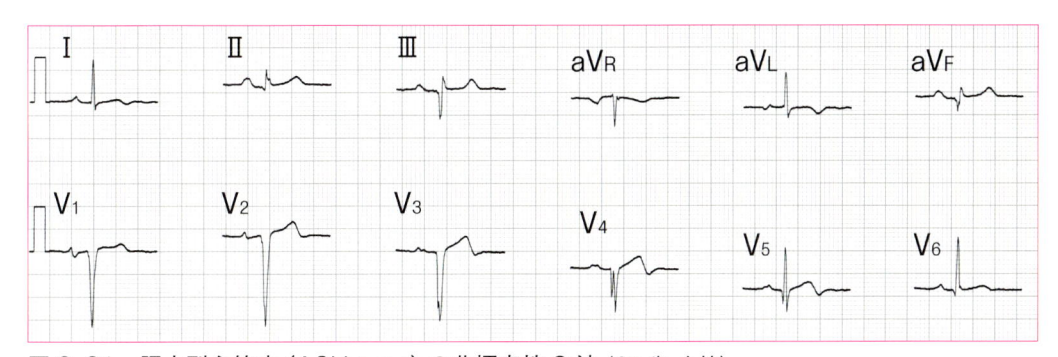

図 3-31　肥大型心筋症 (ASH type) の非梗塞性 Q 波（65 歳, 女性）

② 下壁梗塞に酷似した肥大型心筋症例
　図 3-32 の心電図ではⅡ，Ⅲ，aV_F 誘導がQS パターンを示し，下壁梗塞に酷似した心電図波形を示す家族性肥大型心筋症例（APH type）である。V_5，V_6 誘導の電位が小さく，右胸心の心電図のようであるが，Ⅰ，aV_L 誘導の P 波は陽性で右胸心は否定される（心拍数 76/分，電気軸 −68 度，QT 間隔394 ms）。

10 mm/mV　25 mm/sec

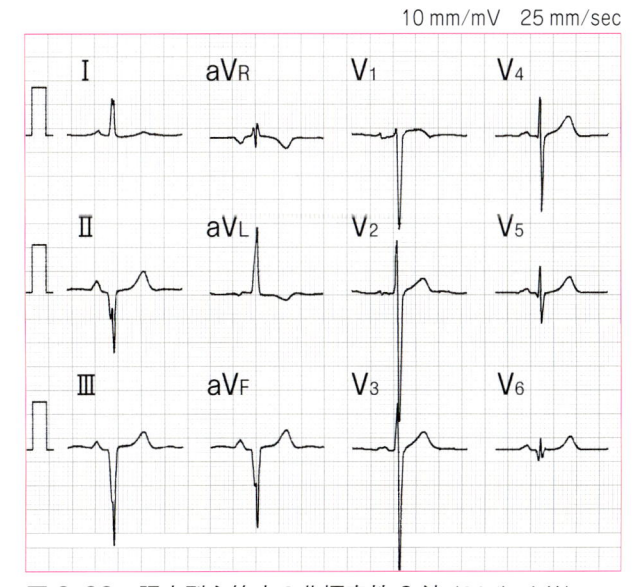

図 3-32　肥大型心筋症の非梗塞性 Q 波（30 歳, 女性）

b. WPW 症候群

本症候群でも時に非梗塞性 Q 波がみられる。

☞図 3-33 の心電図では，Ⅱ，Ⅲ，aVF 誘導が QS パターン（矢印）を呈し，下壁梗塞に酷似した心電図所見を認めるが，QRS 波起始部に**デルタ（Δ）波があり**，PR 間隔の短縮と QRS 間隔の延長もあることから，WPW 症候群と診断できる。

10 mm/mV 25 mm/sec

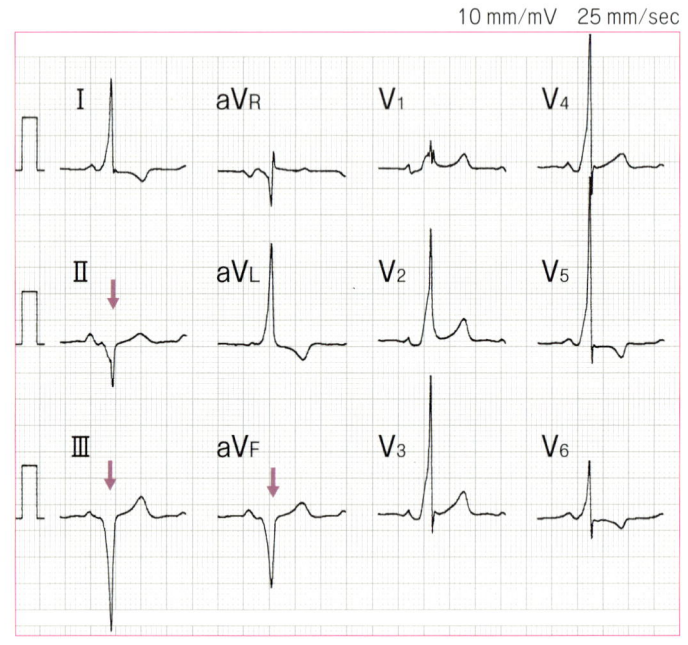

図 3-33 WPW 症候群の非梗塞性 Q 波
（60 歳, 男性）

c. 正常亜型

V₁（V₂）誘導の QS パターンは，健常例にも出現することがあり（図 3-34），この心電図所見のみでは病的意義は判定できない（破線円内）。

10 mm/mV 25 mm/sec

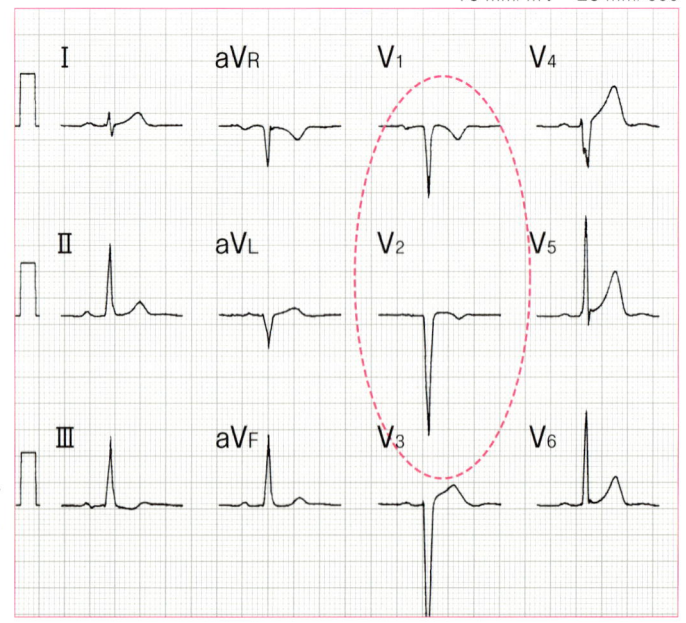

図 3-34 V₁, V₂ 誘導の QS パターン
（21 歳, 男性, 健常例）
心拍数 65/分，電気軸 87 度で，他の心電図指標に異常なし。

3 ST 変化 (偏位) のみかた

　活動電位第 2〜3 相の心筋の再分極過程を反映する ST 区間 (ST segment) は，心筋の虚血状態に敏感に反応して変化するが，ST 変化の原因は虚血以外にも多岐に渡っている。この ST 変化には，心筋虚血や炎症，薬剤，電解質などの影響で，①直接 ST 波が変化する 1 次性 ST 変化 (Primary ST changes) と，脚ブロックや WPW 症候群，心肥大などに伴う②脱分極異常の影響が再分極過程に波及して発生する 2 次性 ST 変化 (Secondary ST changes) とがある。

1. 虚血性心疾患における ST 偏位のメカニズム (図 3-35)

1) 心内膜下虚血 (Subendocardial ischemia) と貫壁性虚血 (Transmural ischemia)

　心臓を灌流する冠動脈は拡張期に心外膜側から心内膜側に流れており，冠動脈硬化により狭窄を来した血管の末梢では，少しの負荷でも心内膜側に心筋虚血が発生する (心内膜下虚血)。このような虚血状態は労作性狭心症の発作時にみられ，心電図では ST 低下として表われる。一方，夜間，睡眠中に発作を起こす冠攣縮性狭心症では，冠攣縮により，心筋全層に及ぶ強い虚血状態 (貫壁性虚血) が発生し，この場合には心電図の ST 区間が上昇する。

2) 心筋虚血 (Myocardial ischemia) と ST 偏位 (ST deviation)

　虚血心筋では，エネルギー不足から細胞膜の $Na^+/-K^+$ ATPase が充分機能しなくなって，次第に心筋細胞の静止膜電位 (Resting membrane potential) が浅くなる。心内膜下虚血の場合には，静止電位の浅くなった心内膜下領域から心外膜方向に電流 [これを傷害電流 (Injury current) と呼ぶ] が流れるので，心外膜側にある電極では心電図の基線 (Isoelectric line)(赤の点線) が上昇するようになる。これを基線を基準

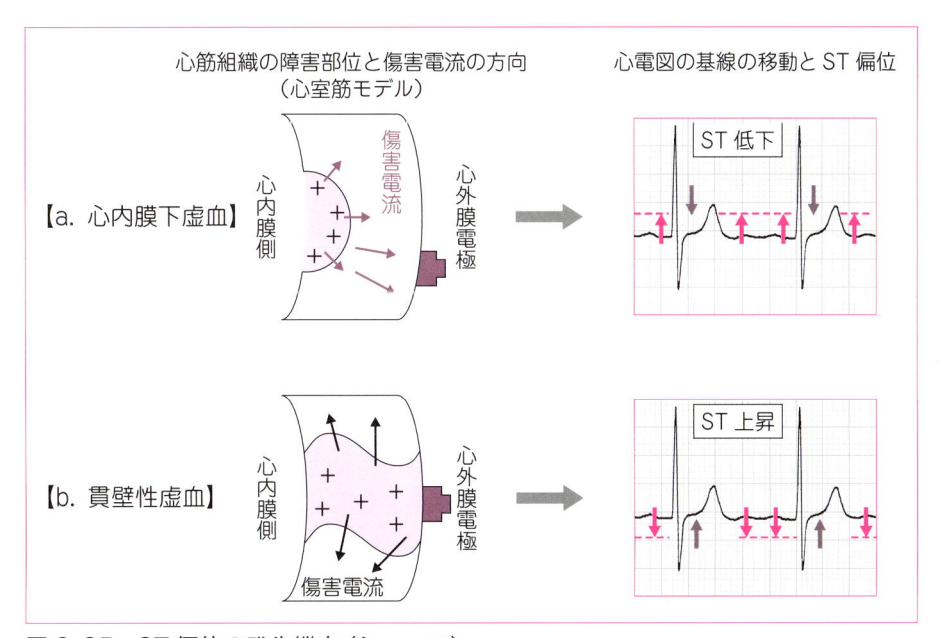

図 3-35　ST 偏位の発生機序 (シェーマ)
　　心内膜下虚血の場合には，傷害電流が心外膜の電極に向かってくるので細胞膜の電位が浅くなり，基線が上昇するため相対的に ST 区間が低下する。貫壁性虚血の場合には，傷害電流が心外膜の電極より遠ざかる方向へ進むため基線が低下し，ST 区間が上昇するようになる (↓：基線の移動方向，⬇：ST 区間の移動方向)。

にしてみると，相対的に ST 区間が低下しているようにみえる（図 3-35a）。

　一方，貫壁性虚血を伴う冠攣縮性狭心症では，傷害電流が電極から遠ざかる方向へ流れるので，心内膜下虚血の場合と反対に基線（赤の点線）が低下し，これを基線を基準にしてみると，相対的に ST 区間が上昇しているようにみえる（図 3-35b）。

2．ST 偏位のパターンと計測

1）ST 低下のパターン（図 3-36）

① 上向型（J 型）ST 低下 ［Upsloping (Junctional) ST depression］：種々の要因による非特異的な変化。

② 水平型 ST 低下（Horizontal ST depression）：虚血を強く示唆する所見。

③ 下降（向）型 ST 低下（Downsloping ST depression）：虚血によるものが多いが肥大性の変化と紛らわしいこともある。

　　▶この内，②と③が虚血性 ST 低下（Ischemic ST depression）である。

④ ストレイン型 ST 低下（Strain type ST depression）：心室肥大時に表れる，ゆっくり下降し急に上昇するパターンの上凸型の ST 低下（図 3-9，3-11）。

⑤ 盆地状 ST 低下（Sagging ST depression）（図 3-37）：ジギタリス服用時にみられる特有の ST 低下波形であるが，ジギタリス製剤の処方が少なくなった現在，あまり見なくなった。

　　▶盆地状 ST 低下は PR 間隔の延長，QT 間隔の短縮とともにジギタリス薬がよく効いているジギタリス効果（Digitalis effect）を表す 3 大心電図所見の 1 つで，ジギタリス中毒（Digitalis intoxication）と混同しないようにすることが重要である。

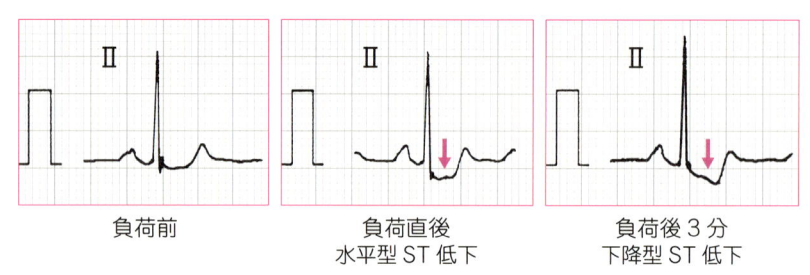

負荷前　　　　　　　　負荷直後　　　　　　　　負荷後 3 分
　　　　　　　　　　　水平型 ST 低下　　　　　　下降型 ST 低下

図 3-36　虚血性 ST 低下のパターン（66 歳，男性，狭心症，ダブルマスター時）

10 mm/mV　25 mm/sec

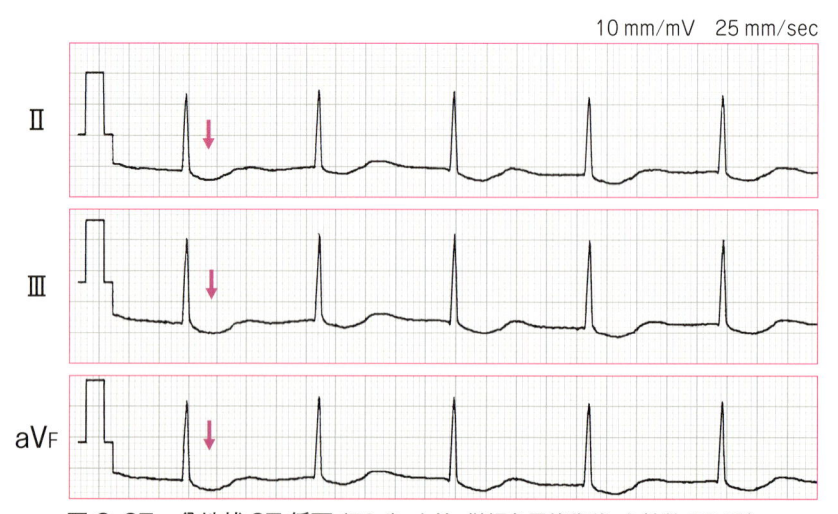

図 3-37　盆地状 ST 低下（79 歳，女性，僧帽弁置換術後，心拍数 68/分）
基本調律は房室接合部調律で P 波はなく，Ⅱ，Ⅲ，aVF 誘導で盆地状 ST 低下（矢印）を認める。

2) ST 上昇のパターン

① 上凸型 ST 上昇 (Concave ST elevation)（図 3-27，3-29，3-41，3-43）：心筋梗塞例や心筋症例などにみられる ST 上昇パターン。

② 上凹型 ST 上昇 (Convex ST elevation)（図 3-42）：心膜炎や早期再分極例に出現。

③ 直線型 ST 上昇 (Straight ST elevation)（図 3-41，3-58）：心筋梗塞例にみられる ST 上昇パターン。

④ Coved 型 ST 上昇（図 3-44〜48）：J 波の増高を伴う特異的な ST 上昇パターン（弓状型）で，Brugada 症候群の診断に必須の心電図所見である。

⑤ Saddleback 型 ST 上昇（図 3-45）：馬の鞍の形をした ST 上昇パターン（馬鞍型）で，Coved 型 ST 上昇とともに Brugada 症候群などで出現する。

⑥ Tombstone 型 ST 上昇（図 3-38）：LAD（左冠動脈前下行枝）閉塞による心筋梗塞時にまれにみられる ST 上昇パターンで，近位部閉塞例が多く，梗塞範囲も広いため，予後不良の徴候である。心電図波形は QRS 波と ST-T 波が一体となって融合しており，その形が墓石に似ているため "Tombstone（墓石）" と形容されている。

☞ 図 3-38 の例は Wellens 症候群（後述）より進展した急性心筋梗塞例である。V₁ から V₅ 誘導にかけて，単相活動電位様の著明な ST 上昇（矢印）がみられ，Tombstone 様の外観を呈している。通常，Tombstone 型 ST 上昇例は LAD 近位部の広範な梗塞が多く，予後不良の徴候である。

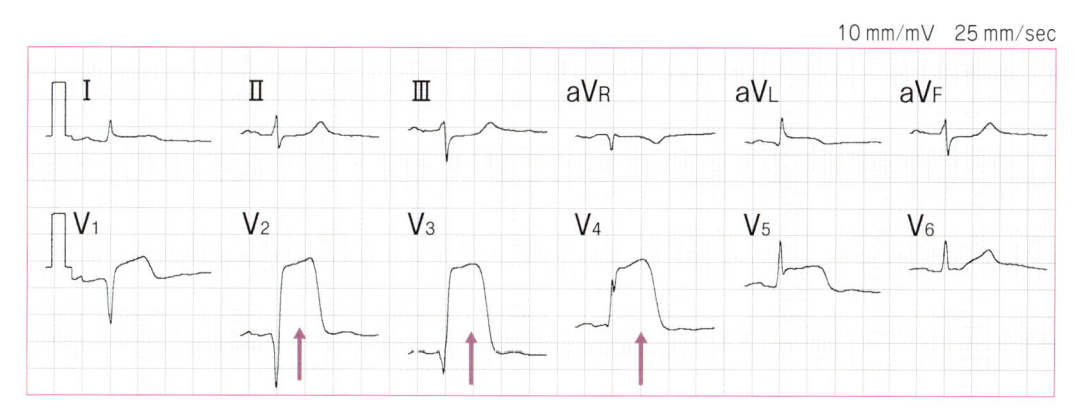

10 mm/mV　25 mm/sec

図 3-38　Tombstone 型 ST 上昇（63 歳,男性,急性心筋梗塞）

3) ST 偏位の計測

■ ST 低下は，J 点より 0.08 秒後の ST 低下度を測定する（図 3-39a）。

■ ST 上昇は J 点の高さを測定する（図 3-39b）。

■ 基線は QRS 波の開始点を結んだ線とする（Ta 波の影響を避けるため）。

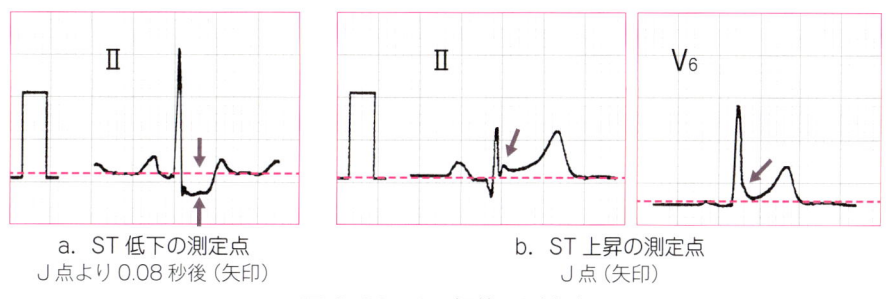

a. ST 低下の測定点
J 点より 0.08 秒後（矢印）

b. ST 上昇の測定点
J 点（矢印）

図 3-39　ST 偏位の測定点

3. ST 上昇を来す病態

ST 上昇は，虚血性心疾患の他，心筋症や心膜炎，早期再分極，Brugada 症候群など，多くの疾患や病態に伴って出現する。

A. 冠攣縮性狭心症（Vasospastic angina：VSA）

冠攣縮による狭心症で，急性心筋梗塞と同様の ST 上昇が一過性にみられ，重篤な不整脈を伴いやすい。発作は睡眠時（REM 期）に出現しやすく，発作の緩解にはニトログリセリンの舌下投与が有効である。

☞図 3-40 は春や秋の季節の変わり目によく発作を起こす冠攣縮性狭心症例のホルター心電図記録である。この例では，REM 睡眠時間帯に狭心症発作が起こり，J 波の増高を伴う著明な ST 上昇（矢印）と一部，洞調律を挟んでトルサード・ド・ポアン様の多形心室頻拍（Polymorphic ventricular tachycardia：破線円内）が出現している。本例では胸痛とともに失神発作を来しているが，失神の原因にはこのような心室性頻脈性不整脈が関与している場合もある。

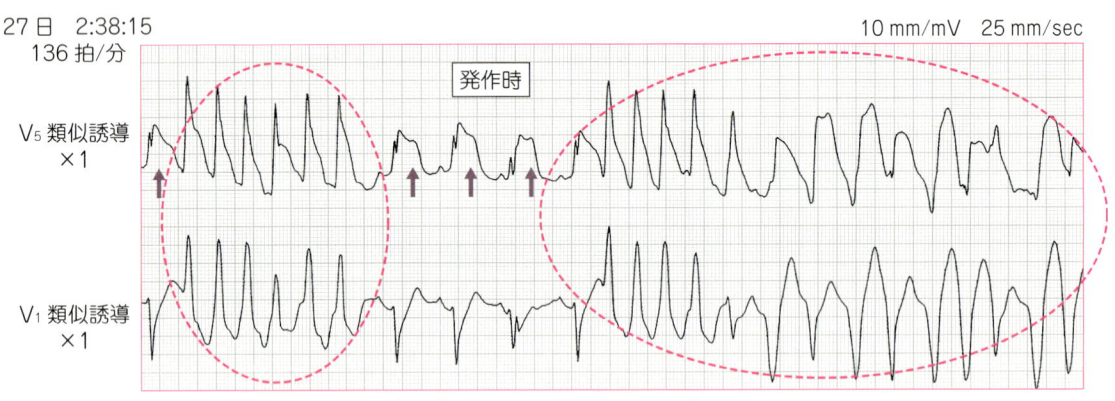

図 3-40　冠攣縮性狭心症発作時のホルター心電図記録（54 歳, 男性, めまい発作）

B. 急性心筋梗塞（Acute myocardial infarction：AMI）

急性心筋梗塞で最初に出現する所見は ST 上昇であり，その特徴は次の通りである。
- ST 区間は発症後，2～3 時間で上昇し始める。
- ST 上昇に先行して T 波増高だけが表れる時期がある（Superacute phase）。
- ST 上昇のパターンは，上凸型（Convex）～直線状（図 3-27，3-41）で，
- ST 上昇は責任冠動脈の灌流領域に一致した誘導に出現する。
- 梗塞の対側誘導では ST が低下する（図 3-41）。

☞図 3-41 は，糖尿病例に出現した急性心筋梗塞の心電図である。

糖尿病性神経症のため，はっきりとした胸痛はなく，前胸部～上腹部にかけての不快感を訴えていたが，念のため記録した心電図で V_2～V_6，I，aVL 誘導の著明な ST 上昇（⬆）と，対側の II，III，aVF 誘導で ST 低下（⬇）を認めた。ST 上昇は V_2～V_4，aVL 誘導で上凸型～直線状で，心筋梗塞に特徴的なパターンである。この例は典型的な急性冠症候群（Acute coronary syndrome：ACS）で，その内の ST 上昇型心筋梗塞〔ST elevation myocardial infarction：STEMI（ステミーと呼ぶ）〕の症例である。

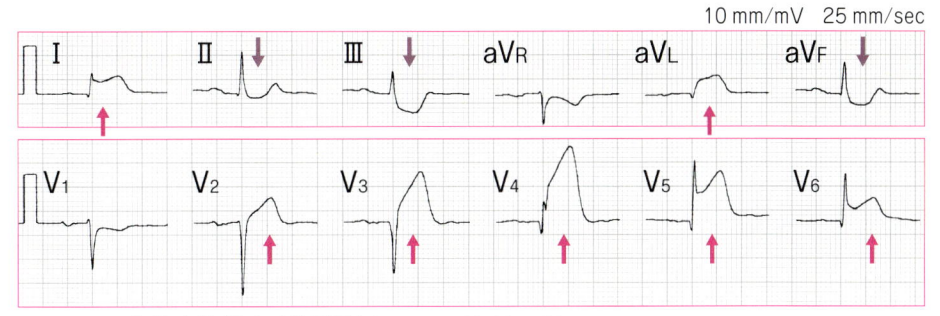

図 3-41　急性心筋梗塞（前側壁）（69 歳, 男性, 糖尿病）

MEMO

急性冠症候群とは

冠動脈の不安定プラークを原因とした**急激な冠動脈の狭窄～閉塞**により生じる①**不安定狭心症**（Unstable angina），②**急性心筋梗塞**（Acute myocardial infarction：AMI），③**心臓突然死**（Sudden cardiac death：SCD）を包括した病態で，CCU での厳重な管理が必要である。

STEMI（ステミー）とは

ST 上昇型心筋梗塞（ST elevation myocardial infarction）の略語で，冠動脈における不安定プラークの破裂を契機として発症する**急性冠症候群**の一病型。同じ ACS でも ST 上昇を伴わない NSTEMI と異なり，**発症早期の積極的治療**が必要である。

C．急性心膜炎（Acute pericarditis）

1) 急性心膜炎では**発病初期に ST 上昇**がみられるが，その特徴は，

① 上凹型（Concave）

② aVR，V1 を除くほとんど全ての誘導で出現

③ 対側性変化（Reciprocal change）はみられない

の 3 点で，PR 区間は低下する（図 3-42）。

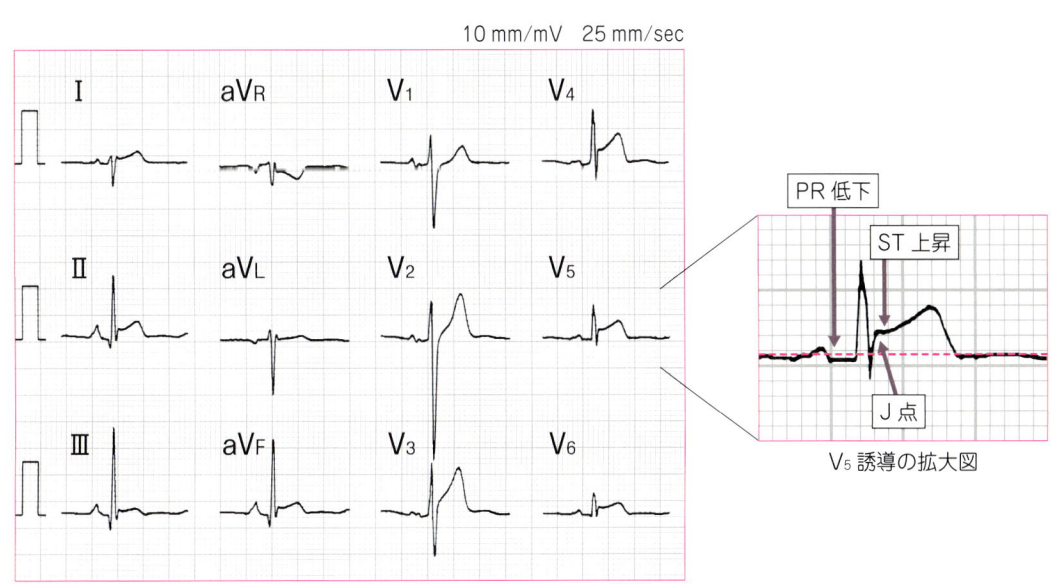

図 3-42　急性心膜炎第 3 病日（17 歳, 男性）
　　　　aVR，V1 誘導を除く全ての誘導で**上凹型**の ST 上昇を認める。

2）急性心筋梗塞との鑑別点

　① ST 上昇は，心膜炎では aVR，V1 を除くほとんどの誘導で出現するのに対して，心筋梗塞時には罹患冠動脈の灌流領域に限定される。

　② ST 上昇パターンは，心筋梗塞では原則として上凸型であるが，心膜炎では上凹型である。

D. 肥大型心筋症 (Hypertrophic cardiomyopathy：HCM)

　肥大型心筋症でも急性心筋梗塞に類似した ST 上昇がみられることがある。

　☞図 3-43 は，肥大型心筋症で外来通院中の 76 歳，男性の心電図である。

　基本調律は正常洞調律（心拍数 60/分）で軸は正常，PR 間隔，QRS 間隔，QT 間隔には異常がなく，Ⅱ，Ⅲ，aVF 誘導，V2～V6 誘導で，上凸型の ST 上昇と，それに続く（±）2 相性の T 波を認める（矢印）。虚血性心疾患との鑑別は心臓超音波検査や心電図の経時的推移をみれば明らかとなるが，肥大型心筋症も ST 上昇を来す疾患の 1 つである。

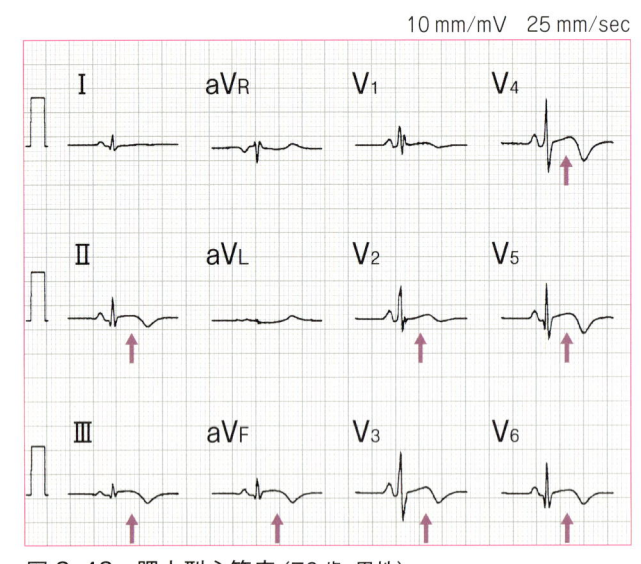

10 mm/mV　25 mm/sec

図 3-43　肥大型心筋症 (76 歳, 男性)
　　Ⅱ，Ⅲ，aVF 誘導，V2～V6 誘導にて，上凸型の ST 上昇とそれに続く（±）2 相性の
　　T 波がみられ，急性心筋梗塞に類似の心電図所見を呈する。

E. Brugada 症候群 (Brugada syndrome)

1）概　要

　1992 年，Brugada 兄弟によって報告された特発性心室細動の一因となる遺伝性の不整脈疾患で，東洋系の青壮年期の男性に多く，夜間，睡眠時などに心室頻拍や心室細動による失神発作や心臓突然死を起こす可能性のある疾患である[15]。

　本症候群の成因としては，一部の例で Na チャネルの α サブユニットをコードする SCN5A 遺伝子の変異が報告されている[16]。

2) 心電図所見

① 非発作時（安静時）の心電図（図3-44）

　　□ 右側胸部誘導（V_1〜V_3誘導）の "右脚ブロック様 QRS 波
　　　形"

　　□ Coved type（弓状型）の ST 上昇（J 波を伴い，急峻に
　　　下降して陰性 T 波に移行する上凸型の ST 上昇）

　　□ ST 上昇に続く陰性 T 波

　　□ QT 間隔正常

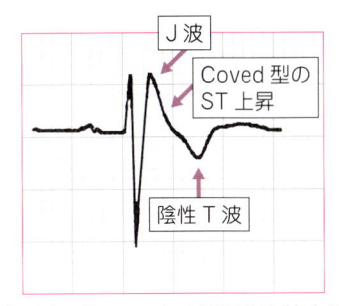

図3-44　Brugada 症候群の基本型
（24歳, 男性, 器質的心疾患なし）

　かつて Brugada 症候群では，Coved type（弓状型）以外に
Saddle back type（馬鞍型）と呼ばれる ST 上昇パターンが
報告されていたが，現在では本症候群の診断基準には用いられていない。しかし，Brugada 症候群の ST 区
間は変動しやすく，Saddleback type の ST 上昇でも，上位肋間で心電図記録を行うと Coved type に変化
することもあり，注意する必要がある。

　図3-45 に両タイプの ST 上昇パターンを示す。

② 上位肋間記録

　Brugada 症候群に特徴的な Coved type の ST 上昇は，通常の心電図記録部位より上位の肋間で記録する
と検出しやすくなる。これは活動電位の異常部位が右室流出路付近の上位肋間に集中しているためである
（図3-46）。

③ 発作時心電図

　発作時の心電図では，トルサード・ド・ポアンを含む多形心室頻拍や心室細動など心臓突然死の原因とな
る致死性心室性不整脈がみられるが，それぞれの不整脈の詳細については，不整脈の各項目のページを参照
されたい。

3) 新しい診断基準

　Brugada 症候群の診断は，従来，失神や突然死などの臨床症状と心電図所見を組み合わせて行われてお
り，心電図では Coved type の ST 上昇を右側胸部誘導の2カ所で証明する必要があったが，2013年の不整
脈専門委員会の勧告[17] により，診断基準が簡略化した。

　現在，Brugada 症候群の診断は，

　① 0.2 mV 以上の J 点，または Coved type の ST 上昇（これを "Type 1 心電図波形" という）が自然
に，または肋間移動，薬物負荷，運動負荷試験などによって右側胸部誘導のいずれか1つ以上の誘導で
認められたもの。

　② Ⅰ群抗不整脈薬の静脈内投与によって，Type 1 心電図波形が右側胸部誘導のいずれか1つ以上の誘
導で誘発された Saddleback type の ST 上昇例。

の2つの場合に対して，自覚症状や不整脈発作の有無に関係なく，Brugada 症候群と診断可能になってい
る。

4) 鑑別診断

　Brugada 症候群の鑑別診断には，右側胸部誘導に ST 上昇を来す心筋梗塞や心筋炎，高カリウム血症，早
期再分極，右脚ブロックなど多数の病態が指摘されているが[18]，本項では発生頻度の高い右脚ブロックと本
症との心電図波形の鑑別について述べる。また第5章では，高カリウム血症の際に出現する Brugada sign
についても記述しているので参照していただきたい。

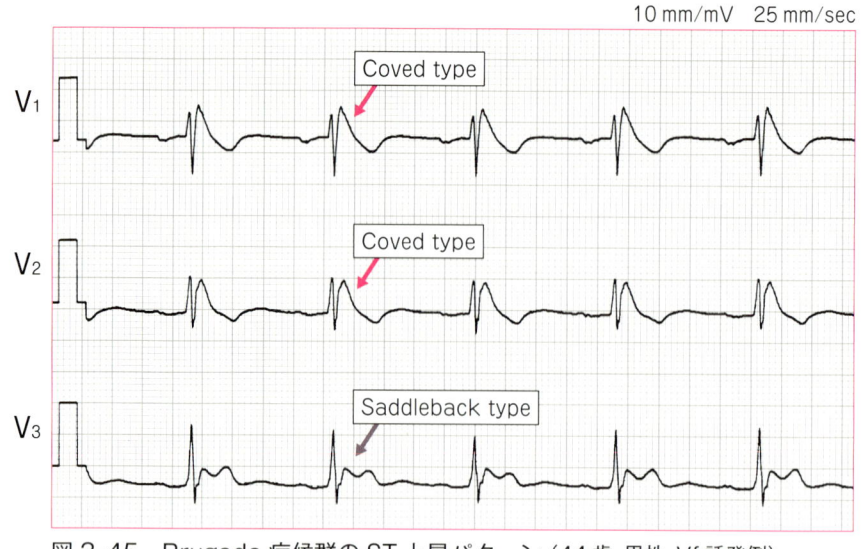

10 mm/mV　25 mm/sec

V₁ 〔Coved type〕

V₂ 〔Coved type〕

V₃ 〔Saddleback type〕

図 3-45　Brugada 症候群の ST 上昇パターン（44 歳, 男性, Vf 誘発例）
Coved type：V₁, V₂ 誘導, Saddleback type：V₃ 誘導。上位肋間記録。

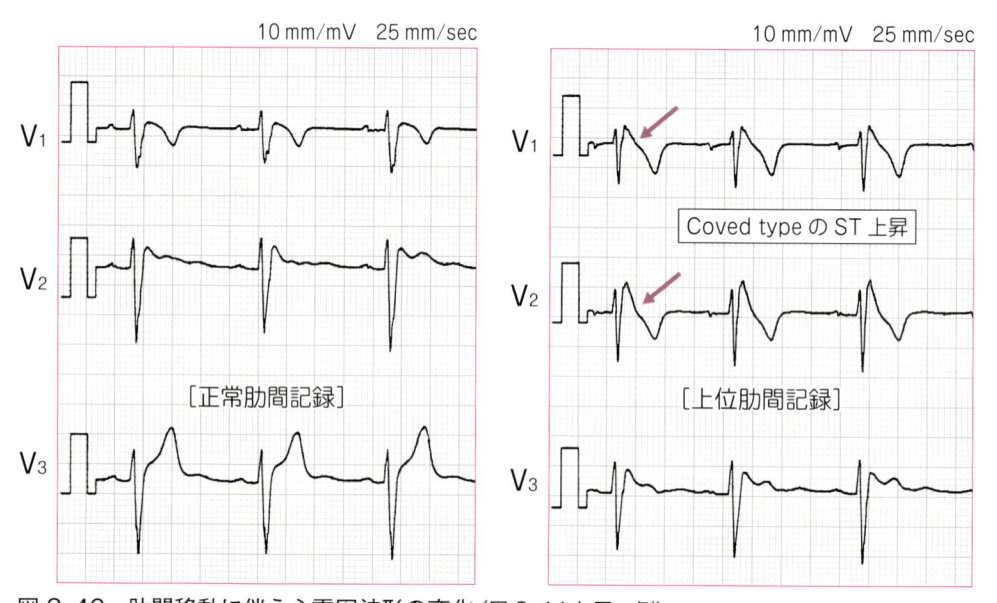

10 mm/mV　25 mm/sec　　　　10 mm/mV　25 mm/sec

V₁　　V₂　　V₃　　〔正常肋間記録〕　　　　V₁　〔Coved type の ST 上昇〕　V₂　V₃　〔上位肋間記録〕

図 3-46　肋間移動に伴う心電図波形の変化（図 3-44 と同一例）
右の心電図は 1 肋間上の記録で, 矢印は V₁, V₂ 誘導で出現した Coved type の ST 上昇を示す。上位
肋間では J 波と陰性 T 波が明瞭となり, 典型的な Coved 型心電図が出現しやすい。

a. 右脚ブロック（Right bundle branch block：RBBB）

　元来, Brugada 症候群は「**右脚ブロック様波形と持続性の ST 上昇**」を最大の心電図的特徴として報告された不整脈症候群であるから, その心電図が右脚ブロックに似ているのは当然である。

　☞**図 3-47** は, Brugada 症候群（Coved type）と, 完全および不完全右脚ブロックの心電図の比較である。Brugada 症候群の特徴は Coved type の ST 上昇を伴う J 波の存在で, V₁, V₂ 誘導で右脚ブロック様波形の R' 波に相当する波は増高した J 波であるため, 先端（矢印）は幅が広く, ST-T 区間への移行部（破線円）も不明瞭である（図 3-47a）。これに対し, 右脚ブロック例の R' 波は先端が鋭く, ST-T 区間への

移行部が明瞭である（図3-47b, c）。また，右脚ブロックの特徴であるV₅, V₆の左側胸部誘導の幅広く深いS波は，Brugada症候群ではR'波が伝導遅延波ではなく増高したJ波であるために，不明瞭なことが多い[17]（図3-47a）。

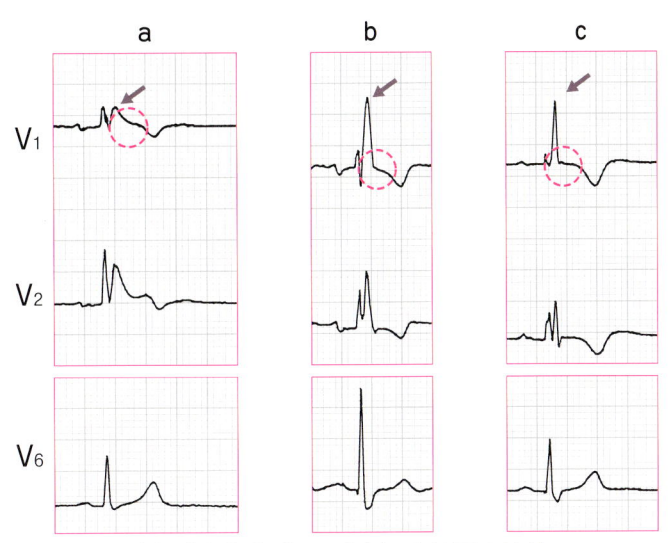

図3-47　Brugada症候群と右脚ブロック例の心電図の比較
　a. Brugada症候群（65歳，男性，Vf誘発例）：V₁誘導でCoved typeのST上昇と陰性T波を認める。J波からST区間への境界は不明瞭で，V₆誘導のS波ははっきりしない。
　b. 完全右脚ブロック例（34歳，男性）：V₁誘導のR'波は先端が鋭く，ST区間への境界も明瞭である。またV₆誘導では幅広いS波を認める。
　c. 不完全右脚ブロック例（71歳，女性）：V₁誘導のR'波は尖鋭で，ST区間との境界も明瞭である。またV₆誘導では幅広いS波を認める。

b.　Brugada sign（「第5章　電解質異常と心電図」参照）

5）臨床的意義

■ Brugada症候群は，東洋系の若い男性に発生する心臓突然死（特発性心室細動）の原因疾患であり，心電図が診断の重要な手掛かりとなる。

■ Brugada症候群の不整脈発生には日内変動があり，迷走神経が緊張する夜間や食後に不整脈発作を起こしやすい。

■ 次の心臓突然死の可能性の高い高リスク群に属する者には，電気生理学的検査（Electrophysiological study：EPS）が勧められる。

- 45歳以下の若年突然死の家族歴のある人
- 肉親にBrugada症候群の心電図変化（Coved type）がある人
- 失神や多形性心室頻拍・心室細動の既往のある人
- 睡眠時に瀕死期呼吸を認める人

MEMO
電気生理学的検査（EPS）

　EPS（Electrophysiological study）は心臓カテーテル法を用いて，体表面から記録できない心内電位を記録したり，電気刺激を用いて頻脈発作を誘発することにより，不整脈の発生機序の解明やリスクの評価，治療方法の選択などを行う検査法で，現在の不整脈のアブレーション治療や心不全の再同期療法などの先端的治療の基礎となっている検査法である。

[症例 3-4] "aVR sign" と左脚前枝ブロックを合併した Brugada 症候群の一例

　59 歳，男性。検診で心電図異常を指摘され，精査のため来院した。特に，動悸やめまい，失神発作などの訴えはない。来院時心電図を図 3-48 に示す。

　基本調律は洞調律で，電気軸は −75 度と高度の左軸偏位を示す。PR 間隔は 140 msec と正常であるが，QRS 間隔は 160 msec と延長し，V1，V2 誘導の QRS 波は rSR' 型を呈しており，左脚前枝ブロックと完全右脚ブロックが合併した両脚ブロックがまず考えられる。

　ところが注意深くこの心電図を見ると，V1，V2 誘導の R' 波に相当する波は QRS 波のような棘波ではなく，少し丸みを帯びた "J 波" であり，陰性 T 波に繋がる ST 上昇は，"Coved 型（弓状型）" と呼ばれる Brugada 症候群に特有の ST 上昇パターン（矢印）であることが分かる。従って，この心電図の診断は両脚ブロックではなく，"左脚前枝ブロックを合併した Brugada 症候群" の心電図である。従来，右脚ブロックと診断されていた例の中には，心臓突然死の原因となる Brugada 症候群が含まれていた可能性もあり，失神などの訴えや突然死の家族歴のある人には，改めて心電図検査を行った方が良い場合がある。

　Brugada 症候群では近年，致死性不整脈発症の危険因子として，aVR 誘導の R 波の増高所見（"aVR sign"）が注目されている[20]。aVR sign は，① aVR 誘導の R 波高 ≧ 0.3 mV または，② R/q ≧ 0.75 のものと定義されているが，本例はこの基準を満たしており，注意する必要がある。

　さらに，Brugada 症候群では，心臓突然死予測の新しいマーカーとして，I 誘導 S 波も注目されており，I 誘導の S 波の幅が 40 msec 以上，または（and/or）深さが 0.1 mV 以上ある場合には，致死性心室性不整脈（Life-theating ventricular arrhythmias）の発症リスクが高くなると報告されている[21]。

　本例でも I 誘導の S 波の幅が 0.04 秒を超えており（○内），充分警戒を要する所見である。

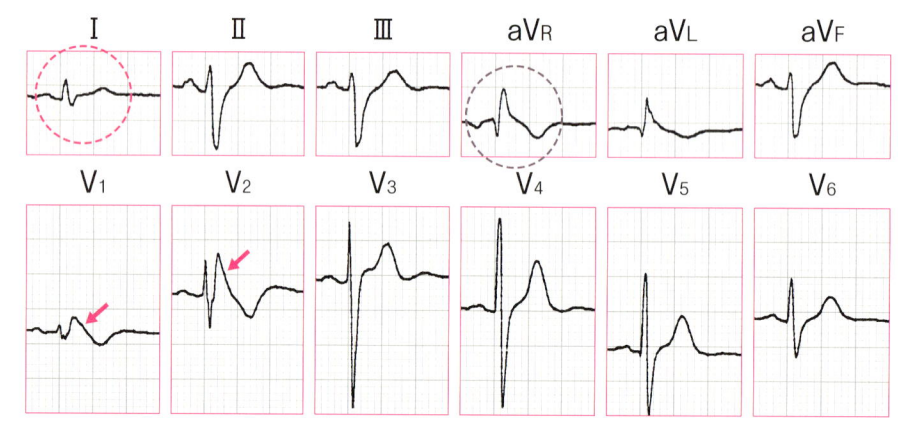

図 3-48　左脚前枝ブロックを伴う Brugada 症候群（59 歳，男性）
矢印は本症に特徴的な J 波と Coved type の ST 上昇を示す。T 波との移行部は不明瞭ではっきりしない。
aVR 誘導では R 波の増高が顕著で aVR sign を認める（○内）。

F．早期再分極症候群（後述）

4．ST 低下を来す病態

　ST 低下は心筋虚血を反映する心電図指標の 1 つであるが，同様の変化は心肥大や脚ブロック，電解質異常などの際にもみられるため，それぞれの病態における特徴的な所見を理解しておく必要がある。

A. 労作狭心症（Effort angina）

　労作狭心症では，運動時や労作時に心内膜下虚血が発生し，胸部圧迫感や絞約感とともに，心電図では水平型～下降型の ST 低下（図 3-36）と陰性 T 波が出現するが，狭心症の発作は心筋梗塞とは異なり，一過性で数分で消失するため，外来受診時の安静時心電図では何ら変化がみられないことも多い。さらに，糖尿病患者や高齢者では自覚症状がない**無症候性心筋虚血**（Silent myocardial ischemia：SMI）が多くみられるが，心電図には胸痛例と同様に虚血性変化が発生する。

　☞図 3-49 は労作狭心症の一例である。非発作時には有意な ST-T 変化を認めないが，発作時には広範な誘導で虚血性の ST 低下と陰性 T 波が出現している。

【a. 発作時記録（労作時）】

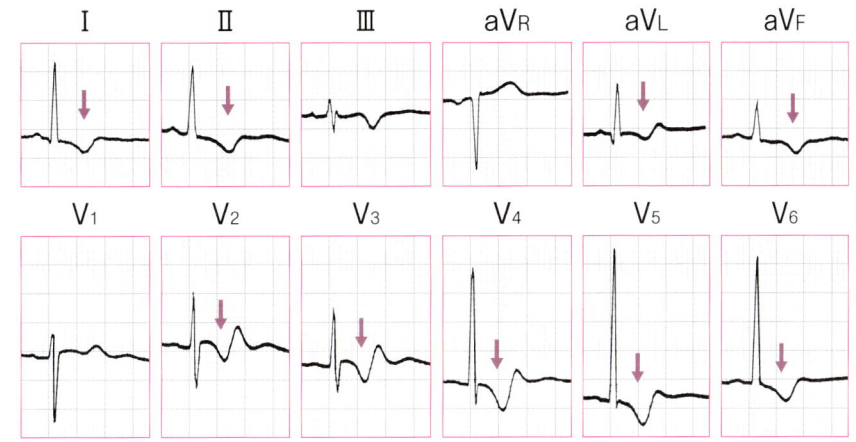

【b. 非発作時記録（安静時）】

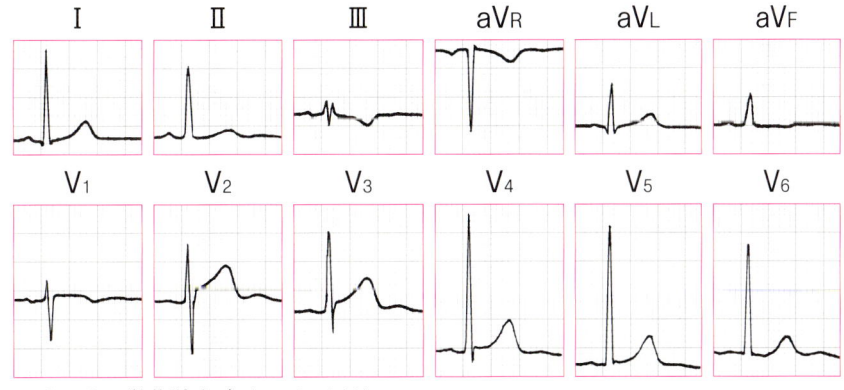

図 3-49　労作狭心症（44 歳, 女性）

　a は，典型的な労作狭心症の発作時心電図である。下段の安静時心電図では有意な変化を認めないが，発作時には胸部圧迫感とともに，Ⅰ，Ⅱ，aVL，V4～V6 誘導で下降型の ST 低下，Ⅰ，aVL，V2～V6 誘導およびⅡ，Ⅲ，aVF 誘導で 2 相性～陰性 T 波が出現している。

B. 脚ブロック（Bundle branch block：BBB）

　右脚ブロック時や左脚ブロック時には，それぞれ右側胸部誘導や左側胸部誘導で 2 次性の ST-T 変化（ST 低下と T 波の陰性化）が出現する（図 3-17，3-19）。

　■ 右脚ブロック時：V1，V2，（V3）誘導で ST 低下と**左右非対称の陰性 T 波**が出現する。

　■ 左脚ブロック時：V5，V6 誘導で ST 低下と**左右非対称の陰性 T 波**が出現する。

C. WPW 症候群 (WPW syndrome)

WPW 症候群でも脱分極過程の変化が再分極に影響し，2 次性の ST-T 変化が発生する（図 3-33，図 4-56～60）。

D. 心肥大 (Ventricular hypertrophy)

心肥大の際には，ストレイン型と呼ばれる心室の求心性肥大に特有の上凸型 ST 低下と左右非対称性の陰性 T 波が出現する（図 3-9 拡大図）。

- 左室肥大：I，aVL，V5，V6 誘導でストレイン型 ST 低下が出現する（図 3-9）。
- 右室肥大：V1，V2，（V3）誘導でストレイン型 ST 低下が出現する（図 3-11）。

E. その他

低カリウム血症などの電解質異常の際（U 波の増高を伴う）や，ジギタリスなどの薬剤服用時にも ST 低下が出現することがある（盆地状 ST 低下）。

4 T 波のみかた

T 波は活動電位の再分極過程で形成される波であり，心筋虚血や電解質異常など種々の病態に応じて，ST 区間と連動して変動する。

1. 正常 T 波 (Normal T wave)（図 3-50）

1）T 波の形状とその成因

健常者の T 波は前半部がなだらかで，後半部が急峻な左右非対称の形をしている。これは T 波の前半部が心筋への Ca^{2+} イオンの細胞内流入がまだ続いている時期（プラトー相）に相当し，活動電位の変動が徐々に起こっているためで，Ca^{2+} イオンの細胞内流入が終了した後の K^+ イオンの細胞外流出のみによる T 波後半部（活動電位の再分極相）の電位変動は急峻となる。

2）正常 T 波の極性

III，aVR，V1 誘導（女性では V1～V3 誘導）を除く全ての誘導で陽性である。

3）若年性 T 波 (Juvenile T wave)

- 若年男女から中年女性にかけてみられる右側胸部誘導の陰性 T 波で，
- 男性では V1 誘導のみに，女性では V1～V3 誘導で出現する。
- 正常亜型の変化で何ら治療を要しない。

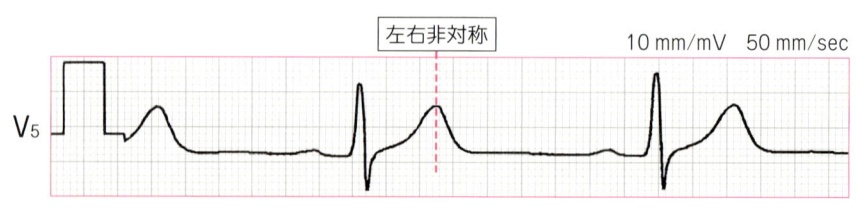

図 3-50　健常者の T 波（46 歳, 男性）
心拍数 72/分，QTc 395 ms。記録速度 2 倍，感度 1 倍。

2. 陰性 T 波 (Inverted T wave)

　陰性 T 波も ST 低下と同様に心筋虚血の重要な徴候の 1 つであるが，虚血以外の種々の病態時にも出現する。

1) 冠性 T 波 (Coronary T wave)

　心筋梗塞時に現れる左右対称性の陰性 T 波 (図 3-27, 28) で，梗塞周囲の虚血を反映している。

2) ストレイン型 (Strain type) の陰性 T 波

　心肥大時に出現する陰性 T 波で，心室の圧負荷を反映している。通常，上凸型の ST 低下を伴う (図 3-9, 3-11, 3-13)。

3) 脚ブロックに伴う 2 次性の陰性 T 波

　脚ブロックのある誘導側に出現する，左右非対称の陰性 T 波。

■ RBBB：右側胸部誘導 (V_1, V_2, (V_3) 誘導) に出現する (図 3-16, 17)。

■ LBBB：左側胸部誘導 (V_5, V_6 誘導) に出現する (図 3-18, 19)。

4) 心メモリー (Cardiac memory) と陰性 T 波

　心室ペーシング，心室頻拍，間欠性左脚ブロック，WPW 症候群などから正常洞調律に戻った後に出現する左右対称性の深い ($\geqq 0.5\,mV$) 陰性 T 波を "Cardiac memory" と呼ぶ。

　心メモリーは，これらの病態でみられる興奮伝播過程の異常が心筋の再分極異常を引き起こしたもので，心筋にしばらく記憶されると考えられている。心メモリーに伴う陰性 T 波は深く明瞭で，時に心筋虚血による心電図変化との鑑別が必要となる。

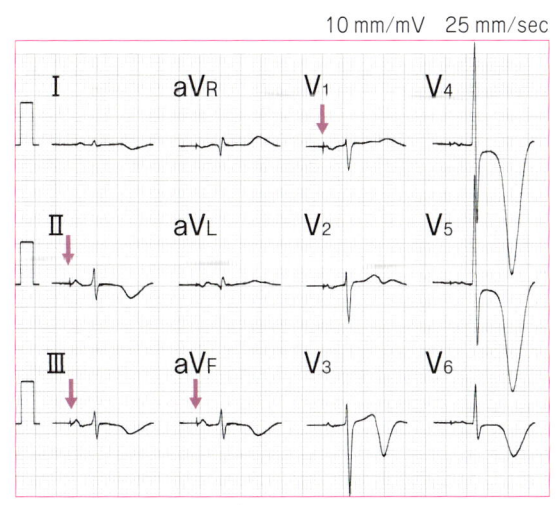

図 3-51　ペーシング直後の 12 誘導波形
（85 歳, 男性, 洞不全症候群）
V_4, V_5 誘導で巨大陰性 T 波を認める。

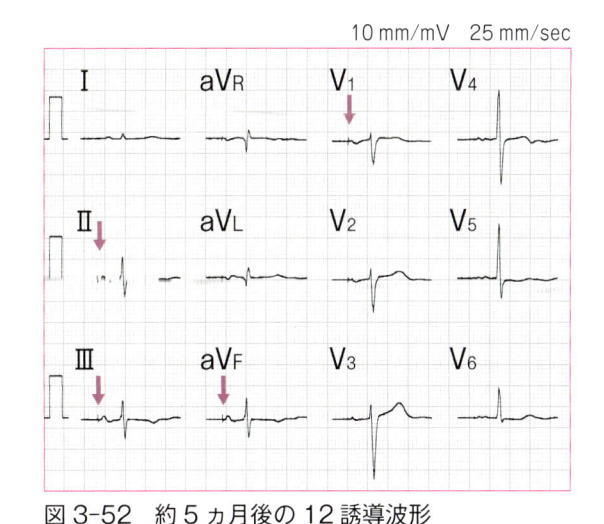

図 3-52　約 5 ヵ月後の 12 誘導波形
（86 歳, 男性, 洞不全症候群）
前回みられた陰性 T 波は消失している。矢印はペーシングスパイク。

　☞図 3-51 は，心室ペーシング後に発生した巨大陰性 T 波 (V_4, V_5 誘導) で，Ⅱ，Ⅲ，aV_F 誘導よりも V_3〜V_6 誘導で著明な陰性 T 波が出現している。これらの所見は心電図上しばらく持続したが，約 5 ヵ月後

の心電図（図3-52）では，陰性T波は消失している。

　Shvilkin らは，心メモリーの心電図上の特徴は，

　□ aV_L 誘導のT波が陽性，

　□ I 誘導のT波が陽性か平低，

　□ 胸部誘導のT波の最大振幅がⅢ誘導のT波の振幅より大きい。

の3点であり，これらの基準を用いれば，高い診断精度（感度92％，特異度100％）で心筋虚血と鑑別できると報告している[22]。

5）急性肺血栓塞栓症と陰性T波

　画像診断の発達した今日，急性肺（血栓）塞栓症 ［Pulmonary (thrombo) embolism：P(T)E］ 診断における心電図の役割は小さくなっている。PE の心電図所見としては，①洞頻脈や②右軸偏位，③右脚ブロック（完全または不完全），④ V_1〜V_4 誘導の陰性T波（Anterior T wave inversion）などが報告されているが，これらの所見はいずれも急性右心負荷に伴う急性肺性心の所見で，PTE に特異的な所見ではない。また，心電図変化がみられない例も2割足らず存在する。

　☞図3-53 は深部静脈血栓による PE 例の心電図である。

　基本調律は洞頻脈（心拍数102/分）で，V_1〜V_4 の右側胸部誘導で陰性T波（破線円内）を認め，多量の血栓による PE の発生が疑われる。また，肢誘導では，PE に伴う急性肺性心の所見である S_1Q_3T_3 パターン（I 誘導の深い S 波，Ⅲ 誘導の Q 波と陰性T波）を認める。

　☞一方，図3-54 は慢性閉塞性肺疾患（Chronic obstructive pulmonary disease：COPD）の急性増悪による急性肺性心（Acute cor pulmonale）の心電図である。

　心拍数は93/分と比較的速く，電気軸は121度と右軸偏位を示し，前例同様 S_1Q_3T_3 パターンを認める。また，胸部誘導では完全右脚ブロックと V_1〜V_5 誘導の陰性T波がみられ，前例と同様，急性右心負荷の心電図所見がみられるが，本例の患者は PE ではなく，COPD の急性増悪例である。

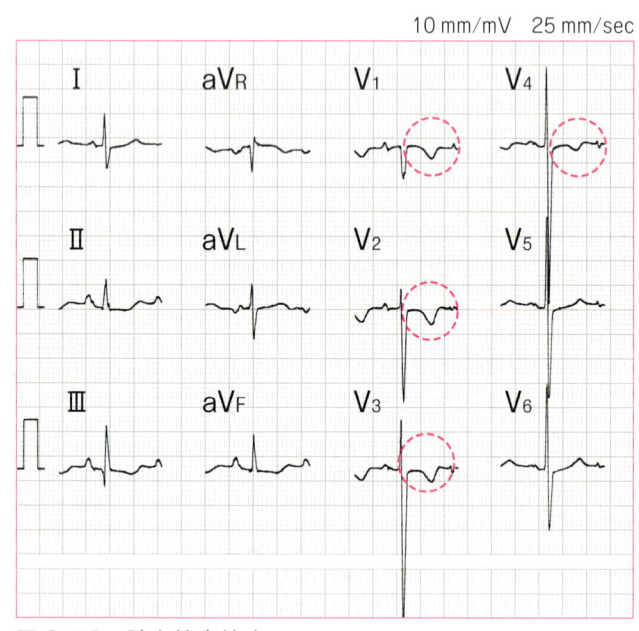

10 mm/mV　25 mm/sec

図3-53　肺血栓塞栓症
（69歳,女性,深部静脈塞栓症。心拍数102/分）

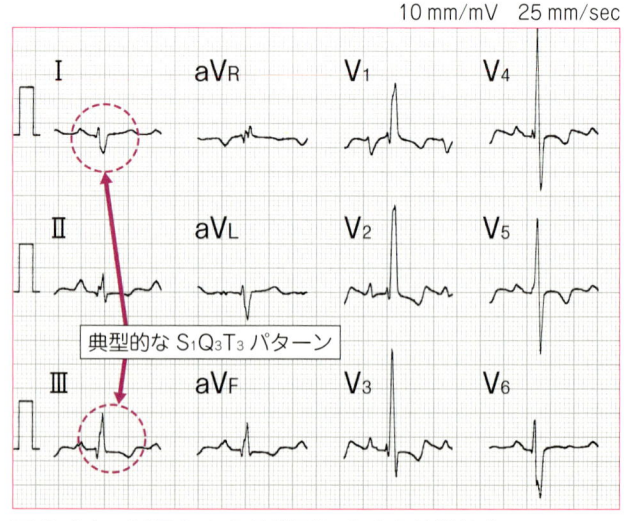

10 mm/mV　25 mm/sec

典型的な S_1Q_3T_3 パターン

図3-54　COPD の急性増悪による急性肺性心
（65歳,男性,肺気腫。心拍数93/分，電気軸121度）

この2例の心電図が示すように，従来，PE に特異的と考えられてきた心電図所見は，現在，急性肺性心（肺高血圧症に基づく急性の右室の圧負荷，および容量負荷）を来す病態に共通の所見で，PE に特異性はないと考えられている。また，その出現率も 15～25% 程度と低いため，PE が疑われる胸痛患者における心電図検査の役割は，PE の診断ではなく，PE と鑑別診断が必要である心筋梗塞のような重篤な他の疾患の否定にあると考えられるようになっている[23]。

F. 巨大陰性 T 波（Giant negative T wave）

1）定　義

　深さが 1 cm（1 mV）以上の陰性 T 波（図 3-55）。

2）基礎疾患

a. 心尖部肥大型心筋症（Apical hypertrophic cardiomyopathy：APH）

　本症は左室心尖部に肥大が限局した心筋症で，中高年男性に多く，心尖部に相当する V_3，V_4 誘導に巨大陰性 T 波が発生する（図 3-55 矢印）。

　この巨大陰性 T 波は持続性であるが，心室瘤を合併している場合には，経過中に巨大陰性 T 波が消失することもある。

b. たこつぼ心筋症（Takotsubo cardiomyopathy）（図 3-56）

　日本で発見された心筋症の 1 つで，急性冠症候群に類似した胸痛や呼吸困難などの症状や ST 上昇，陰性 T 波，QT 延長などの心電図変化を伴うため，診断に冠動脈造影が必要となる[24]。本症では冠動脈造影で有意狭窄がなく，左室造影で心尖部のバルーン状の無収縮と心基部の過収縮がみられるのが特徴で，その形が「たこつぼ」に似ていることからこの病名が用いられている。

　本症は閉経後の高齢女性によくみられ，精神的，肉体的ストレスを引き金として発症する一過性の心筋障害で，左室の収縮異常は多くの場合，2～3 週間程度で回復する。

　本症の心電図では，前胸部誘導で①前壁梗塞と間違いやすい ST 上昇がみられ，その後，②陰性 T 波に入れ替わるが，③心

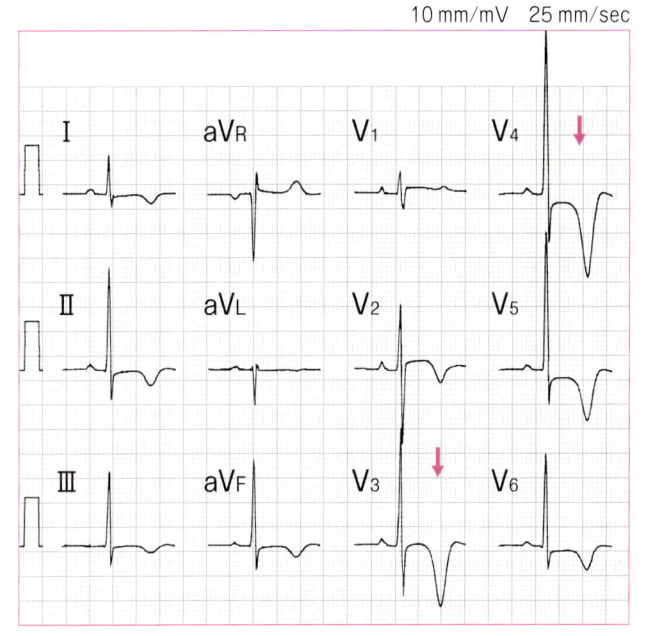

図 3-55　心尖部肥大型心筋症（39 歳，女性）
　基本調律は洞徐脈（心拍数 51/分）で軸は正常，V_3，V_4 誘導で左右非対称の巨大陰性 T 波を認め，QT 間隔は 484 msec と延長している。

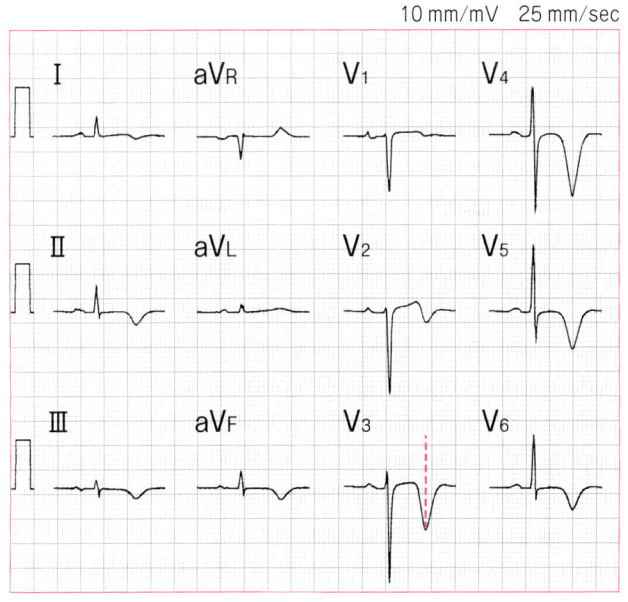

図 3-56　たこつぼ心筋症（78 歳，女性。心拍数 63/分）

電図変化と冠動脈の走行が一致せず，また，ST上昇の対側変化（Reciprocal changes）としての④ST低下がみられない点などが急性心筋梗塞との大きな違いである。

　☞図3-56は，たこつぼ心筋症の心電図である。この記録では，ST上昇はみられないが，Ⅱ，Ⅲ，aV$_F$，V$_3$〜V$_6$誘導で軽度のQT延長（QTc 467 msec）を伴う**左右対称性**（破線の部分）の**深い陰性T波**（**冠性T波**：Coronary T wave）が出現している（V$_3$，V$_4$誘導のT波は深さが10 mm以上あり，巨大陰性T波である）。

C．その他

　非Q波梗塞（Non-Q wave myocardial infarction），心メモリー（図3-51），頭蓋内圧亢進，WPW症候群などの際にも巨大陰性T波が出現する。

G．中枢性T波

　くも膜下出血（Subarachnoid haemorrhage：SAH）に特有の陰性T波で，著明なQT延長を伴うことが多い。

　この心電図変化の成因には，視床下部が関与していると考えられており，変化は数カ月間持続することもある[25]。

　☞図3-57にその一例を示す。

　左右非対称の陰性T波がⅡ，Ⅲ，aV$_F$，V$_1$〜V$_6$の広範な誘導でみられ，著明なQT延長とT波の変形を伴っている。

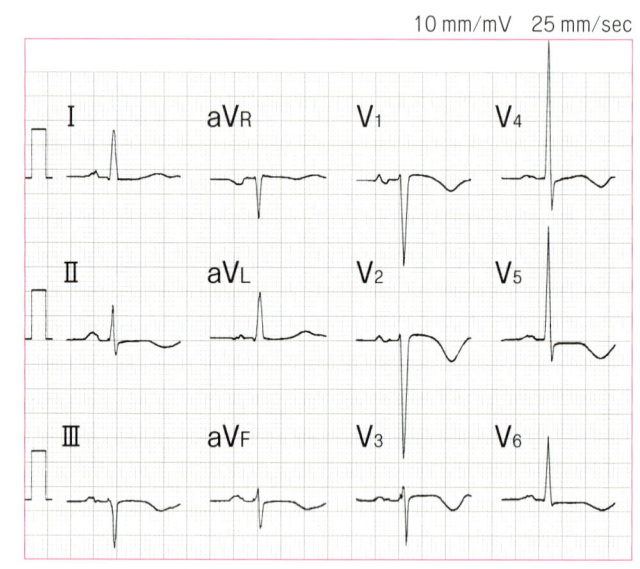

10 mm/mV　25 mm/sec

図3-57　中枢性T波（75歳, 男性, くも膜下出血）
基本調律は洞徐脈（心拍数58/分）で電気軸は正常，変形したT波と高度のQT延長（QTc 583 ms）を伴う。

3．T波の増高

　T波の電位が1 mV（10 mm）以上になった状態である。

1）テント状T波（Tented T wave）

- 腎不全などによる高カリウム血症時によくみかける高く尖鋭なT波で，底辺が狭い二等辺三角形状を示す（高カリウム血症によるQT短縮のため）。
- 放置すると心室頻拍や心室細動などの**致死性心室性不整脈を誘発**するため，緊急に対応する必要がある（第5章参照）。

2）心筋梗塞超急性期（Superacute phase of MI）のT波増高

- ST上昇に先行してみられる心筋梗塞の早期診断指標
- 心筋虚血によるQT延長を伴うため，T波の幅が広くなる。
　（→テント状T波との鑑別点）

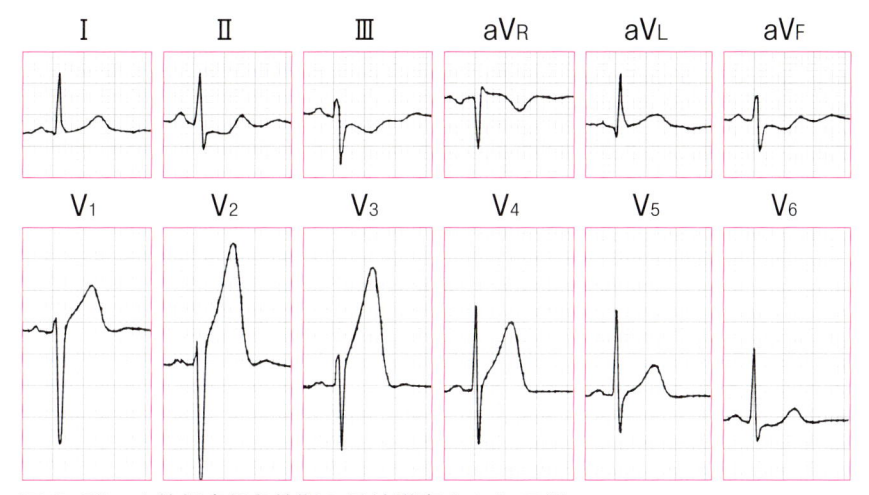

図3-58 心筋梗塞超急性期のT波増高（40歳，男性）

V₁~V₄誘導で著明なT波増高と直線状ST上昇を認め，対側誘導のⅡ，Ⅲ，aVF誘導ではST低下を認める。

3）健常者にみられるT波増高

- 器質的心疾患のない健常例でも胸部誘導でT波増高を認めることがある。
- 若年男子に多く，V₃~V₅誘導のQRS波が大きくなる誘導に出現しやすい。
- 図3-59例では，V₂~V₅誘導で高く尖鋭なT波を認めるが，他の心電図指標に異常はない。
- QT間隔は正常。

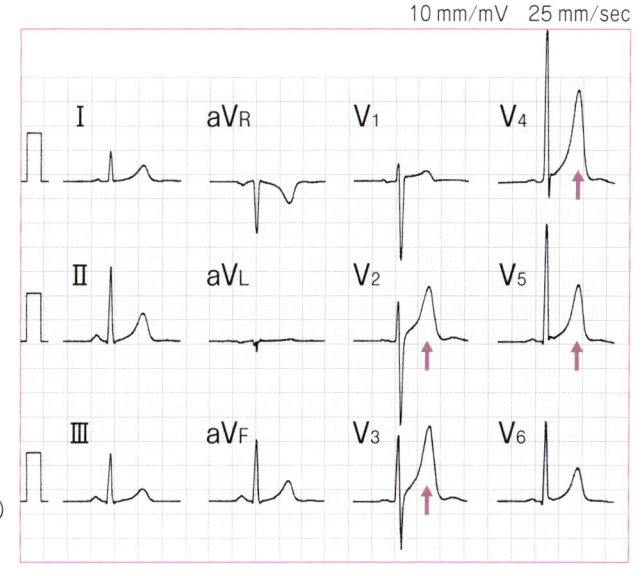

図3-59 健常者のT波増高
（24歳，男性，器質的心疾患なし）

4. 2相性T波（Biphasic T wave）

A. Wellens症候群（Wellens' syndrome）[26]（図3-60）

1）概　要

Wellensらによって提唱された不安定狭心症の一病型で，左冠動脈前下行枝（Left arterior descending：LAD）の高度狭窄病変が関与しているために，放置すると1~2週間以内に心筋梗塞に移行する可能性の高い危険な病態である。

2）心電図所見（図3-60）

① 前胸部（V₂~V₅₍₆₎）誘導の2相性~深い陰性のT波（$\geqq 0.5\,mV$）

- □ 左冠動脈前下行枝（LAD）の高度狭窄病変を反映している。

- □ 2相性~深い陰性T波は，胸痛が治まった後，数時間~数日みられる（胸痛時にはみられない）。

本症はT波の形により2つのタイプに分類され，陰性T波がみられるものをType A（約3/4），2相性T波がみられるものをType B（約1/4）と呼ぶ。

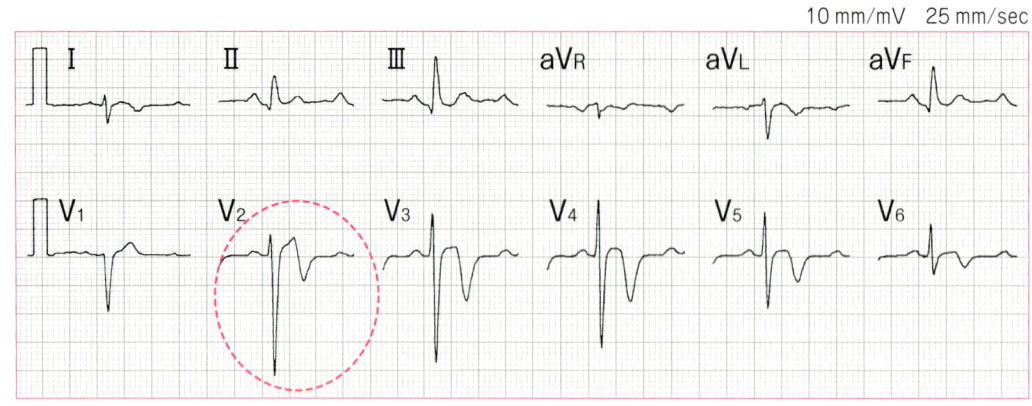

10 mm/mV　25 mm/sec

図3-60　Wellens症候群（68歳，男性），Type B。
胸痛寛解後に出現した，V₂～V₆誘導の2相性T波。

3）臨床的意義

Wellens症候群は，LAD起始部の高度狭窄病変を有する例が多く，放置すると1～2週間で心筋梗塞に移行することが多いため，緊急PCIが必要となる病態であるが，本症に特徴的な心電図変化は胸痛が治まってから出現するため，見落とさないように注意する必要がある。

> **MEMO**
>
> ### PCIとは
>
> PCIは，Percutaneous coronary Interventionの略で，日本語では**経皮的冠動脈形成術**のことを意味する。PCIは，古くから行われてきたバルーンを膨らませて狭窄を広げる**POBA**（Plain old ballon angioplasty）や現在，主流の**ステント治療**も包括したカテーテル治療法の総称名である。

B. 肥大型心筋症（Hypertrophic cardiomyopathy：HCM）

- Wellens症候群と同等の前胸部誘導の2相性T波（Positive-negative biphasic T wave）は，ASHタイプの肥大型心筋症でも時にみられる（図3-61）。
- 2相性T波は，心室中隔に面したV₂～V₄誘導での最大の変化を示す。
- 同様のT波は，Wellens症候群以外の**虚血性心疾患**や**高血圧性心疾患**や大動脈弁狭窄症などの**左室圧負荷疾患**にも出現する場合がある。

C. 正常亜型

虚血性心疾患や肥大型心筋症などの器質的

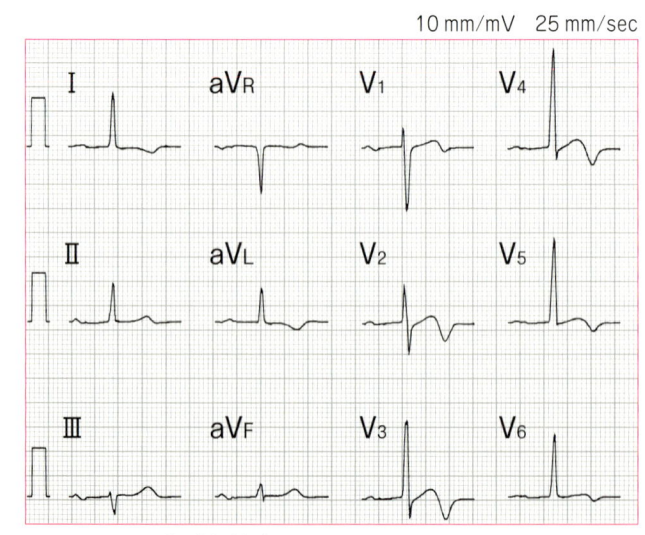

10 mm/mV　25 mm/sec

図3-61　肥大型心筋症（83歳，女性）
V₂～V₅（V₆）誘導で図3-62と同様の2相性T波を認める。

心疾患がない健常者，特に一部のアスリートにも2相性T波の報告がある[27]。

5. 平低T波

振幅が同誘導のR波の1/10以下のT波と定義されている。特定の疾患や病態と結びついた所見でなく，非特異的ST-T変化 (Non-specific ST-T changes) として処理されることが多い所見である。

5 U波のみかた

U波は，T波に続いて出現する小さい波で，プルキンエ線維の再分極を反映していると考えられている。

1. U波の増高

1) 低カリウム血症 (Hypokalemia)

■ 低カリウム血症時には前胸部誘導（V_2〜V_4誘導）のT波が減高し，U波が増大する（図3-62）。

■ 低カリウム血症が進行するとT波とU波が融合し，QT (U) 延長を来すようになる。

■ 低カリウム血症がさらに進行するとT波は陰性化する（第5章参照）。

2) 左室後壁の虚血性変化

前胸部誘導のU波増大は，後壁の陰性U波の鏡像変化を反映している場合がある。

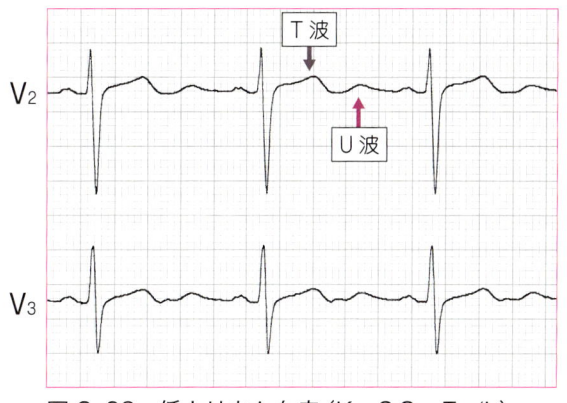

図3-62　低カリウム血症（K＝2.8 mEq/L）
（59歳, 女性, 高血圧症）
T波の平低下とU波の増高（＞0.1 mV）を認める。

2. 陰性U波

1) 安静時心電図の左側胸部誘導（V_4〜V_6誘導）の陰性U波（図3-63 破線円内）

高血圧症や左室肥大例では左室過負荷を反映して陰性U波が出現することがある。

2) 運動負荷試験後に出現した前胸部誘導の陰性U波

• 左冠動脈前下降枝近位部病変を示唆している。

• 小さい変化なので，見落とさないように注意することが必要である。

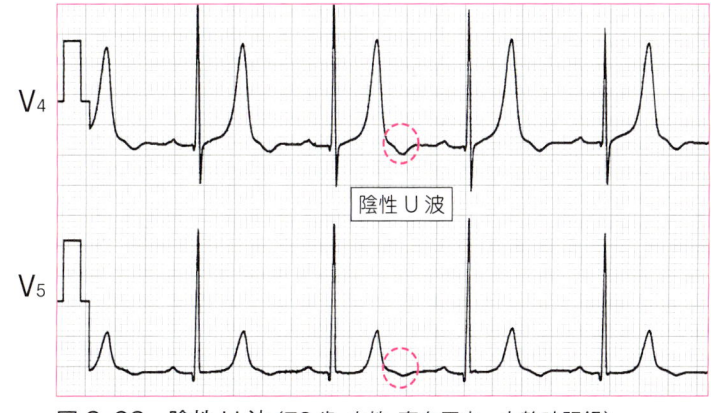

図3-63　陰性U波（73歳, 女性, 高血圧症。安静時記録）

6 J波のみかた

　J波はQRS波とST区間の境界に出現する**結節状の再分極波**で，低体温時に記録された場合にはOsborn波と呼ばれている。J波はBrugada症候群や早期再分極症候群に共通の心電図所見であり，心室細動による心臓突然死との関連性が近年，指摘されている。

1. J波の成因 （図3-64）

■ 実験的に，心筋の心内膜側と心外膜側の間で生じる**活動電位の差**がJ波の成因と考えられている[19]。

■ J波症候群の心外膜側心筋では，活動電位の早期にK$^+$-チャネルを介した一過性外向き電流（Ito）によりノッチが形成されているが，心内膜側心筋にはノッチ形成が起こらず，再分極早期に貫壁性の電位勾配（図3-64赤い実線部分）が発生するため，心電図にJ波が形成されることになる。

■ そのため，Itoを介した外向き電流が大きい場合には明らかなJ波が，小さい場合はスラーを伴うJ点の上昇のみが，QRS波の直後にみられるようになる（図3-64赤い点線の延長線上にJ点がある）。

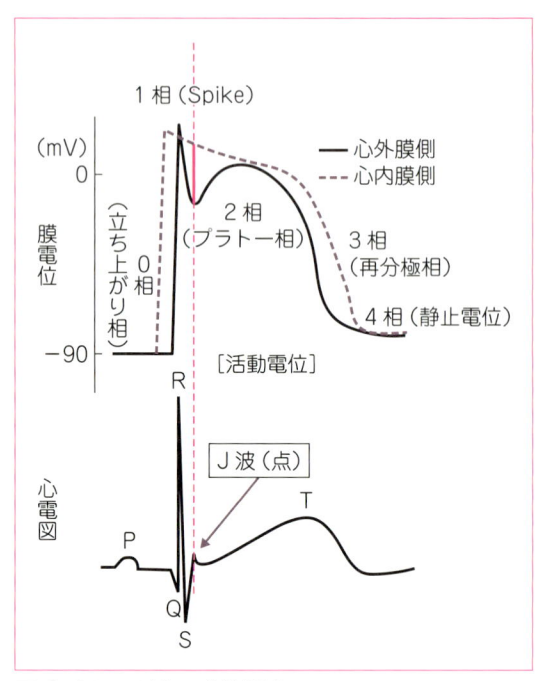

図3-64　J波の発生機序
(Antzelevitch C, et al.: Heart Rhythm 2010; 7: 540 より改変引用)

2. J波の増高

A. 早期再分極症候群 （Early repolarization syndrome：ERS）

　若年男性によくみられる心電図異常で，以前は正常亜型で予後良好の所見と考えられてたが，近年，Haïssaguerreらにより，**まれに心室細動を起こし心臓突然死の原因となる**ことが報告され，注目されている[28]。

1）心電図所見 （定義）

　① **下方誘導**（II，III，aV$_F$）または**側方誘導**（I，aV$_L$，V$_4$〜V$_6$）の少なくても**2つ以上の誘導**で，QRS波の終末部に**スラー**（Terminal slurring）または**結節**（Notching）を伴う**0.1 mV以上のJ点の上昇**を認める（図3-65, 66）。

　② **T波増高**を伴うことが多い。

　③ **V$_1$〜V$_3$誘導のST上昇は除く**（Brugada症候群との混同を避けるため）。

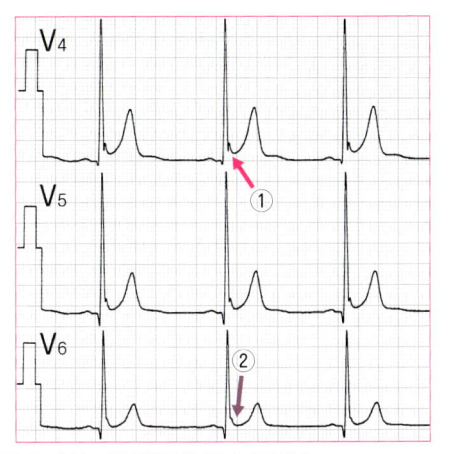

図 3-65　早期再分極症候群の①ノッチと②スラー（52 歳, 男性）
　上凹型 ST 上昇と T 波増高が出現し, 釣り針 (Fish hook) 様の外観を呈する。

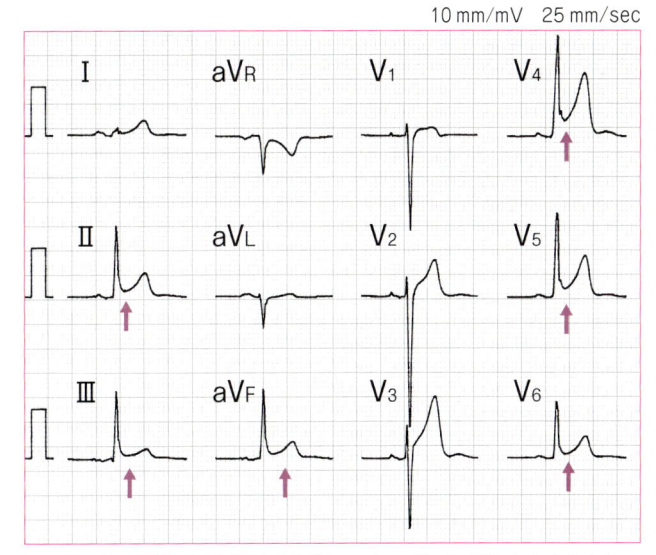

10 mm/mV　25 mm/sec

図 3-66　早期再分極症候群（24 歳, 男性, 器質的心疾患なし）
　Ⅱ, Ⅲ, aVF 誘導と V4～V6 誘導で ST 上昇と Terminal QRS slurring（矢印）を認める。T 波増高もみられる。

2) 臨床的意義

■ この心電図所見は古くから正常亜型（Normal variant）で良性の所見と考えられてきたが, 近年, **特発性心室細動の原因となる心電図異常の1つであることが報告され, 注目されている。**

■ 一般に下壁誘導で早期再分極を認めるタイプでは心室細動の発症**リスクが高く,** アスリートなどに多い側壁誘導のみに **J 波を認めるタイプではリスクが低く, 予後良好である**（表3-2）。

B. Brugada 症候群（既述）

C. 虚血性 J 波（図 3-67, 3-40）

　早期再分極症候群と同じような J 波を伴う ST 上昇は, 冠攣縮性狭心症や急性心筋梗塞のような心筋虚血発作に伴っても発生し, **虚血性 J 波**（Ischemic J wave）と呼ばれている。

　☞図 3-67 は 41 歳, 男性。冠攣縮性狭心症発作時のホルター心電図記録である。

　V1 および V5 類似誘導で, J 波の増高を伴う著明な ST 上昇（Coved type 様）が出現しており, このような強い貫壁性虚血を伴う例では心室細動などの致死性心室性不整脈を伴いやすくなる[29]。図 3-40 は別の冠攣縮性狭心症例の発作時ホルター心電図記録であるが, この例では本例同様の著しい J 波の増高と ST 上昇とともに, 致死性心室性不整脈の1つであるトルサード・ド・ポアン様の多形心室頻拍が出現している。

D. その他

　J 波の増高は上記以外に低体温, 電解質異常（高カルシウム血症）, 脳血管障害などでも認められている。

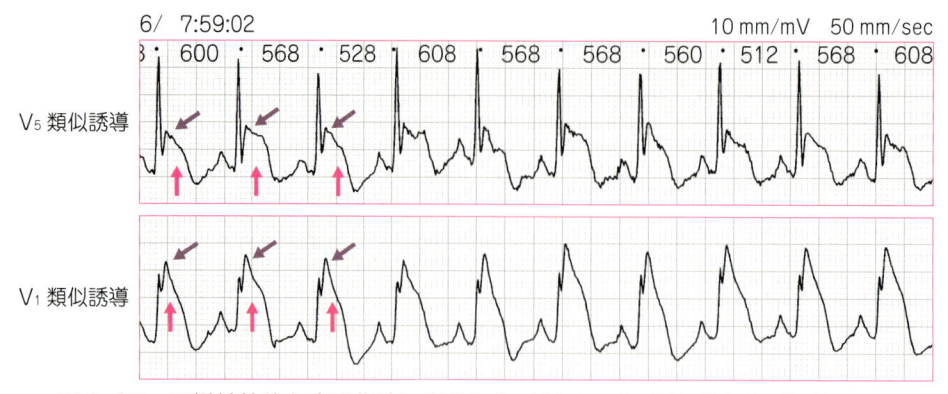

図 3-67　冠攣縮性狭心症発作時に出現した J 波（41 歳, 男性, 狭心症発作時）
本例では狭心症発作時, V5, V1 類似誘導にて, J 波の増高と著明な ST 上昇（Coved type 様）が出現し, 他の発作時間帯では PVC も発生している。 ⬇ は J 波, ⬇ は ST 上昇を示す。

3.　J 波症候群（J wave syndrome）[19]

　これまで述べたように, 早期再分極症候群（Early repolarization syndrome）と Brugada 症候群で発生する心室細動は, 共に心室筋の心外膜側と心内膜側の電位勾配により形成される **J 波の増高と関連している。**

　2010 年, Antzelevitch らは, J 波が致死性不整脈や心臓突然死の**共通の発生機序**になっているとして, J 波が原因となっている病態を表現する際, 従来の個々の診断名ではなく, J 波症候群という新しい名前を使うことを提唱している。さらに J 波症候群の内, 従来の早期再分極症候群を 3 つのサブタイプに分類し, Brugada 症候群や虚血性 J 波などと共にそのリスクを層別化して, 注意を促している（表 3-2）。

　この分類では, **タイプ 1** は主に I, aVL, V4〜V6 の**左側誘導**に J 波が出現するタイプで, 健康な男性のアスリートによくみられ, 予後の良いタイプである。**タイプ 2** は, II, III, aVF の**下方誘導または下側方誘導**で J 波を認めるタイプで, 若い男性に多く, **タイプ 1** より心室細動のリスクが高い早期再分極例である。最後の**タイプ 3** は予後の最も悪いタイプで, 下壁, 側壁, 右前胸部誘導の全般に渡って J 波がみられるタイプで, 発作時には**心室細動の嵐**（VF storm）をしばしば合併している。

表 3-2　J 波症候群のリスク分類（Brugada 症候群を除く早期再分極の 3 つのタイプ）

	タイプ 1	タイプ 2	タイプ 3
病変部位	左室前側壁	左室下壁	左室および右室
J 波誘導名	I, aVL, V4〜V6	II, III, aVF	Global
性　別	男性優位	男性優位	男性優位
徐脈の影響	ST と共に上昇	ST と共に上昇	ST と共に上昇
キニジン投与	J 波, VT/VF 抑制	J 波, VT/VF 抑制	データ不足
イソプロテレノール投与	J 波, VT/VF 抑制	J 波, VT/VF 抑制	データ不足
心室細動の発生	まれ	（+）	（++）

7 QT 間隔のみかた

QT 間隔（QT interval）は QRS 波の始まりから T 波の終わりまでの電気的全収縮時間であり，**活動電位の持続時間（APD）**を表している。活動電位の形成には**種々のイオンチャネルが関与**しているため，イオンチャネルに影響を及ぼす薬剤や電解質異常，虚血性変化などは，いずれも QT 間隔の異常を来す。

1. QT 間隔の測定（図 3-68）

1）測定法

- ■ 目視法と接線法があるが，通常，**接線法を優先**する。
- ■ **目視法**は実際に QT 間隔が延長している時は過小評価し，延長していない時は過大評価する傾向がある。
- ■ 1 mm（0.1 mV）を超える大きい U 波は，U 波も含めて計測する。

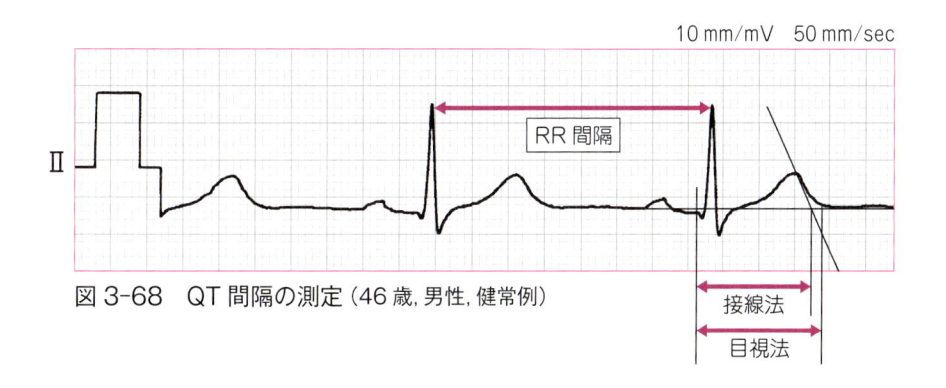

図 3-68　QT 間隔の測定（46 歳，男性，健常例）

2）測定部位

U 波が混入しにくく，T 波の終末部が明瞭な II 誘導や V5（V6）誘導を用いる。

3）心拍数による補正

- ■ QT 間隔は心拍数により変動するので，直前の R-R 間隔（秒）で補正する［（補正 QT 間隔：QTc（Corrected QT interval）］。
- ■ 通常，用いられる補正式は Bazzet か Fridericia かの補正式である。
  - ① **Bazzet の補正式（基準値：0.35〜0.44）**

    QTcB＝QT（秒）/$\sqrt{\text{R-R}}$ 間隔（秒）（補正範囲の心拍数 60〜100/分）
  - ② **Fridericia の補正式（基準値：0.35〜0.44）**

    QTcF＝QT（秒）/R-R 間隔$^{1/3}$（秒）（心拍数が変動するときには Bazzet より正確）

4）マニュアル測定法（Manual measurement）

通常，QT 間隔は心電計の自動計測値を参考にしているが，正確に測定する場合には，下記のいずれかの方法を用いて用手的に測定する。

- ■ **接線法**：T 波の下降脚の傾斜の最も急な所に接線を引いて，基線との交点を T 波の終了点とする方法で，通常，II（V5）誘導で計測した 3 心拍の平均値を用いる。

■**目視法**：T 波の終了点を T 波の下降脚が基線に復帰する時点として QRS 波の開始点より QT 間隔を計測するもので，胸部 3 誘導と肢誘導 3 誘導，合計 6 誘導の中央値を用いる。

2. 基準値と変動因子

1）基準値（男性）（女性はこれに +20 ms）

正常	< 430 ms
境界値	430〜450 ms
延長	> 450 ms

ms：ミリ秒

2）変動因子

　年齢，性別，心拍数などの生理的因子の他，自律神経機能や服用薬剤，電解質異常，心筋虚血など，心筋の再分極過程に影響を及ぼす因子は多数あり，QT 間隔の変動をもたらす。特に心拍数による変動は種々の生理的状況や病態で発生するため，心拍数で補正した補正 QT 時間（QTc）が，再分極過程の指標としてよく用いられる。

3）危険閾

　QT > 500 ms になるとトルサード・ド・ポアン発生率が大きくなり，危険である。

3. QT 延長症候群（Long QT Syndrome：LQTS）

　種々の原因による QT 間隔の延長から，トルサード・ド・ポアンや心室細動などの致死性心室性不整脈を誘発し，心臓突然死（Sudden cardiac death：SCD）を来す症候群である。**先天性**のものと**後天性**のものがあり，前者では，不整脈の原因となる**イオンチャネル**を構成する膜タンパク質の**遺伝子異常**が原因となり，後者では種々の薬剤服用時に発生するものが最も多く，低カリウム血症などの電解質異常や徐脈，虚血性心疾患を合併した高齢女性に好発しやすい傾向がある。

A. 先天性 QT 延長症候群（Congenital LQTS）
1）概　要

　イオンチャネルを構成する膜タンパクをコードする遺伝子の変異により発生する**遺伝性不整脈疾患**で，①原因不明の QT 延長，②失神発作（Syncope），③突然死（Sudden death）が本症の 3 大徴候である。

2）臨床病型

　LQTS には以下の 2 つの病型が存在するが，臨床的によくみるのは Romano-Ward 症候群である。
　□ **Romano-Ward（RW）症候群**：常染色体優性の遺伝形式を示し，**先天聾を伴わないタイプ**。
　□ **Jervell and Lange-Nielsen（JLN）症候群**：常染色体劣性の遺伝形式を示し**先天聾を伴うタイプ**で，まれなタイプ。

3）サブタイプ

　本症は遺伝子タイプにより，現在のところ 11 のサブタイプに分けられているが，LQTS1〜3 の 3 つのサブタイプだけで本症の 90％以上を占める。

表 3-3　LQTS の主なサブタイプの特徴

	LQTS 1	LQTS 2	LQTS 3
発生頻度	約 46%	約 42%	～10%
発症年齢	学童～思春期	同左	同左
性　別	女性が多い	女性が多い	ほぼ同数
発作の引き金	運動 (水泳)	情動刺激 (目ざまし)	睡眠・安静
突然死のリスク*	0.30% / 年	0.60% / 年	0.56% / 年
Typical ECG 出現率	88%	88%	65%
原因遺伝子	*KCNQ1*	*KCNH2 (HERG)*	*SCN5A*

＊突然死のリスク：40 歳前で心停止，突然死を起こした例の検討。
　　KCNQ1，*KCNH2*：K^+ チャネルのサブユニットをコードする遺伝子。
　　SCN5A：Na^+ チャネルの α サブユニットをコードする遺伝子。

4) 心電図所見 (図 3-69)

① QT 間隔の延長とともに，

② T 波の変形を伴うのが特徴。

❖ サブタイプ別の T 波の特徴[30]

- LQTS1：立ち上がりの早い幅広い T 波 ("Early onset" broad based T waves)
- LQTS2：低振幅の 2 峰性または結節を伴う T 波 (Low-amplitude bifid T waves, with notching)
- LQTS3：立ち上がりの遅い正常な形の T 波 (Late onset T waves with a normal configuration)

③ 心電図波形による遺伝子型 (Genotype) の予測 (感度 / 特異度)[31]

- LQTS1：61% /71%
- LQTS1：62% /87%
- LQTS1：33% /98%

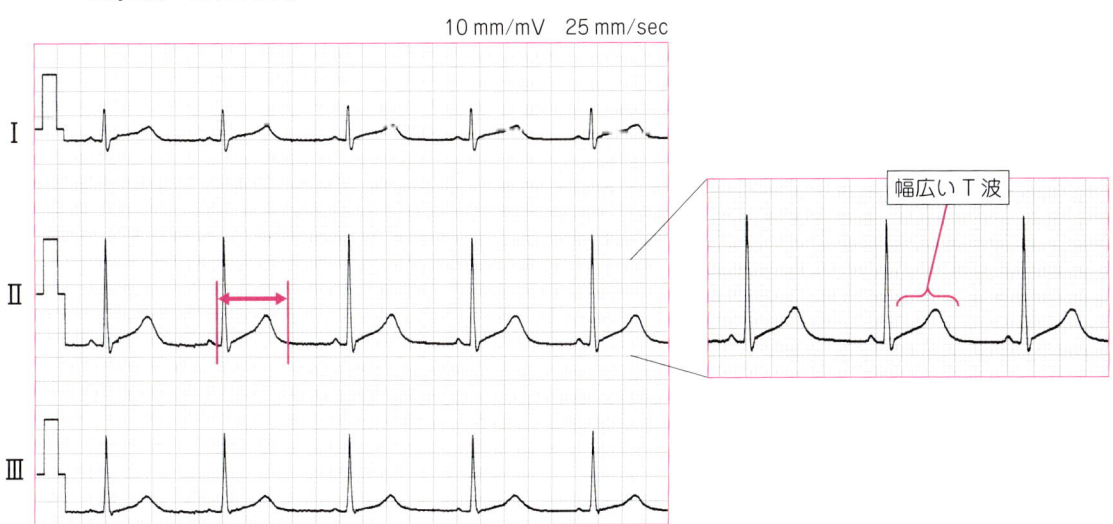

10 mm/mV　25 mm/sec

幅広い T 波

図 3-69　先天性 QT 延長症候群 (19 歳, 男性, LQTS1)
　　心拍数は 57/分，QT (QTc) 間隔は 564 (561) msec で，QRS 波直後より始まる幅広い T 波による QT 延長が
LQTS1 に特徴的な所見である。

表 3-4　LQTS の診断基準 (Schwartz ら[32])

基準項目			点数
心電図所見	QT 間隔の延長 (QTc)	QTc ≧ 480 msec	3
		QTc 460〜479 msec	2
		(QTc 450〜459 msec)	1
	Torsade de pointes		2
	T 波交互脈 (T-WAVE alternans)		1
	結節性 T 波 (Notched T wave), 3 誘導以上		1
	徐脈		0.5
臨床症状	失神	ストレスを伴う失神発作	2
		ストレスを伴わない失神発作	1
	先天性聾		0.5
家族歴	確実な LQT の家族歴		1
	30 歳未満での突然死の家族歴		0.5

＊合計 4 点以上で LQTS と診断 (3.5 でも良い[29])。2〜3 点で疑診, 1 点以下では LQTS の可能性は低いと判定する。

5) 診断基準

① 先天性 QT 延長症候群の診断には, 心電図所見, 臨床症状, 家族歴などを点数化した上記の Schwartz らの基準が最も広く用いられている[32]。

② QTc が常に 500 ms を超えている場合も LQTS と診断できる[33]

③ 確定診断には遺伝子検査が必要である。

B. 後天性 QT 延長症候群 (Aquired LQTS)

後天的に発生する QT 延長を主徴とする不整脈症候群で, 先天性に比べて患者数が多い。

1) 原　因

原因としては ①薬剤性のものが最も多く, 次いで②電解質異常 (低カリウム血症, 低マグネシウム血症など), ③徐脈 (完全房室ブロックなど), ④心筋虚血 (心筋梗塞など), などがあり, 高齢の女性に発生しやすい傾向がある。また, これらの諸因子はいくつか重なると QT 延長が起こりやすくなる。

2) 原因薬剤

頻度として多いものは,

① 抗不整脈薬であるキニジン, プロカインアミド, ジソピラミドなどの I 群薬やアミオダロン, ソタロールなどのⅢ群薬で, 次いで

② 向精神薬であるアミトリプチリン, ハロペリドール, クロルプロマジンなどがこれに続く。その他,

③ 抗菌薬であるエリスロマイシン, クラリスロマイシン, スパロフロキサシン,

④ 抗アレルギー薬のトリルダン, 抗潰瘍薬のシメチジン, 脂質異常症治療薬のプロブコールなど, 原因

薬剤の種類は現在 200 種類以上あり，多くの薬剤で QT 延長を来す恐れがある。

また，これらの薬剤は単独投与よりも 2 剤，3 剤重なった**複合投与**で QT 延長を来しやすい。

3）心電図所見と診断基準

通常，QT 間隔（QTc）が 500 ms 以上，または**薬剤投与・変更時に 60 ms の延長**があれば，QT 延長症候群と診断する。また，心電図では先天性 QT 延長症候群の場合と同様に，**QT 延長とともに T 波の変形を伴う**のが本症の心電図所見の特徴である。

☞図 3-70 は，発作性心房粗動の治療の目的で I 群抗不整脈薬（Aspenon 60 mg/day）を服用している洞不全症候群（Sick sinus syndrome：SSS）患者の心電図である。安静時の心拍数は 46/分で，QT 間隔は用手法による計測で 640 ms，QTc は 566 ms と著明な延長を示し，**薬剤誘発性 QT 延長症候群の診断基準を満たしている**。また，QT 延長だけでなく，著しい T 波の変形も伴っているのがよく分かる。

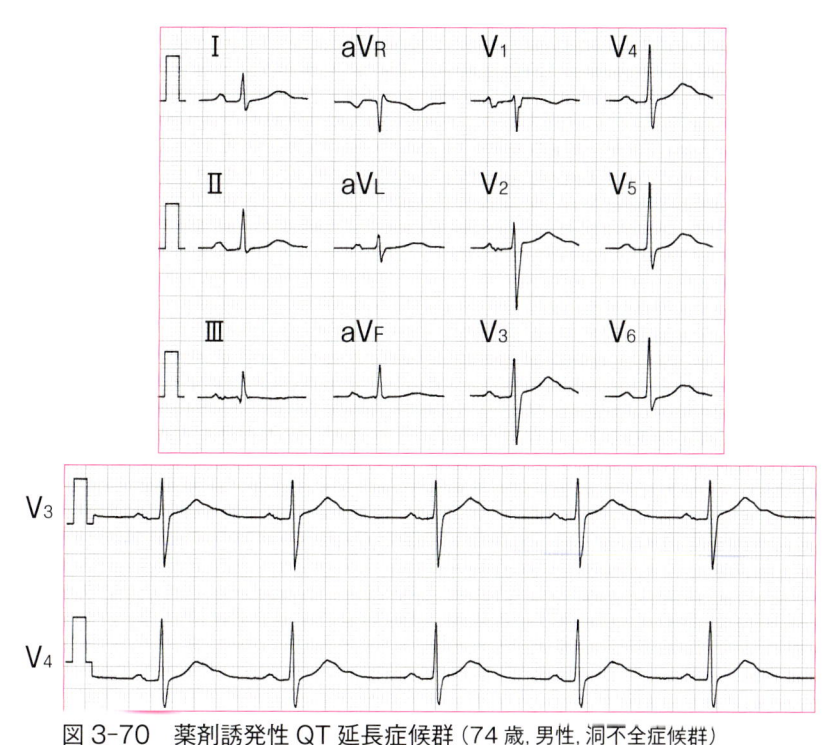

図 3-70　薬剤誘発性 QT 延長症候群（74 歳，男性，洞不全症候群）
著明な QT 延長と T 波の変形が本例の特徴的な心電図所見である。また，第 1 度房室ブロックや左房負荷の所見もみられる。（心拍数 46/分，電気軸 58 度，PR 間隔 240 ms，QRS 間隔 108 ms）

4）治療

原因疾患の治療が大切で，治療可能な例の予後は良好である。

4. QT 間隔の短縮

QT 間隔の短縮は，日常臨床では高カルシウム血症やジギタリス薬の服用，交感神経亢進時などにみられるが，遺伝子異常による非常にまれな **QT 短縮症候群**（Short QT syndrome：SQTS）も報告されている[34]。

その病態は，著明な QT 短縮と心室細動が原因と思われる突然死を特徴とする遺伝性不整脈で，QT 短縮

の基準は明確でないが，QT 間隔（QTc）が 280〜300（300〜320）ms より短いと想定されている。

文　献

1. Morris JJ, Estes EH, Whalen RE, et al.: P-wave analysis in valvular heart disease. Circulation 29: 242, 1964.
2. Willems JL, Demedina EO, Bernard R, et al.: World Health Organization/International Society and Federation of Cardiology Task Force. Criteria for intraventricular conduction disturbances and pre-excitation. J Am Coll Cardiol 1985; 5: 1261-75.
3. Thomas AJ, Apiyasawat S, Spodick DH: Electrocardiographic detection of emphysema. Am J Cardiol 2011; 107: 1090-1092.
4. Chou TC: Electrocardiography in Clinical Practice (2nd Edition). Chronic obstructive lung disease. Orland, Grune & Stratton, 1986, p300-307.
5. 森　博愛，村上　驍，川真田恭平：左室肥大の心電図診断基準．臨床と研究　1961：38：570-578.
6. 森　博愛：心電図の新しい考え方（3）．右室肥大診断基準．臨床と研究　1968；45：594-597.
7. Katz LN and Wachtel H: The diphasic QRS type of electrocardiogram in congenital heart disease. Am Heart J 1937; 13: 202-206.
8. Bussink BE, Holst AG, Jespersen L, et al.: Right bundle branch block prevalence, risk factors, and outcome in the population result from the Copenhagen City Heart Study. Eur Heart J 2013; 35: 138-146.
9. Surawicz B, Childers R, Barbara J, et al.: AHA/ACCF/HRS Recommendation and Interpretation of the electrocardiogram, part Ⅲ: Intraventricular Conduction Disturbance: a scientific statement from the American Heart Association Electrocardiography and Arrhythmia Committee, Council on Clinical Cardiology. J Am Coll Cardiol 2009; 53: 976-981.
10. Vardas P, Auricchio A, Blanc J, et al.: Guidelines for cardiac pacing and cardiac resynchronization therapy. The task force for cardiac pacing and cardiac resynchronization therapy of the european society of cardiology. Europace 2007; 9: 959-998.
11. Sgarbossa, EB, Pinski SL, Barbagelata A, et al.: Electrocardiographic diagnosis of evolving acute myocardial infarction in the presence of left bundle-branch block. N Engl J Med 1996; 334(8): 481-487.
12. Marti-Almor J, Cladellas M, Bazan V, et al.: Long-term mortality predictors in patients with chronic bifascicular block. Europace 2009; 11: 1201-1207.
13. Richman JL, Wolff L: Left bundle branch block masquerading as right bundle branch block. Am Heart J 1954; 47: 383.
14. Moon JCC, Perez de Arenaza D, Elkington AG, et al.: The pathologic basis of Q-wave and non-Q-wave myocardial infarction: a cardiovascular magnetic resonance study. J Am Coll Cardiol 2004; 44: 554-560.
15. Brugada P and Brugada J: Right bundle branch block, persistent ST segment elevation and sudden cardiac death: a distinct clinical and electrocardiographic syndrome. A multicenter report. J Am Coll Cardiol 1992; 20(6): 1391-6.
16. Chen Q, Kirsch GE, Zhang D., et al.: Genetic basis and molecular mechanism for idiopathic ventricular fibrillation. Nature 1998; 392(6673): 293-6.
17. Priori SG, Wilde AA, Horie M, et al.: HRS/EHRA/APHRS Expert Consensus Statement on the Diagnosis and Management of Patients with Inherited Primary Arrhythmia Syndromes. Heart Rhythm 2013; 10: 1932-1963.
18. Wilde AAM, Antzelevitch C, Borggrefe M, et al.: Proposed diagnostic criteria for the Brugada syndrome: Consensus report. Circulation 2002; 106: 2514-2519.
19. Antzelevitch C and Yan GX: J wave syndromes. Heart Rhythm 2010; 7: 540-558.
20. Babai Bigi MA, Aslani A, Shahrzad S: aVR sign as a risk factor for life threatening arrhythmic events in patients with Brugada syndrome. Heart Rhythm 2007; 4: 1009-1012.
21. Calo L, Giustetto C, Martino A, et al.: A new electrocardiographic marker of sudden death in Brugada syndrome. The S-wave in Lead Ⅰ. J Am Coll Cardiol 2016; 67: 1427-1240.
22. Shvilkin A, Ho KK, Rosen MR, Josephson ME. T-vector direction differentiates postpacing from ischemic T-wave inversion in precordial leads. Circulation 2005; 111: 969-974.
23. Chan TC, Vilke GM, Pollack M, Brady WJ: Electrocardiographic manifestations: pulmonary embolism. J Emerg Med. 2001; 21(3): 263-270.
24. Dote K, Sato H, Tateishi H, et al.: Myocardial stunning due to simulateneous multivessel coronary spasms: a review of 5 case. J Cardiol 1991; 21: 203-214.
25. Suster S, The electrocardiogram in subarachnoid hemorrhage. Br Heart J 1960; 22: 316-320.
26. de Zwaan C, Bar FW, Wellens HJ: Characteristic electrocardiographic pattern indicating a critical stenosis high in

left anterior descending artery in patients admitted because of impending myocardial infarction. Am Heart J 1982; 103: 730-736.

27. Wilson MG, Sharma S, Carre F, et al.: Significance of deep T-wave inversions in asymptomatic athletes with normal cardiovascular examinations: practical solutions for managing the diagnostic conundrum. Br J Sports Med 2012; 46(Suppl I): i51-i58.

28. Haissaguerre M, Derval N, Sacher F, et al.: Sudden cardiac arrest associated with early repolarization. N Engl J Med 2008; 358: 2016-2023.

29. Sato A, Tanabe Y, Chinushi M, et al.: Analysis of J wave during myocardial ischemia. Europace 2012; 14: 715-723.

30. Moss AJ, Zareba W, Benhorin J, et al.: ECG T-wave patterns in genetically distinct forms of the hereditary long-QT syndrome. Circulation 1995; 92: 2929-2934.

31. Zhang L, Timothy KW, Vincent GM *et al.*: Spectrum of ST-T wave patterns and repolarization parameters in congenital long-QT syndrome: ECG findings identify genotypes. Circulation 2000; 102: 2849-2855.

32. Schwartz PJ, Moss AJ, Vincent GM, et al.: Diagnostic criteria for the long QT syndrome. An update. Circulation. 1993; 88: 782-784.

33. Priori SG, Wilde AA, Horie M, et al.: HRS/EHRA/APHRS Expert Consensus Statement on the Diagnosis and Management of Patients with Inherited Primary Arrhythmia Syndromes. Heart Rhythm 2013; 10: 1932-63.

34. Gaita F, Giustetto C, Bianchi F, et al.: Short QT syndrome: a familial cause of sudden death. Circulation 2003; 108: 965-970.

4 不整脈のみかた

1 基本調律（Underlying rhythm）

　心電図やホルター心電図の判読の際に，最初に注目するのが基本調律である。基本調律は1日約10万拍にも及ぶ心拍の主体となるリズムで，多くの場合，洞調律（Sinus rhythm）であるが，検診などでは冠静脈洞調律などの房室接合部調律や，高齢者では心房細動（Atrial fibrillation）などが基本調律となっている場合もある。また，高度医療の普及に伴ってペースメーカー治療や再同期療法を受けている患者も増えており，人工的なペースメーカー調律も決して珍しい所見ではない時代となっている。

1. 洞調律（Sinus rhythm）

　洞（房）結節［Sino-atrial (SA) node］より発生する自然な心臓のリズムで，心拍数により，正常洞調律，洞（性）頻脈，洞（性）徐脈に分けられる。

A. 正常洞調律［Ordinary (or Normal) sinus rhythm：OSR or NSR］

　洞結節から発生する60〜100/分の心臓の正常なリズムで，これ以外の調律は医学的には全て不整脈（Arrhythmia）として取り扱う。

1）心電図所見（図4-1）

　① II誘導で，丸くて大きい陽性のP波（洞性P波：Sinus P wave）が，

　② 60〜100/分の頻度で規則的に出現する。

　③ PR間隔，QRS間隔は正常。

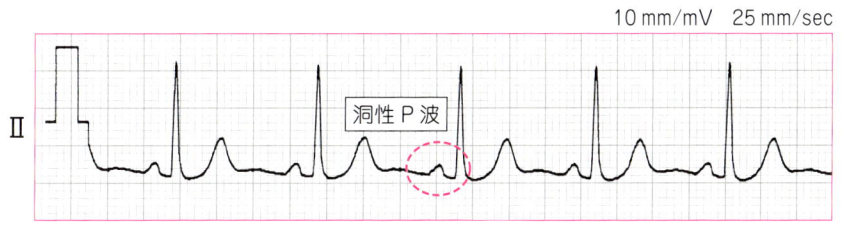

図4-1　正常洞調律（41歳，女性，健常例。心拍数77/分, PR間隔142 ms, QRS間隔78 ms）
　　　　（→正常P波の特徴については，第3章「正常P波の所見」参照）

2）臨床的意義

　健常例にみられる最も基本的な調律で，唯一の正常調律である。

B．洞（性）頻脈（Sinus tachycardia）
1）心電図所見（図4-2）

　① レートが100/分以上の洞調律。

　② 時に，Ta波（心房筋の再分極波）を認める（矢印）。

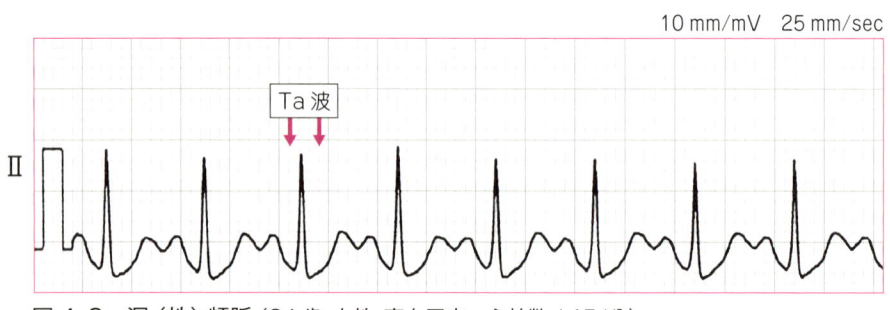

10 mm/mV　25 mm/sec

Ta波

Ⅱ

図4-2　洞（性）頻脈（34歳,女性,高血圧症。心拍数145/分）

2）臨床的意義

　■ 運動時，労作時，発熱時，精神的緊張時などの他，貧血，脱水症，甲状腺機能亢進症，肺塞栓症，心不全などの病態で出現する。

　■ 多くの洞頻脈は，基礎疾患の治療により消失する。

　■ Ta波がみられる時は，虚血性ST低下との鑑別が必要となる（後述）。

C．洞（性）徐脈（Sinus bradycardia）
1）心電図所見（図4-3）

　① レートが60/分未満の洞調律。

　② PR間隔は0.12秒以上。

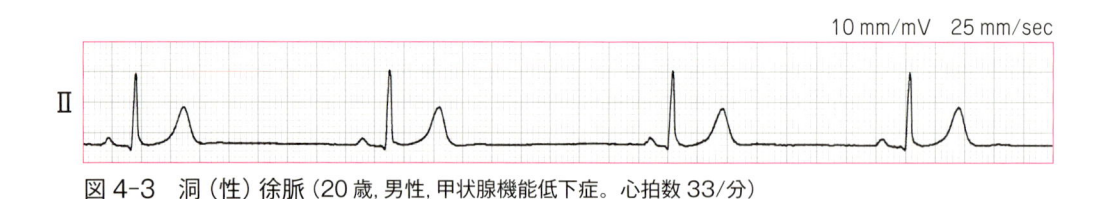

10 mm/mV　25 mm/sec

Ⅱ

図4-3　洞（性）徐脈（20歳,男性,甲状腺機能低下症。心拍数33/分）

2）臨床的意義

　■ 安静時，睡眠時，迷走神経緊張時などの他，アスリートや甲状腺機能低下症，洞不全症候群，急性心筋梗塞（下壁），β遮断薬などの心拍数抑制作用のある薬剤服用時にも出現する。

　■ 通常，特別な治療を必要としないが，洞不全症候群で高度洞徐脈により，息切れなどの心不全症状などがみられる "症候性徐脈" 例では，ペースメーカー治療が必要となる場合もある。

D. 洞（性）不整脈（Sinus arrhythmia）

1）心電図所見（図4-4）

心拍数とは関係なく，P-P間隔が**0.16秒以上変動**する洞調律。

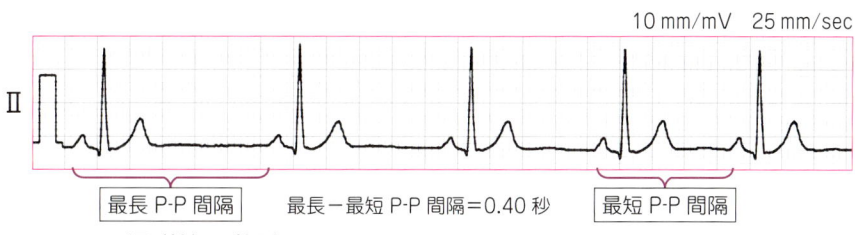

図4-4　洞（性）不整脈（20歳，男性，健常例。心拍数60/分）

2）臨床的意義

■ 呼吸の変動が心電図に反映されたもので，"**呼吸性不整脈（Respiratory arrhythmia）**" と呼ばれることもある。

■ 小児〜若年者に多く，その出現率は年齢とともに低下する。

■ 一般に病的意義はなく，治療の必要はない。

E. 移動性ペースメーカー（Wandering pacemaker）

1）概　要

これは洞結節の興奮形成異常により発生する不整脈で，ペースメーカーが本来存在する洞結節の頭部から尾部，または洞結節以外の心房内に移動するに従って，P波形が変化するようになる。

2）心電図所見（図4-5）

洞性P波の形が，P-P間隔が延長するとともに陽性（⬇）から平低〜陰性（⬇）に変化する。

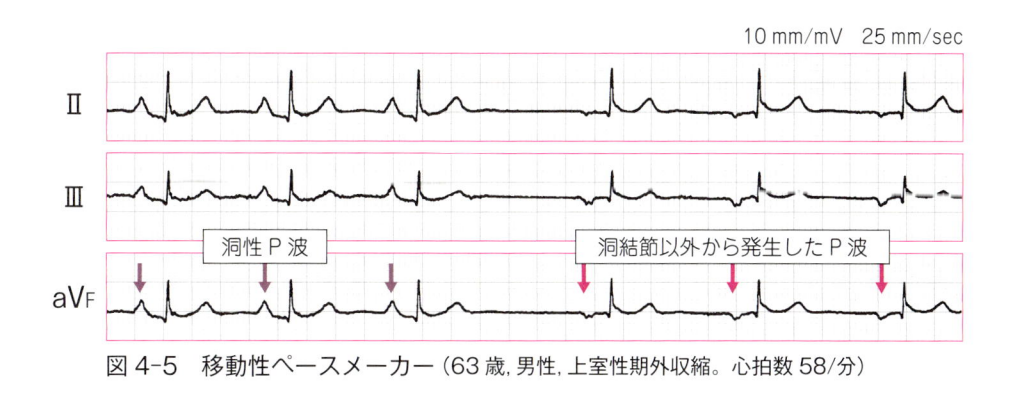

図4-5　移動性ペースメーカー（63歳，男性，上室性期外収縮。心拍数58/分）

3）臨床的意義

■ 若年者に多く，安静時や睡眠中などの**迷走神経緊張状態**で出現しやすい。

■ 少し動くと洞調律に復帰することが多く，治療の必要はない。

2. 洞調律以外の基本調律

洞調律以外の基本調律としては，**高齢者では心房細動が比較的高頻度にみられ，基本調律となっている場合に遭遇する（後述）。また，検診などでは冠静脈洞調律などの房室接合部調律が時々みられ，洞不全症候群では種々の補充調律（Escape rhythm）が基本調律になることもある。その他，ペースメーカー植込み例ではペースメーカー調律（Pacemaker rhythm）が基本調律となる。

A. 冠静脈洞調律（Coronary sinus rhythm）

冠静脈洞調律ではⅡ，Ⅲ，aVF誘導で**陰性P波を認める**が，**PR間隔は正常で，高度の徐脈も伴わない**（図4-6）。高血圧症や虚血性心疾患例に合併しやすいといわれるが，器質的な異常を認めない例も多く，**運動負荷試験にて容易に洞調律化する場合が多い。本不整脈は特別な治療を要しない。**

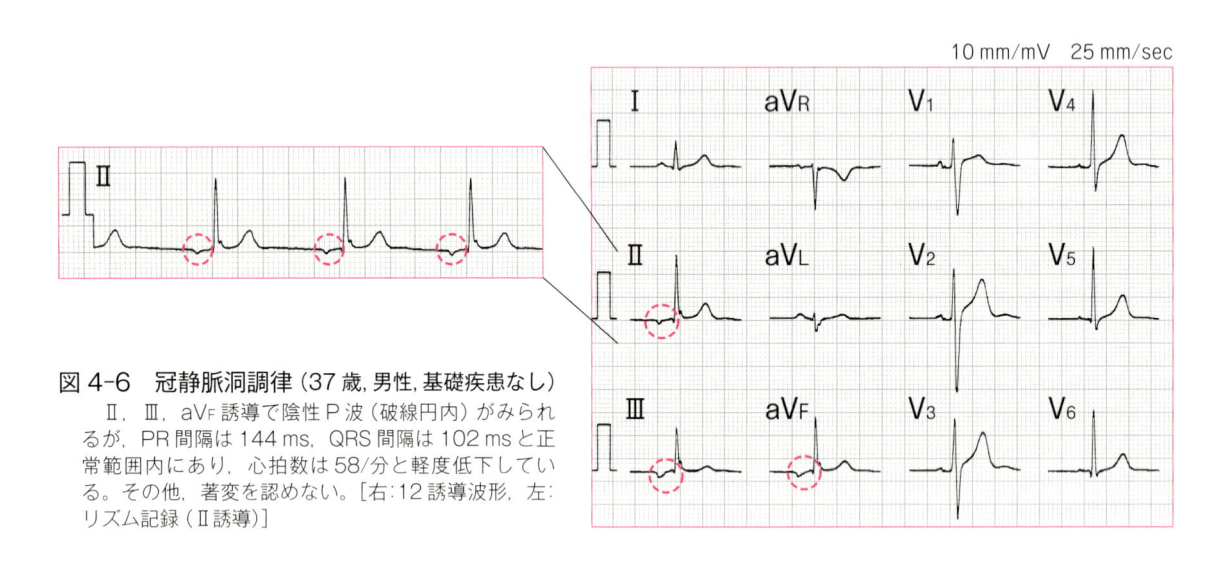

10 mm/mV 25 mm/sec

図4-6　冠静脈洞調律（37歳，男性，基礎疾患なし）
　Ⅱ，Ⅲ，aVF誘導で陰性P波（破線円内）がみられるが，PR間隔は144 ms，QRS間隔は102 msと正常範囲内にあり，心拍数は58/分と軽度低下している。その他，著変を認めない。[右:12誘導波形，左:リズム記録（Ⅱ誘導）]

2 期外収縮（Premature beats）

予期されたタイミングより**早く出現した異所性の興奮を期外収縮と呼ぶ。期外収縮は最も発生頻度が高い不整脈**であり，その発生部位により，上室（性）または心房（性）期外収縮と心室（性）期外収縮に分類される。

1. 心房（性）期外収縮（Premature atrial complex：PAC）

心房から発生する異常な早期興奮で，以下の心電図所見を示す。

1）心電図所見（図4-7）
a. 基本型（3大所見）
① **変形したP波の早期出現**
② **QRS波形は**原則として**基本調律と同じ**（脚ブロックや変行伝導を伴わない限り，基本調律と同じQRS幅の狭いNarrow QRS type）

③ 非代償性休止期（Non-compensatory pause）：期外収縮を挟む P-P 間隔が基本周期の 2 倍未満となる。

▶連発型は，2 連発を "Couplet"，3 連発を "Triplet" と呼ぶ。

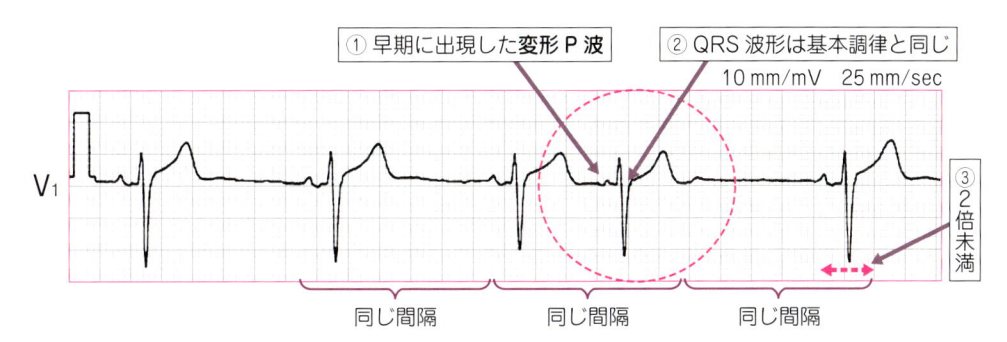

図 4-7　心房（性）期外収縮（62 歳，男性，高血圧症。心拍数 50/分）
第 4 拍目（破線円内）は，変形した P 波が先行する PAC を示す。P 波に続く QRS 波は基本調律のものと同一で，
PAC を挟む P-P 間隔は，基本周期の 2 倍未満となっている。

b.　特殊型（2 つの特殊なタイプ）

① 変行伝導を伴う心房（性）期外収縮（PAC with aberrant ventricular conduction）

　PAC が早期に発生したために心房の興奮が脚に到着した際，前の興奮の影響（不応期）が残っており，PAC が脚ブロックを伴いながら心室に伝わったものを変行伝導と呼び，本来，幅の狭い PAC の QRS 波が幅の広い脚ブロックパターンに変化する（図 4-8）。

　左右両脚の不応期は通常，右脚が長いために，変行伝導の QRS 波形は約 80% が右脚ブロック型で，残り約 20% が左脚ブロック型やヘミブロック型などになる[1]。

　☞図 4-8 は，正常心拍 2 拍と期外収縮 1 拍から構成される 3 段脈（Trigeminy）である。

　心拍数は 76/分で，PR 間隔，QRS 間隔には異常を認めない。期外収縮は 3 個出現しており，第 3 拍目が左脚ブロック型，第 6 拍目が右脚ブロック型，第 9 拍目が基本調律と同じ幅が狭い QRS 波形を示している。第 9 拍目の基本調律と同じ QRS 波の前方には T 波に重なった P 波があり，この心拍が PAC であることは容易に判断できるが，第 3，第 6 拍目の QRS 波は幅が広く PVC のようにみえる。これは変行伝導が発生したためであり，各 QRS 波の前方には T 波に重なる P 波が存在し（矢印），第 9 拍目と同じ PAC であることが分かる。

② ブロックを伴う心房（性）期外収縮（Blocked PAC or PAC with block）

　Blocked PAC は，PAC がさらに早いタイミングで発生したために，先行収縮の残した房室結節の不応期により心房興奮がブロックされて，QRS 波が発生しなくなったものである。心電計の自動診断では，2 度房室ブロックと間違われることがあり，注意する必要がある（図 4-9, 10）。

　2 度房室ブロックとの違いは P-P 間隔にあり，Blocked PAC では変形した P 波の早期出現がみられるが，2 度房室ブロックの P-P 間隔は常に一定である（図 4-9）。

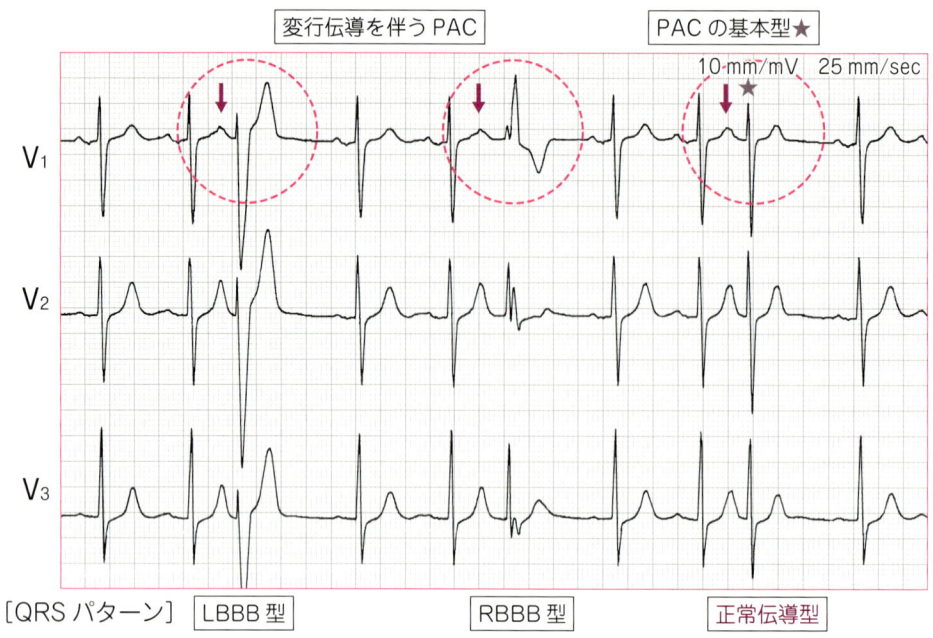

図 4-8　変行伝導を伴う心房（性）期外収縮（81 歳, 男性。心拍数 76/分）
破線円内は PAC。矢印は T 波に重なった P 波を示す。

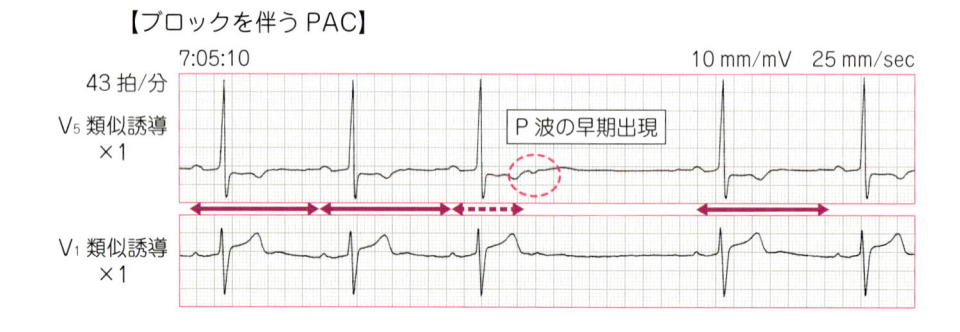

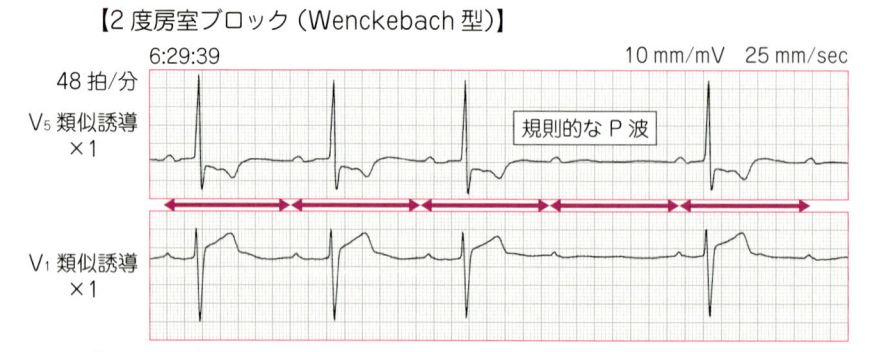

図 4-9　ブロックを伴う PAC（上段）と Wenckebach 型 2 度房室ブロック（下段）のホルター心電図記録（61 歳, 女性, 拡張相肥大型心筋症）
ブロックを伴う PAC と 2 度房室ブロックは混同されやすく, 同一人に両者がみられる場合にはその傾向がますます強くなる。そのような場合には, P-P 間隔を計測すると両者の違いが明らかとなる。房室ブロックの P-P 間隔は一定であるが, ブロックを伴う PAC では P-P 間隔の短縮がみられる。
破線円内は PAC の P 波, ←→ は基本周期, ←--→ は PAC の連結期を示す。

2) 臨床的意義

■ PAC 自体が治療の対象になることは少ないが，①変行伝導を伴う PAC が PVC（後述）と，②ブロックを伴う PAC が 2 度房室ブロック（後述）と間違われやすいので，注意する必要がある。

■ PAC が治療の対象となるのは，①動悸などの訴えが強いときや，②放置すると心房細動や心不全を誘発する恐れがある場合などである。

■ 近年，心房細動の引き金（Trigger）として注目されている左房起源の PAC[2] は，心電図記録では連結期の短い Blocked PAC として表れるため，そのような例では心房細動の発生にも注意する必要がある（「ちょっと一息頭の体操」の症例 4-1）。

Have a break　ちょっと一息・頭の体操　**心電計の自動解析が苦手とする心電図波形は？**

［症例 4-1］高度洞徐脈と鑑別が必要な心房性期外収縮の特殊型
（Bigeminal/blocked PACs mimicking sinus bradycardia）

図 4-10 は，徐脈の精査のために循環器科を訪れた 79 歳，女性の心電図である。

この例は，心電図の自動解析で心拍数 39/分の高度洞徐脈と判定され，洞機能低下を疑われて紹介されて来たが，よく見ると V_1 誘導では，QRS 波と T 波の頂点の間に小さい結節があり，P 波が重なっている。これは心房（性）期外収縮の P 波で，早期に出現したために心房の興奮が房室結節でブロックされて心室に伝わらなかったために洞徐脈のように見えただけで，洞調律と Blocked PAC が 2 段脈（Bigeminy）を形成すると，高度洞徐脈と間違われることがある。この Blocked PAC は夜間出現しやすく，洞調律と 2 段脈を形成した場合には心拍数が低下し，洞機能低下例と間違われやすいため注意する必要がある。また，本例のような連結期の短い "P on Ta" 型の PAC の中には心房細動の引き金となるものもあり，心房細動の発生にも注意が必要である。

本例も**発作性心房細動**（Paroxysmal atrial fibrillation：PAf）に伴った PAC 例であった。

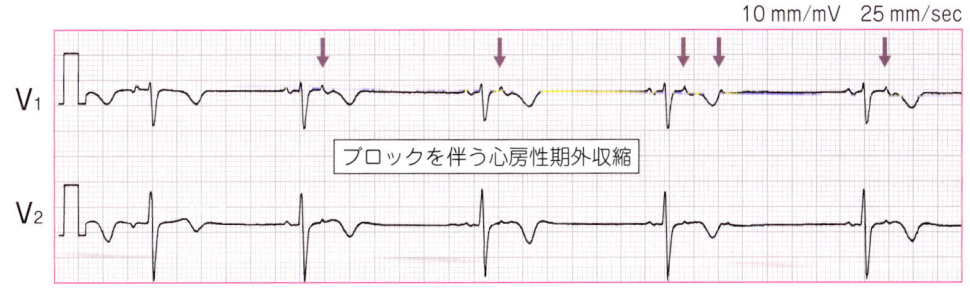

10 mm/mV　25 mm/sec

V_1

ブロックを伴う心房性期外収縮

V_2

図 4-10　高度洞徐脈と鑑別が必要な Blocked PAC の一例（79 歳, 女性, 心拍数 39/分）
矢印は T 波に重なった PAC の P 波を示す。

［症例 4-2］PAC と間違われやすい心室捕捉後の正常心拍

図 4-11 は，動悸の精査で来院した 79 歳，男性，高血圧症例のホルター心電図である。

第 1，第 2 拍目は正常洞調律で，第 3 拍目の幅広い QRS 波が動悸の原因となっている PVC（●）である。この記録では正常心拍を挟んで PAC（★）も発生しているようにみえるが，PAC は本当に発生しているのであろうか？

P 波の軌跡をたどっていくと，P-P 間隔（矢印間）に変動はなく，4 番目の P 波が早く出ている所見はなく，P 波の変形もない。実は，これは先行する PVC による逆行性の興奮が房室伝導を遅延させたもの

（**不顕伝導**：Concealed conduction）であり，3番目のP波（③）がPR延長を伴いながら心室に伝わっているために，等間隔で発生する次の4番目のP波（④）が早く発生しているように見えるだけで，PAC自体は発生していない。このような**心室捕捉後の正常心拍**を心電計の自動解析で捉えるのは難しく，PACと判定されることになる。

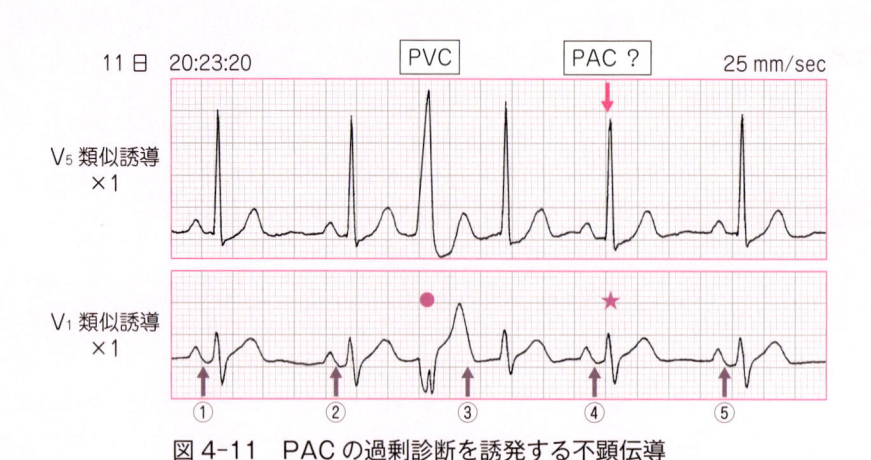

図4-11　PACの過剰診断を誘発する不顕伝導
矢印は等間隔に出現しているP波を示す。心拍数96/分。

2. 心室（性）期外収縮（Premature ventricular complex：PVC）

心室から発生する異常な早期興奮で，以下の心電図所見を示す。

1）心電図所見
a. 基本型（4つの特徴）（図4-12）
　① 幅広いQRS波の早期出現。
　② QRS波に先行するP波なし。
　③ T波は通常，QRS波と反対方向。
　④ 代償性休止期（Compensatory pause）：期外収縮を挟むP-P間隔が基本周期の2倍になる現象。

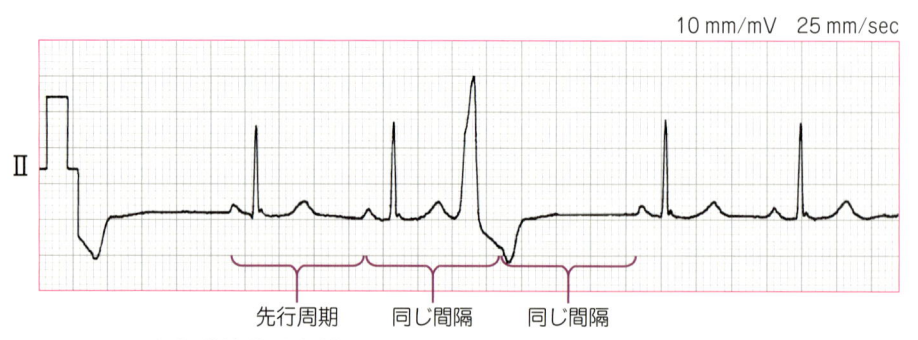

図4-12　心室（性）期外収縮（56歳, 女性, 高血圧症, 脂質異常症。心拍数75/分）
期外収縮を挟むP-P間隔が基本周期の2倍となっており，代償性休止期を認める。

b. 代償性休止期のみられない心室（性）期外収縮

① 間入性心室（性）期外収縮（Interpolated PVC）

　代償性休止期はPVCの特徴の1つであるが，代償性休止期のみられないPVCもある。その1つが間入性PVCである（図4-13）。これは，隣接する基本調律のP-P間にPVC（★）が1個そのまま入ってしまうもので，休止期はみられない。

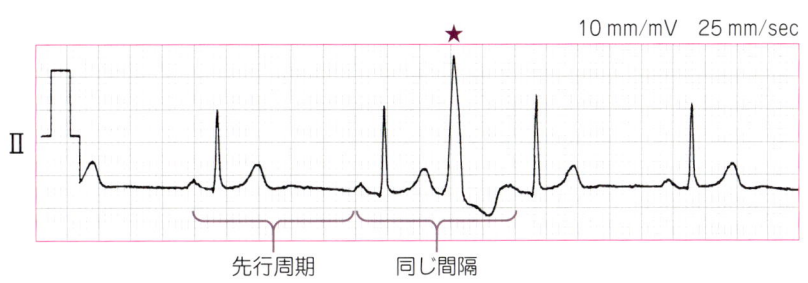

10 mm/mV　25 mm/sec

Ⅱ

先行周期　　　同じ間隔

図4-13　間入性心室（性）期外収縮（30歳，男性，基礎疾患なし。心拍数60/分）
第3拍目（★）にあるのが間入性心室性期外収縮で，休止期はない。

② 室房伝導（VA conduction）を伴うPVC

　代償性休止期のもう1つの例外が室房伝導を伴うPVCである（図4-14）。この場合には，PVCの興奮（★）が心室より房室結節，心房へと逆に伝導し（⬆），ついには洞結節の興奮をリセットするため，室房伝導による**逆伝導性P波**が洞性P波（●）より早く発生した分，休止期が短くなり，休止期が基本周期の2倍より短くなる。

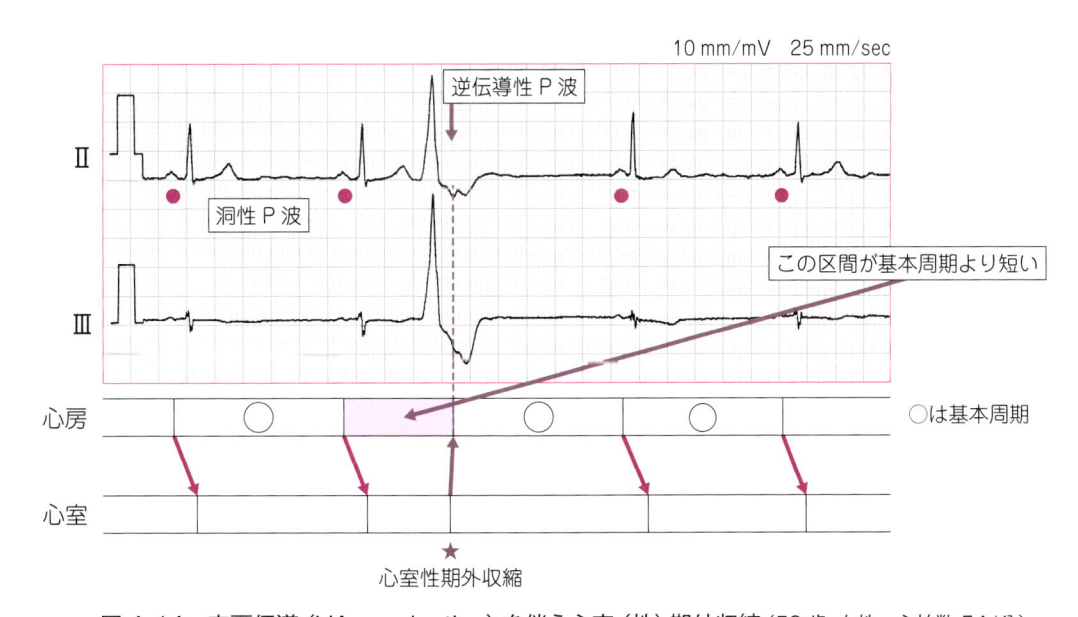

10 mm/mV　25 mm/sec

逆伝導性P波

Ⅱ

洞性P波

Ⅲ

この区間が基本周期より短い

心房　　　　○　　　　　　　○　　　　　○　　　　　　○は基本周期

心室

★
心室性期外収縮

図4-14　室房伝導（VA conduction）を伴う心室（性）期外収縮（50歳，女性。心拍数54/分）
⬇は心房から心室への順伝導，⬆は心室から心房への逆伝導を示す。
上段：リズム記録（Ⅱ，Ⅲ誘導），下段：分析図（Laddergram）。

室房伝導（VA conduction）

　室房伝導とは，PVC の興奮が心室から房室結節→心房へと正常とは逆に伝わる現象で，心電図では幅広い QRS 波形の後に逆伝導性 P 波が出現する。室房伝導に要する時間は房室伝導に要する時間とほぼ同等で，ブロックも発生する。

逆伝導性 P 波（Retrograde P wave）

　心房における正常の興奮伝播方向とは逆に，房室結節から洞結節に向かう興奮により形成される P 波で，Ⅱ，Ⅲ，aVF の下方誘導で陰性 P 波となる。

2）分　類

a. タイプ分類

① 単源性心室（性）期外収縮（Unifocal or monofocal PVC）

　単一の発生源より出現した PVC で，同一誘導では同じ形となる。健常者や器質的心疾患のない者に多い。正常心拍 1 個に対して期外収縮が 1 個出現しているものを **2 段脈**（Bigeminy），正常心拍 2 個に対して期外収縮が 1 個出現しているものを **3 段脈**（Trigeminy）と呼ぶ。

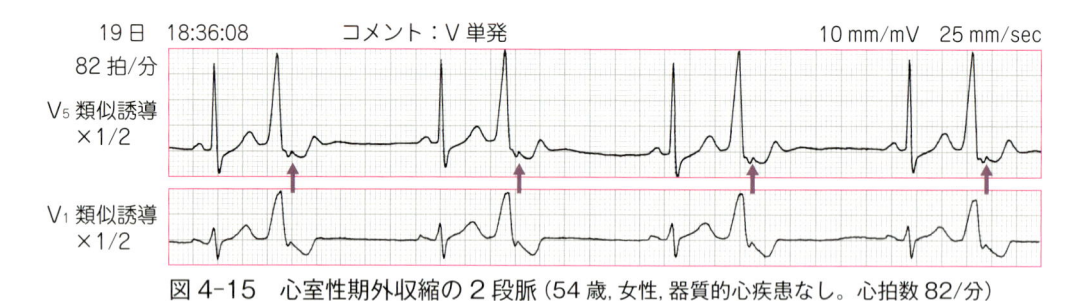

図 4-15　心室性期外収縮の 2 段脈（54 歳, 女性, 器質的心疾患なし。心拍数 82/分）
本例は PVC の 2 段脈であるが，PVC の後ろに小さい結節（矢印）があり，室房伝導による逆伝導性 P 波が出現している。

② 多源性心室（性）期外収縮（Multifocal PVC）

　PVC の発生源が複数存在するもので，同一誘導で異なった波形の PVC が現れる。発生源が 2 つの場合には二源性心室性期外収縮（Bifocal PVC）として区別する場合もある。このタイプの PVC は，陳旧性心筋梗塞や心筋症など，明らかな器質的心疾患を有する例に多い（図 4-16）。

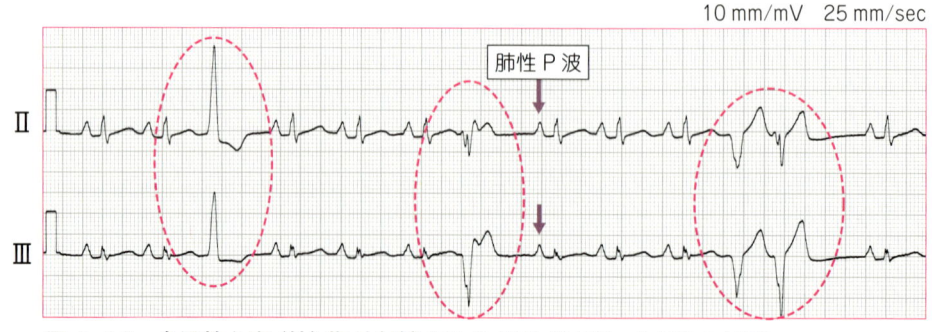

図 4-16　多源性心室（性）期外収縮（81 歳, 男性, 肺気腫。心拍数 84/分）
第 3 拍目，第 7 拍目，第 11-12 拍目（破線円内）が PVC で，同一誘導でそれぞれ異なった QRS 波形を示している。Ⅱ，Ⅲ誘導の高く尖鋭な P 波は肺性 P 波である。

③ 連発型心室（性）期外収縮（Repetitive PVC）

PVC が 2 個以上連発したもので，2 連発のものを Couplet または Paired PVC，3 連発以上の短い連発を Salvo または Short run と呼ぶ。このタイプの PVC も器質的心疾患を合併する例に多い（図 4-17）。

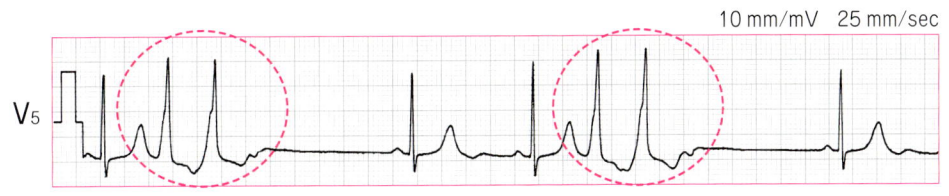

図 4-17　連発型心室（性）期外収縮（38 歳，女性，器質的心疾患なし。心拍数 66/分）
12 誘導波形で右室流出路起源の 2 連発の PVC が 2 回出現している。

④ R on T 型心室性期外収縮（R on T type PVC）

先行心拍の受攻期にあたる T 波の頂上あたりで発生する連結期の非常に短い PVC で，急性心筋梗塞のような重篤な心疾患に伴って出現することが多い（図 4-18）。

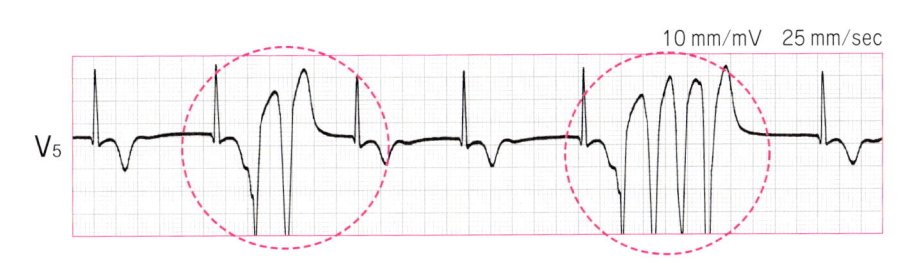

図 4-18　R on T 型心室（性）期外収縮（81 歳，女性，急性心筋梗塞）
基本調律は，心拍数 63/分の房室接合部（性）補充調律で，第 2，第 5 拍目の自己調律の T 波の頂上より R on T 型の PVC が連発している（この例はその後，心室細動に移行した）。

> **MEMO**
> ### 受攻期（Vulnerable period）
> 　心筋の再分極過程の興奮はスムースに回復するのではなく，相対不応期には逆に興奮性が高まる時相がある。これを**受攻期**と呼び，心電図では T 波の頂上付近にあたるために，T 波の頂上に乗る "**R on T 型**" の **PVC は致死的な心室細動の引き金になる危険性がある。**英語 Vulnerable は日本語に訳しにくいが，"**攻撃されやすい**" という意味である。

b. Lown（ラウン）の重症度分類

Lown は，CCU でみられる PVC を重症度別に分けて Lown 分類としての活用を提唱している（表 4-1）。

表 4-1　PVC の重症度分類 (Lown[3])

grade 0	期外収縮 (−)
grade 1	散発性，単形性
grade 2	多発性
grade 3	多形性 (多源性)
grade 4	連発性
4a	2 連発 (Couplet)
4b	3 連発以上 (Salvo)
grade 5	R on T 型

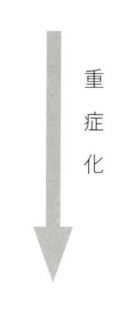
重症化

(散発性：PVC 数 < 30 beats/hour，多発性：PVC 数 ≧ 30 beats/hour)

MEMO

複雑な心室 (性) 期外収縮 (Complex PVC)

単源性の単なる期外収縮 (Simple PVC) に比べ，**多源性**や**連発性**，**R on T 型**の PVC は器質的心疾患を合併する例が多く，Complex PVC と総称して，PVC 多発例とともに急性心筋梗塞でみられた場合には，心室頻拍や心室細動を誘発する "Warning arrhythmia" として注意を促している。Complex PVC には，上記 PVC の他，**2 段脈**や**非持続性心室頻拍** (NSVT) などを含める場合もある。

---

3) PVC の発生源とその予後

a. 心電図による PVC 発生源の推定

PVC の QRS パターンより，その発生源を推定することは，PVC のアブレーション治療や患者の予後を推定する上で重要な手段となる。通常，

① 左室が発生源の場合は，右室の興奮が遅れるため**右脚ブロック型**，

② 右室が発生源の場合は，左室の興奮が遅れるため**左脚ブロック型**の PVC となる。また，

③ Ⅱ，Ⅲ，aVF 誘導の下方誘導で陽性の QRS 波は**流出路** (Outflow tract) が，

④ 陰性の QRS 波は**心尖部** (Apex) が発生源となる。

器質的心疾患を伴わない特発性の PVC では，PVC 波形が "左脚ブロック型＋下方軸" パターンを呈することが多いが，その場合，

⑤ 移行帯が V3 誘導以降にあれば，多くの例が**右室流出路** (Right ventricular outflow tract：RVOT) に起源を有する PVC となるが，

⑥ V2 誘導以前に移行帯があるのは**左室流出路** (Left ventricular outflow tract：LVOT) 起源の可能性が高くなる。さらに，

⑦ 陽性の Concordant 波形は，**左室後壁** (Posterobasal LV) から，

⑧ 陰性の Concordant 波形は，**左室前壁** (Anteroapical LV) から発生している PVC と推測する。

MEMO

Concordant pattern

Concordant とは一致した，調和したという意味で，心電図で使われる場合には，V1〜V6 の全ての前胸部誘導で陽性 (Positive concordancy) または陰性 (Negative concordancy) の方向の揃った幅広い QRS 波形を示し，心室起源の不整脈 (PVC や VT など) に特徴的な心電図所見の 1 つとなる (図 4-66)。

---

b. 右室流出路起源の PVC とその予後

☞図 4-19 の PVC は，日常臨床でよく遭遇する "**左脚ブロック** (◌) ＋**下方軸** (◌)" タイプの PVC で，その発生源は，胸部誘導における左脚ブロック型波形と共にその移行帯が V_3〜V_4 誘導間にあることから**右室**が，Ⅱ，Ⅲ，aV_F の下方誘導が陽性 R 波であることから**流出路**が考えられる。この**右室流出路起源の**PVC は，器質的心疾患のない例によくみられ，**通常，予後良好な不整脈**と考えられてきたが，まれに心室頻拍や心室細動を誘発するものがあり，注意する必要がある。

☞図 4-20 は，図 4-19 と同じタイプの PVC が多発している別の例のホルター心電図記録である。

この例の普段の 12 誘導心電図は，右室流出路起源の PVC の 2 段脈が多発していたが，ホルター心電図では，起床時に 2 拍目の連結期が短い R on T 型の paired PVC（●）や 4〜5 連発のレートの速い**非持続性多形性心室頻拍**（Non-sustained polymorphic VT，VT rate 252/分）（破線円内）などの**悪性タイプの心室性不整脈**が出現し，めまいの訴えもみられた。このような例は，一般的に予後が良好と考えられている右室流出路起源の PVC のなかにもまれに報告されており[4]，突然死防止のため，積極的な電気生理学的検査やアブレーション治療などが必要と考えられている。

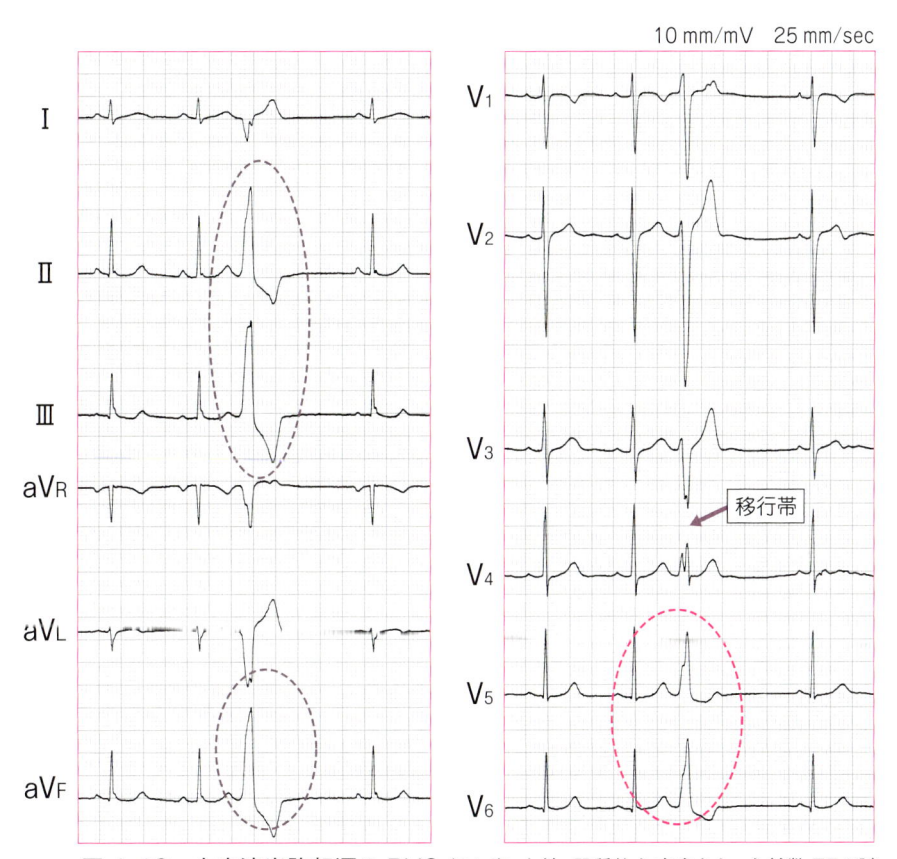

10 mm/mV 25 mm/sec

移行帯

図 4-19 右室流出路起源の PVC（21 歳, 女性, 器質的心疾患なし。心拍数 75/分）
本例のような右室流出路起源の PVC は，通常，器質的心疾患の合併もなく，予後は概ね良好である。

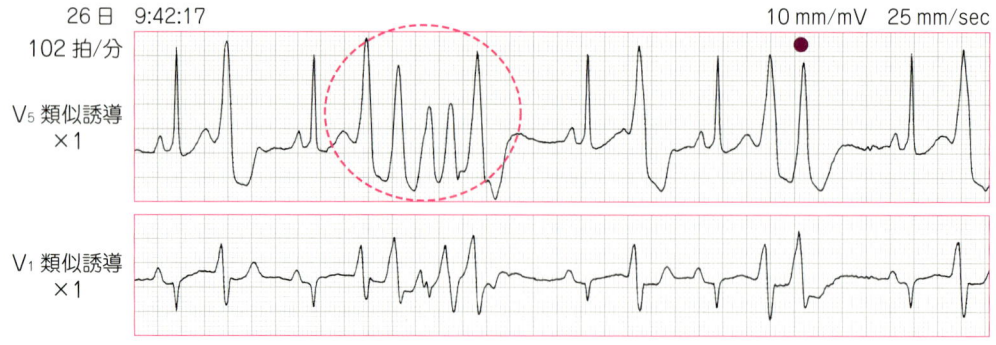

図4-20　右室流出路起源のPVC例に出現した非持続性の多形性心室頻拍
（42歳, 女性, 器質的心疾患なし。心拍数102/分）
本例の12誘導心電図では, RVOT起源の単発のPVCがみられるのみであったが, ホルター心電図記録では, この記録のようなレートの速い（252/分）, 悪性のNSVTが出現していた。

4）鑑別診断

① 変行伝導を伴う心房性期外収縮（PAC with aberration）

　PVCとPACは, ① QRS波に先行するP波の有無, ② QRS間隔, ③ QRS波形のパターン, ④代償性休止期の有無などによって鑑別を行うが, PACが**変行伝導を伴って**QRS間隔が広くなった場合には両者の**鑑別が難しくなる**。

　☞図4-21は, 変行伝導とPVCがともにみられる心電図である。

　記録の最初の2拍は正常心拍で, **第3拍目にV₁でrSR'型の幅広いQRS波がみられPVC様にみえる**が, QRS波に先行する**P波**（破線円）があり, 休止期も**非代償性**であることより, 右脚ブロック型の変行伝導を伴うPACと診断される。一方, 次のQRS幅の広い期外収縮は先行するP波もなく, 典型的な間入性のPVC（★）である。

　このように**変行伝導**では, 常にP波がQRS波の前方にあり, 非代償性休止期を伴う所見がみられる（図4-21）。またQRS波形は, 右脚ブロック型の変行伝導の場合, V₁誘導がrSR'型（r＜R'）の**典型的な右脚ブロックパターン**（Taller right rabbit ear）を示す（図4-21）のに対し, PVCの場合には, QRS波前方にP波はなく, V₁誘導のQRS波形は典型的な右脚ブロックパターンを示さず, 休止期は完全代償性か間入性となる（図4-22）。

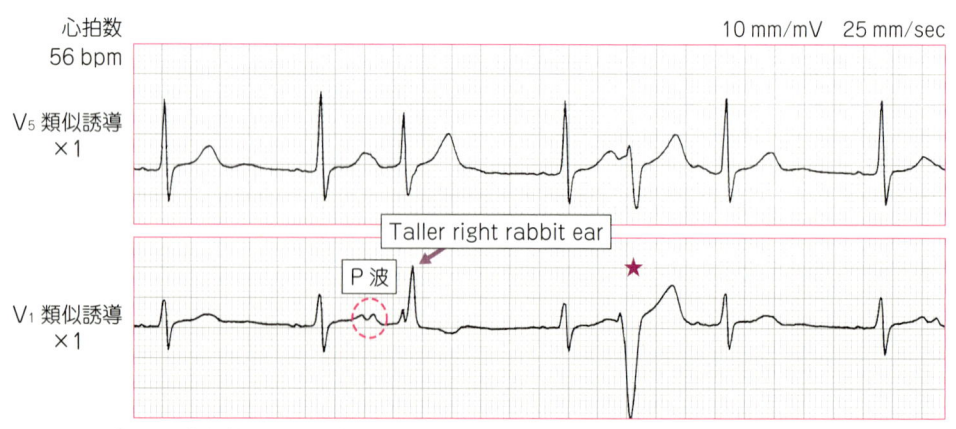

図4-21　変行伝導を伴うPAC（左）と間入性PVC（★）（82歳, 女性, 高血圧症。心拍数56/分）

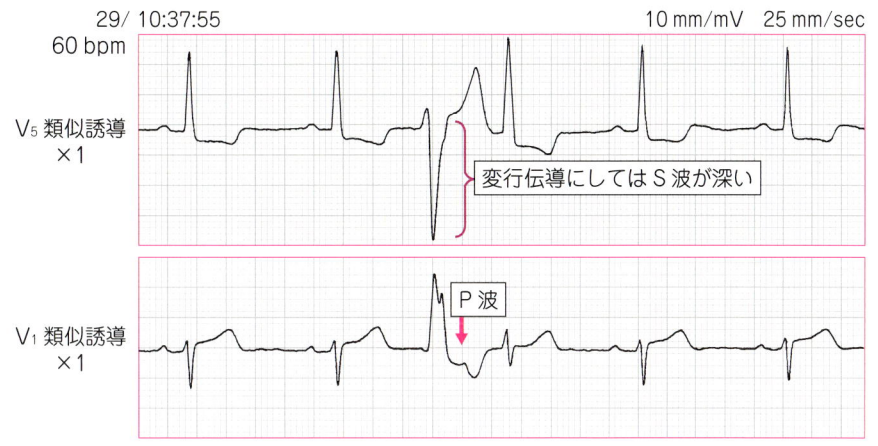

図 4-22　間入性 PVC（68 歳, 男性, 高血圧症。心拍数 60/分）
本例は, 右脚ブロック型の QRS 波を示す PVC である。P 波は QRS 波の後方にあり（矢印）, QRS 波形は
V₁ 誘導が RR' 型で, V₅ 誘導の S 波が異常に深いなど, 右脚ブロックとしては非典型的なパターンを呈している。

② PVC と変行伝導を伴う心房細動の鑑別

　前述したような PVC と変行伝導を伴う PAC の鑑別は, 基本調律が心房細動になると P 波がなくなるためますます難しくなり, 両者の鑑別を QRS 波形の変化に依存するようになる。

　☞図 4-23 は心房細動中に発生した幅広い QRS 波形（破線円内）である。心房細動なので P 波はみられないが, QRS 波形は図 4-22 でみた PVC に特徴的な QRS 波形のパターンを示しており, この幅広い QRS 波形が PVC であると推測される。

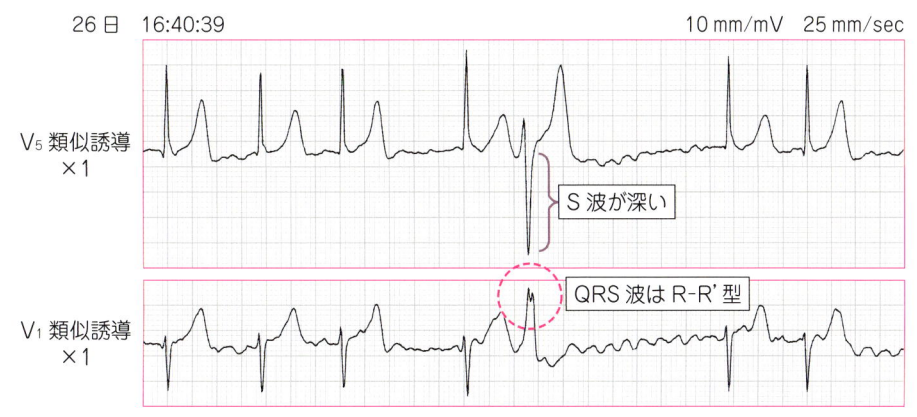

図 4-23　心房細動中の Wide QRS 波形（83 歳, 男性, 高血圧症。心拍数 68/分）
V₁ 誘導の QRS 波は単相性で, V₅ 誘導の S 波が深く, 右脚ブロックの心電図所見としては非典型的である。また**休止期も長く**, この Wide QRS 波が PVC である可能性を強く示唆している。

表4-2は，従来より用いられている種々の心電図所見を組み合わせたPVCと心房細動時の変行伝導の鑑別法である。

表4-2　心室性期外収縮と心房細動時の変行伝導の鑑別点

	PVC	変行伝導
連結期	一定	不定（最短の連結期）
Ashman 現象*	なし	あり
休止期	長くなることが多い（房室結節への不顕伝導のため）	不定
QRS 幅	＞0.14 秒	≦0.14 秒
QRS 波形のパターン	不定（右脚ブロックの場合，RR' 型）	右脚ブロック型が多い（rSR' 型：r＜R'）
＊QRS 初期ベクトル	基本調律と異なる	基本調律の QRS 波に類似

＊Ashman 現象[5]：心房細動例において，長い R-R 間隔のあとに短い R-R 間隔が出現する時に変行伝導
　が発生しやすくなる現象（図4-24）。
＊右脚ブロックの rSR' パターンは，ウサギの右耳に例えて，"Taller right rabbit ear" と形容される。

変行伝導では，典型的な脚ブロックパターンを呈することが多く，右脚ブロックの場合，V_1誘導では，rSR' 型（r＜R'）の3相性 QRS 波，V_6誘導では Rs 型（R＞s）の QRS 波形がみられる。一方，PVC の QRS 波形は典型的な右脚ブロックパターンを示さず，V_1誘導では，R 型の単相性 QRS 波や qR 型，Rs 型の2相性 QRS 波がみられ，V_6誘導では rS 型（r＜S）の QRS 波がみられる。さらに，V_1〜V_6誘導の Concordant pattern は PVC に特徴的な所見である。

☞図4-24 の心電図は心房細動中にみられた右脚ブロック型の QRS 波形（破線円内）である。QRS 波の連結期（↔）はこの記録では最も短く，先行 R-R 間隔（↔）は逆に長くなっている。これは Ashman 現象と呼ばれ，変行伝導を伴う上室性調律の特徴である。また，本例では QRS 波が3相性で rSR'（r＜R'）パターンを示し，長い休止期もなく，これらの所見も上室性調律の特徴である。

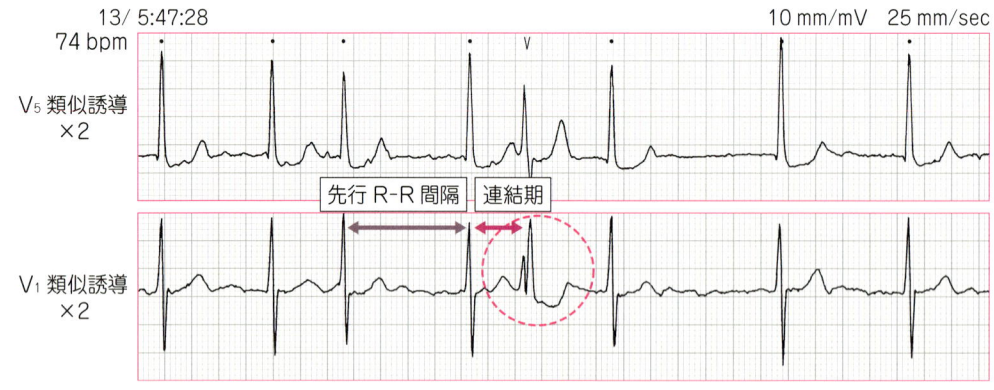

図4-24　Ashman 現象（84 歳，女性，心房細動。心拍数 74/分）
　心房細動時には，先行 R-R 間隔延長時に発生する連結期の短い QRS 波が変行伝導を伴いやすく，Ashman 現象
と呼ばれている。

③ 間欠性 WPW 症候群 (Intermittent WPW syndrome)

　間欠性 WPW（症候群）では，デルタ波を伴う幅の広い QRS 波形が間欠的に出現するため，PVC と間違われることがある。

　☞図 4-25 は，間欠性 WPW 症候群の心電図である。

　第 1，第 2，第 5 拍目は正常房室伝導波形であるが（●），第 3，第 4 拍目の QRS 波は幅が広く，連結期の長い R on P 型の PVC の様にもみえるため，QRS 起始部のデルタ波（矢印）がはっきりと識別できない場合には PVC と誤認されてしまう恐れがある。

　反対に連結期の長い PVC が融合収縮（Fusion beat）を形成し，WPW 様の心電図波形を呈することもある。図 4-26 がその一例である。●が本来の PVC であるが，連結期が長くなると心房から房室伝導系を伝わってきた興奮と PVC による興奮が融合して，中間的な QRS 波形（★）となる。これが融合収縮で，WPW 型心電図と類似の QRS 波形となる。両者の鑑別は心電図波形上は困難で，心電図を長く記録して，融合収縮のもとになる PVC を探すことが最も簡単な鑑別法となる。

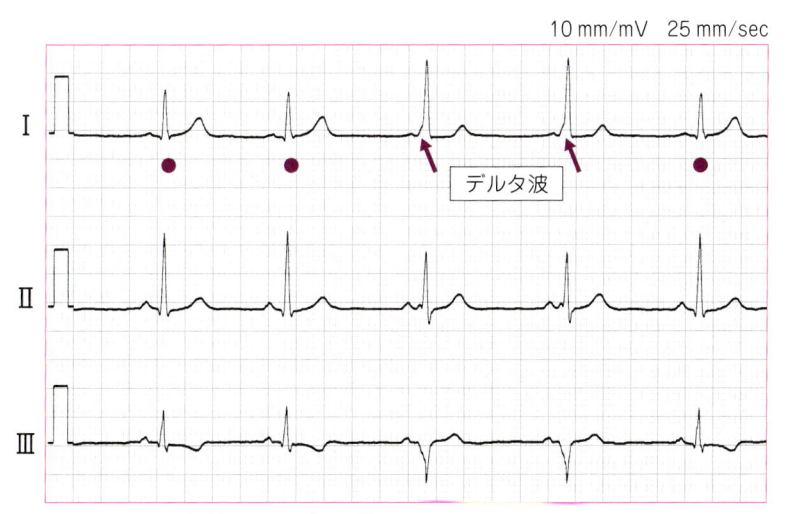

図 4-25　間欠性 WPW 症候群（20 歳，男性，器質的心疾患なし。心拍数 62/分）
●印は正常心拍，矢印はデルタ波を示す。

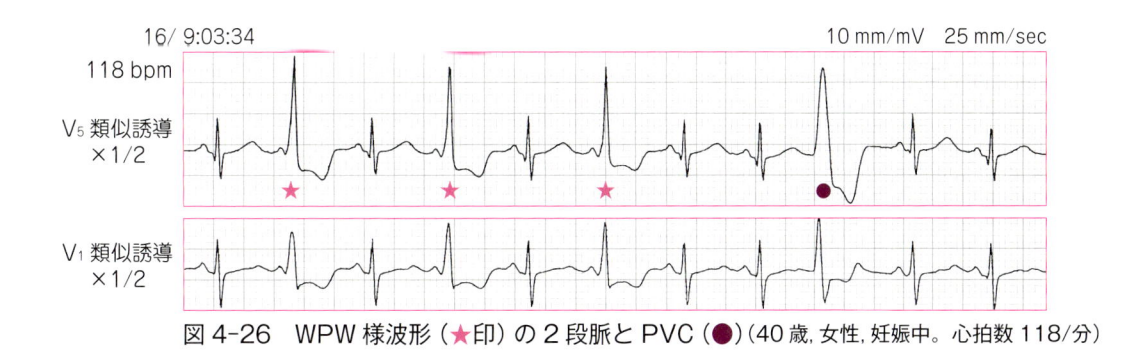

図 4-26　WPW 様波形（★印）の 2 段脈と PVC（●）（40 歳，女性，妊娠中。心拍数 118/分）

④ 副調律 (Pararhythmia)

　洞結節以外に独自のリズムを発生する自動能中枢（副調律中枢：Pararhythmic center）があり，心室（または心房）の調律が 2 重支配を受けている状態で，心電図では，PVC 様の幅広い QRS 波が一定の基本周期

で出現する。副調律の出現には，洞結節以外で自動能を有する異所性の中枢が必要で，多くの場合，心室に副調律中枢が存在する。その上で副調律が発生するためには，外部からの電気的興奮から自動能を保護するための**保護ブロック**（Protect block）と，副調律中枢で発生した電気的興奮が全て中枢より出て行かないための**進出ブロック**（Exit block）の存在が不可欠である。

☞図4-27 に，その一例を示す。一見すると，Ⅱ～Ⅲ誘導の幅広い QRS 波は，PVC の2段脈のようにみえるが，通常の PVC と異なり**先行心拍との連結期が不定**で，洞調律とは異なる**一定のリズムで出現**しており，副調律と考えられる。副調律は特に早急に治療が必要な不整脈ではないが，心室頻拍などの引き金になることもあり，PVC と間違わないようにすることが大切である。

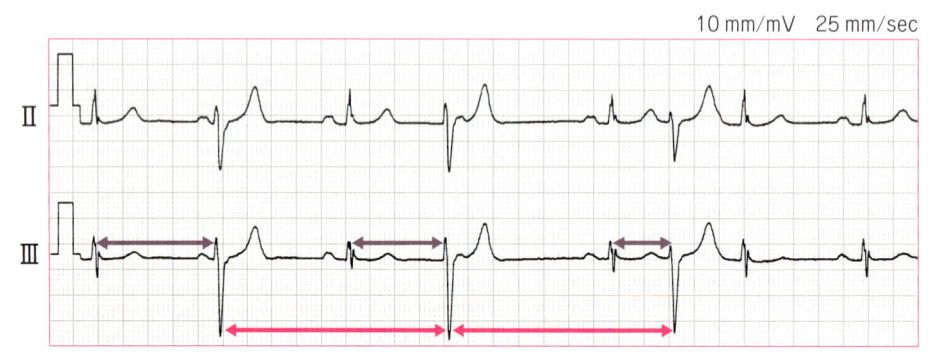

図 4-27　副調律（78 歳, 男性）
基本調律は正常洞調律（心拍数 62/分）で，連結期（←→）の異なる幅広い QRS 波が独自のリズム（←→）で出現している。一見 PVC 様であるが，よく見ると PVC 様波形同士の間隔が一定に保たれており，副調律と分かる。

5）臨床的意義

■ 心室（性）期外収縮は日常臨床で遭遇する最もありふれた不整脈で，**基礎疾患を伴わない無症候例は通常，治療の対象にならない場合が多い。**

■ 一方，急性心筋梗塞や心筋症，心不全などの器質性心疾患を伴う例では，それ自体，心室頻拍や心室細動の引き金になる可能性のある**警戒する不整脈**（Warning arrhythmia）となる。

■ 陳旧性心筋梗塞例や心筋症例では，Complex PVC や PVC 多発例，非持続性心室頻拍合併例などで**心拍変動解析が心血管イベントのリスクの層別化に有用**である。

■ PVC の治療に関しては，抗不整脈薬による治療は必ずしも有効ではなく，コーヒーやタバコなどの嗜好品を含む**生活指導やストレスの管理**などとともに基礎疾患の治療を優先する。

■ とくに，CAST study[6] の反省より，基礎疾患に虚血性心疾患がある場合には**Ⅰ群抗不整脈薬の使用は控える**べきで，**β遮断薬やⅢ群抗不整脈薬を使用する。**

3.　房室接合部（性）期外収縮（Premature junctional complex：PJC）

1）概　要

□ 心房（性）期外収縮と同じ上室（性）期外収縮で，P 波の特別な形態を除けば，他の心電図的特徴や臨床的意義は PAC と同じである。

□ 両者を総称して，**上室（性）期外収縮**（Premature supraventricular complex：PSVC）と呼ぶ。

2）心電図所見（3大所見）（図4-28）

① 逆伝導性P波の早期出現（PR間隔＜0.12秒）。

② QRS波形は基本調律と同一（通常，Narrow QRS）（変行伝導を伴うとwide QRSとなる）。

③ 非代償性休止期（Non-compensatory pause）。

▶ PACとの違いは①のみで，房室接合部は心房より下部にあって心室に近いためPR間隔が短縮し，下方誘導であるⅡ，Ⅲ，aVF誘導で，陰性P波が出現する。

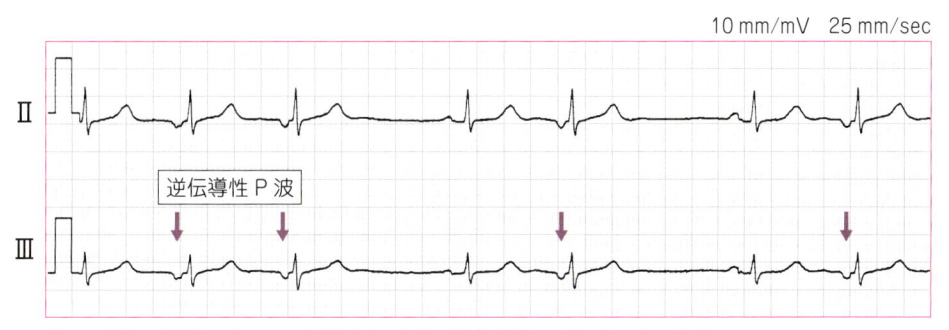

10 mm/mV　25 mm/sec

図4-28　単発〜2連発の房室接合部（性）期外収縮（64歳，男性）
Ⅱ，Ⅲ誘導でPR間隔が短い（＜0.12秒）陰性の逆伝導性P波（矢印）の早期出現を認める。

3）鑑別診断

① QRS間隔の狭い心室（性）期外収縮

図4-29の第2拍目の期外収縮（★）はQRS間隔が狭く，基本調律によく似た波形で，上室性期外収縮のようにもみえるが，先行するP波が不明瞭で代償性休止期を伴うなど，心室性期外収縮の特徴も備えている。一方，これより短い連結期で発生した同じ波形の期外収縮では，QRS波の直後にP波がみられ，この不整脈が心房の興奮とは関連性のないPVCであると判定できる（図4-30）。

このような，基本調律に類似したQRS間隔の狭いPVCは心室中隔の上部から発生してすぐに正常伝導系に入ると考えられており，PACやPJCと紛らわしいことがあるので注意する必要がある。

4）臨床的意義

PACと同様である（81頁参照）。

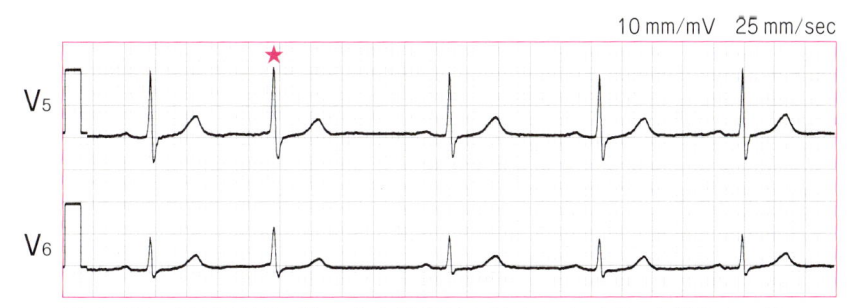

10 mm/mV　25 mm/sec

図4-29　QRS間隔の狭い心室性期外収縮（49歳，女性。心拍数63/分）
本例は，期外収縮のQRS波（★）が基本調律のものと酷似しており，P波もみられないため，期外収縮が幅の狭いPVC（Narrow QRS type PVC）かPJCかの鑑別は難しい。

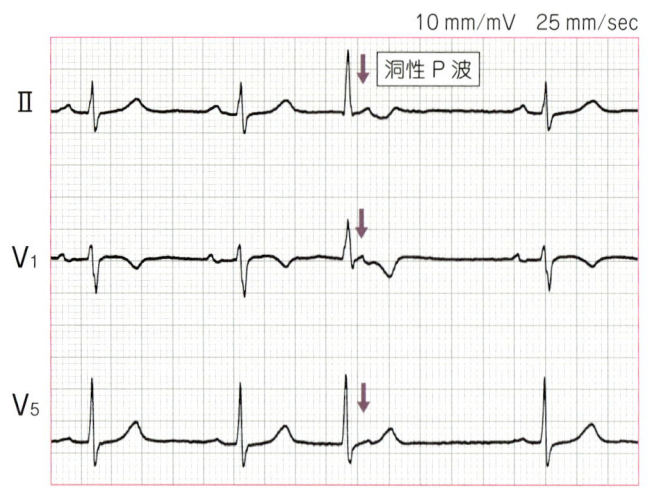

図 4-30　QRS 間隔の狭い心室性期外収縮（図 4-29 と同一例）
この記録では，等間隔で規則的に出現する洞性 P 波が期外収縮の後方に出現しており，上記不整脈が心房の興奮とは無関係な PVC である傍証となっている。

3 心房細動（Atrial fibrillation：Af）

人口の高齢化とともに増加してきた不整脈の 1 つで，下記のような臨床的，心電図的特徴を示す。

1）概　要

☐ 高齢者に発生頻度が高い不整脈で，

☐ 脳梗塞の原因となる不整脈として重要である（Af による脳梗塞は範囲が広く，重症例が多い）。

☐ 洞調律から心房細動になると，心機能（収縮能）が **20〜25％程度低下**するため，Af のレートが速い場合には，器質的心疾患を有する例や心機能低下例，高齢者などで**心不全を誘発**する可能性が高く，**頻脈誘発性心筋症**（Tachycardia-induced cardiomyopathy）の一因となる。

2）心電図所見（図 4-31, 32）
a. 基本型（3 大所見）
① P 波の消失

② 細動（f）波の出現

③ 絶対性不整脈（Arrhythmia absoluta）が Af の 3 大所見であり，**f 波が不明瞭な場合でも，絶対性不整脈が診断の決め手になる**（図 4-32）。図 4-31 は，これらの 3 大所見が揃った心電図記録である。

> **MEMO**
> ### 細動波（f 波）
> 心房細動時にみられる基線の細かい動揺として記録される心房興奮波であり，その興奮頻度は **300〜600/分**に達する。f 波は一般に，心房細動の持続期間が長くなると小さく不明瞭になる。

☞図 4-31 の心電図では，記録前半が Af（→），次いで 2.75 秒の洞停止（↔）を挟んで，連結期の非常に短い PAC により Af が再び誘発されている。本例は，心房細動による頻脈と洞停止による徐脈を繰り返している**徐脈・頻脈症候群**（Bradycardia-tachycardia syndrome：BTS）である。

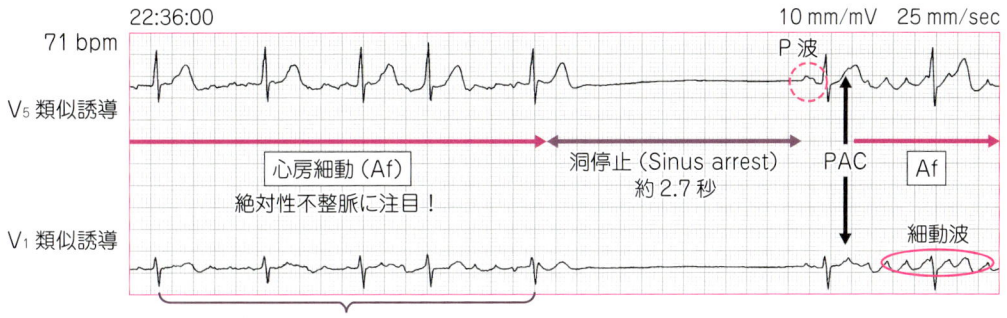

図4-31　発作性心房細動（43歳，女性，徐脈頻脈症候群。心拍数71/分）
　　Af中はP波がなく，細動（f）波（円内）と絶対性不整脈が出現している。本例では，洞停止から
の回復時に1個だけ洞性P波を認める。（破線円内）。

b. 細動波（f波）のみられない心房細動

☞図4-32は，f波が不明瞭なAfである。心臓弁膜症などでAfが**長期間持続している例ではf波の振幅**が年齢とともに小さくなり，**不明瞭になってしまうことがある。**このような際にも**絶対性不整脈は残り，**Af診断の大きい決め手となる。

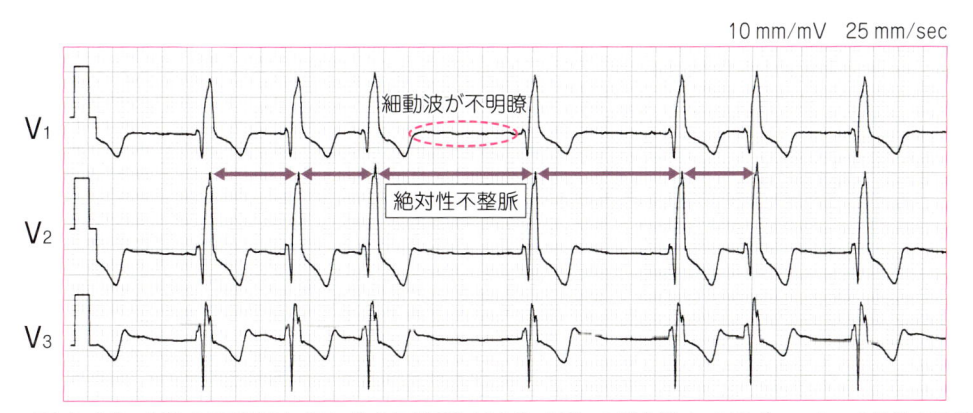

図4-32　f波の不明瞭な恒久性心房細動（63歳，男性，心臓弁膜症，右脚ブロック。心拍数75/分）
　　Afが長期間続くと本例のようにf波が不明瞭となるが，そのような際にも絶対性不整脈の存在がAf診
断の確実な決め手となる。

c. 完全房室ブロックを合併した心房細動（Af with complete AV block）

一方，Afの最も特徴的な心電図所見である**絶対性不整脈も完全房室ブロックを合併すると**R-R間隔が等しくなり，消失する。これは，Afに完全房室ブロックが合併すると房室伝導が完全に途絶するために**心室が下位のペースメーカーで規則的に興奮するようになる**ためで，R-R間隔は一定になる。

☞図4-33の心電図では，Ⅱ，Ⅲ誘導で心房細動特有の細動波を認めるが絶対性不整脈がなく，心室が独自のリズムで規則的に興奮しており，Afに完全房室ブロックが合併した状態と考えられる（心拍数は36/分でQRS幅が116msと広くヒス–プルキンエ系の障害による完全房室ブロックと考えられる）。

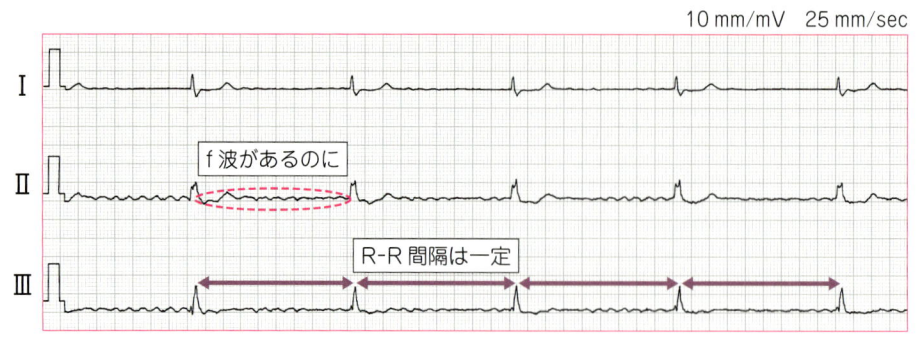

10 mm/mV　25 mm/sec

I

II

f 波があるのに

III

R-R 間隔は一定

図 4-33　完全房室ブロックを合併した心房細動（82 歳，男性。心拍数 33/分）

3）分　類

a. 持続期間による分類

① 発作性心房細動（Paroxysmal Af）：持続が 1 週間以内の心房細動（図 4-31）。

② 持続性心房細動（Persistent Af）：1 週間以上持続し，洞調律化に電気的除細動，または薬物療法を要する心房細動。

③ 恒久性心房細動（Permanent Af）：心房細動が長期間持続し，洞調律に戻らないもの（図 4-32, 33）。

b. レートによる分類

① 徐脈性心房細動（Af with slow ventricular response）：レートの遅い心房細動（＜60/分）。

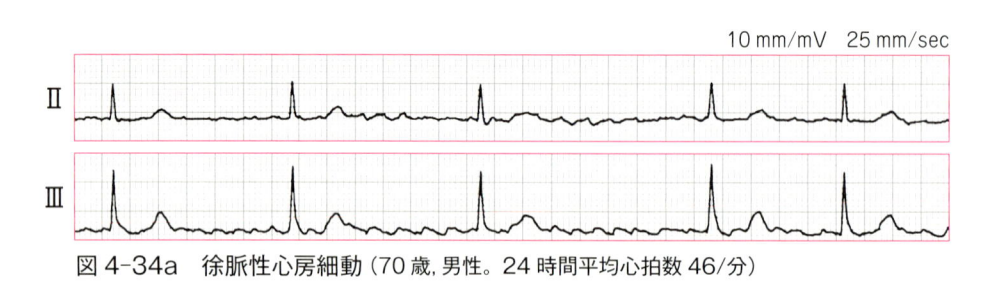

10 mm/mV　25 mm/sec

II

III

図 4-34a　徐脈性心房細動（70 歳，男性。24 時間平均心拍数 46/分）

② 頻脈性心房細動（Af with rapid ventricular response）：レートの速い心房細動（≧100/分）。

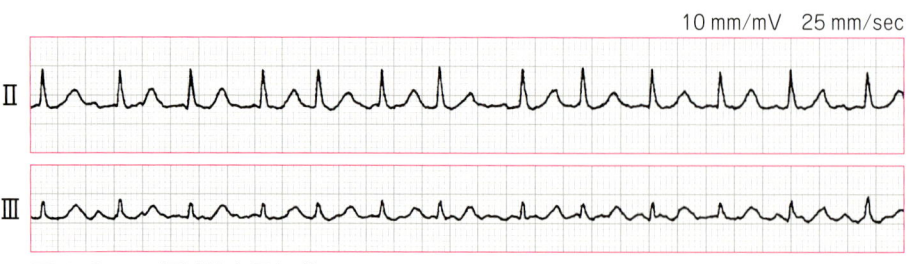

10 mm/mV　25 mm/sec

II

III

図 4-34b　頻脈性心房細動（68 歳，女性。24 時間平均心拍数 123/分）

c. 基礎疾患の有無による分類

① 孤立性心房細動（Lone Af）：基礎疾患を伴わない Af。

② 非弁膜症性心房細動（Non-valvular Af）：基礎疾患から弁膜症を除いた Af。

③ 弁膜症性心房細動（Valvular Af）：弁膜症に合併した Af。

4) 臨床的意義

- ■ 心房細動は基礎疾患のない孤立性心房細動でも，脳梗塞を発症するリスクが高く（非 Af 例の約 5 倍），除細動とともに抗凝固療法が必要となる場合が多い。
- ■ レートが速い心房細動は心不全や 2 次性心筋症（Tachycardia-induced cardiomyopathy）を誘発する可能性があり，レートコントロールが重要となる。
- ■ 逆に，レートが遅い心房細動は，めまいや失神，息切れ（心不全）の原因となり，治療にペースメーカーを必要とする場合もある。

5) 治　療

a. 抗凝固療法

脳梗塞予防のため，最も優先される。

① ワーファリンによる抗凝固療法

- ○ 定期的な INR 測定が必要となる。
- ○ INR の目標値：一般的な治療域 2〜3（高齢者 1.6〜2.6）。
- ○ 脳梗塞のリスクが 1/3 に減少する。

② 新規経口抗凝固薬（Novel oral anticoagulants：NOAC（ノアック）

- ○ INR 測定が不用。
- ○ 頭蓋内出血が大幅に減少（大出血は同等）。
- ○ 拮抗薬がないのが難点。

b. 薬物療法

- ○ 心房細動の薬物療法は，心房細動を除細動して洞調律を維持するリズムコントロール（Rhythm control）と，除細動に拘わらず心拍数を適正に保つレートコントロール（Rate control）があるが，どちらの方法でも予後に有意差は認められていない（Affirm Study[7]）。
- ○ 心房細動の治療に Ic 群の抗不整脈薬を使うと，"Ic flutter" と呼ばれる心房粗動を誘発することがあり，注意する必要がある。

c. カテーテル・アブレーション治療（肺静脈隔離術）

薬物療法の効果は 50% 程度で，長期の服薬や脳梗塞などの合併症，抗不整脈薬の副作用のことを考えると，最近では非薬物療法を選択する場合が多い。当初，心房細動のアブレーション治療は Af の再発例，難治例が適応であったが，最近では治療成績も向上しており，病初期よりアブレーション治療を勧める傾向にある。

MEMO

アブレーション治療（Ablation treatment）

アブレーション治療は，心臓内に入れたカテーテルの先端から**高周波電流**を流し，頻脈発作の原因となっている**リエントリー回路や異常な電気興奮部位を焼灼**して，不整脈の原因を根治する治療法で，"Ablation" とは取り除くという意味である。心房細動や心房粗動，PSVT などの上室頻拍，特発性心室頻拍などが本法の良い適応となる。

4 心房粗動（Atrial flutter：AFL）

1）概　要

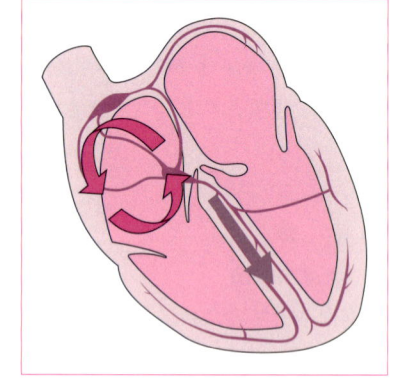

AFL の興奮旋回回路
（通常型の模式図）

☐ 心房粗動は右心房を大きく旋回するリエントリー（マクロリエントリー）などを発生機序とする不整脈（上室頻拍の一種）で，

☐ 心房の興奮頻度は 1 分間に 300 回にも達し，規則正しい**鋸歯状の粗動波（F 波）**が出現する。

☐ 心房の興奮（F 波）は多くの場合，**2:1 または 4:1 の伝導比で心室に伝わる**ため，心房細動と異なり，心室の興奮（脈拍）は原則として**規則的**となる。

☐ 心房粗動は器質的心疾患を有する者が多く，心房細動と合併する事もしばしばみられるため，心房細動と同様に脳梗塞発症の可能性があり，抗凝固療法が必要となる場合が多い。

☐ また 2:1 伝導の心房粗動ではレートが 150/分の上室頻拍（Narrow complex tachycardia）が出現し，他の発生機序の PSVT との鑑別が必要となる。

☐ さらに，頻脈発作が持続する場合には，頻脈性の心房細動同様，**頻脈誘発性心筋症**（Tachycardia induced cardiomyopathy）を誘発して，心不全を起こす可能性もある。

☐ 一方，心房細動との相違点は，

　① 発生頻度は心房細動より**低い**（1/3 位である）が，

　② **持続性**で，薬物療法では洞調律化しにくい点である。

MEMO

リエントリー

　リエントリー（Reentry）は，日本語では“再び入る”という意味で，心電図を含めた電気生理学領域では，一度，興奮した心筋が再び戻って来た刺戟により興奮する現象を示し，多くの頻脈性不整脈の発生機序として観察されている。

　リエントリー発生には，**一方向性ブロック**（Unidirectional block）と**両方向伝導**（Bidirectional conduction）の存在が必要不可欠で，**房室結節回帰性頻拍**では伝導速度と不応期の異なる**房室結節内の 2 重経路**（Dual pathway）（**図 4-45**）が，**房室回帰性頻拍**では**正常房室伝導路と副伝導路**（Accessory pathway）を結ぶ経路（**図 4-47**）が興奮旋回回路を形成する。その他，心筋梗塞後には梗塞周囲の瘢痕組織から Micro level のリエントリーによる心室頻拍が，心房粗動では右房内を大きく旋回する Macro レベルのリエントリーによる粗動波が発生する。さらに，心房細動や心室細動の発生機序にもリエントリーが関与している。

粗動波（F 波）

　粗動波は細動波に比べると**大きく規則的な波**で，本症の大部分を占める**通常型**の**心房粗動**では，ゆっくり下降し急に上昇する心房粗動に特徴的な**陰性の鋸歯状波**（ノコギリの歯の形に似た波形：Sawtooth wave）が出現する。

2）心電図所見（図 4-35）

a. 基本型（3 大所見）

　① P 波の消失と

　② F 波（粗動波）の出現で，

③ 房室伝導比は原則として一定で QRS 波は規則的に出現する（F 波のレートは通常 250〜350/分で，2：
　1 または 4：1 の房室伝導を示すことが多い）。

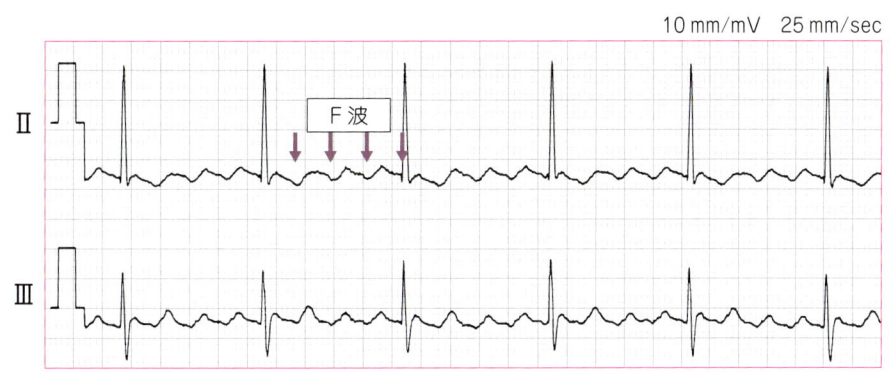

10 mm/mV　25 mm/sec

F 波

図 4-35　4：1 伝導の心房粗動（79 歳，女性）
　　　F 波のレートは 246/分で，4：1 伝導のため心拍数は 61/分となり，QRS 波は規則的に
　　　出現している。

b. 特殊型

① 不規則房室伝導を伴う心房粗動（Atrial flutter with irregular AV conduction）

これは，薬剤や虚血の影響により房室伝導が不規則になった AFL である（図 4-36）。

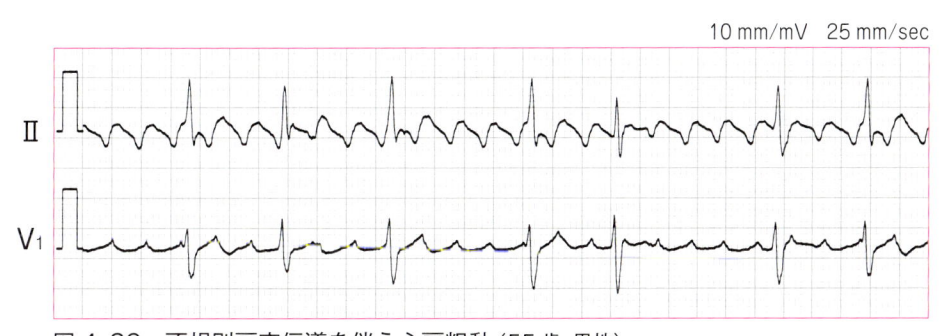

10 mm/mV　25 mm/sec

図 4-36　不規則房室伝導を伴う心房粗動（55 歳，男性）
　　　本例では房室伝導比が不定のため，本来規則的である R-R 間隔が不規則になっている（F 波の
　　　レートは 261/分，心拍数は 78/分）。

② 心室全調律（Full ventricular response）

まれに粗動波の**房室伝導比**が 1：1 となり，**極度の頻脈**となる場合がある。これは，AFL の治療で**抗不整脈薬**（Ia 群抗不整脈薬）を使用していた場合などに，F 波のレートが抑制されるとともに，同薬の抗コリン作用により房室伝導が促進された結果発生する**危険な不整脈**である。

☞図 4-37a の心電図は心房粗動の治療中に表れた Wide QRS tachycardia である。頻拍のレートが 216/分と同例の別の時間帯の F 波のレート（図 4-37b）に一致しており，AFL の **1：1 伝導**を支持する所見である。また，QRS 幅が広いのは変行伝導を伴っているためと考えられる。

ホルター心電図の心拍トレンドでは，AFL の房室伝導比の割合とその出現時間帯，持続時間などの情報が一目瞭然に見て取れる。図 4-37c の心拍トレンドでは，房室伝導比が段差となって明瞭に表現されている。

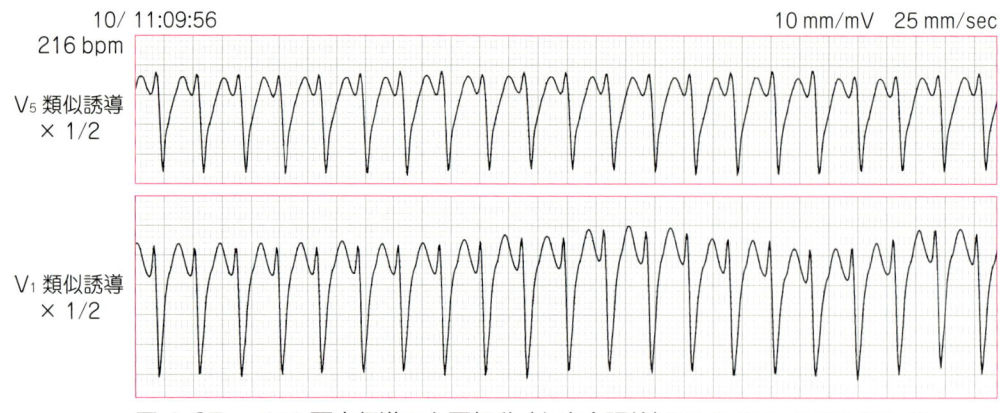

図 4-37a　1：1 房室伝導の心房粗動（心室全調律）(51 歳, 男性, 心拍数 216/分)

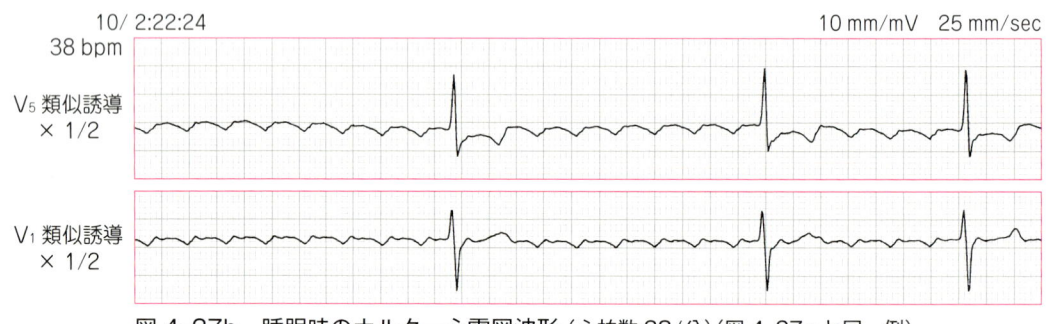

図 4-37b　睡眠時のホルター心電図波形（心拍数 38/分）(図 4-37a と同一例)
QRS 幅は正常化し, 心拍数も 38/分と低下しているが, 心房粗動の F 波のレートは 216/分で持続している。

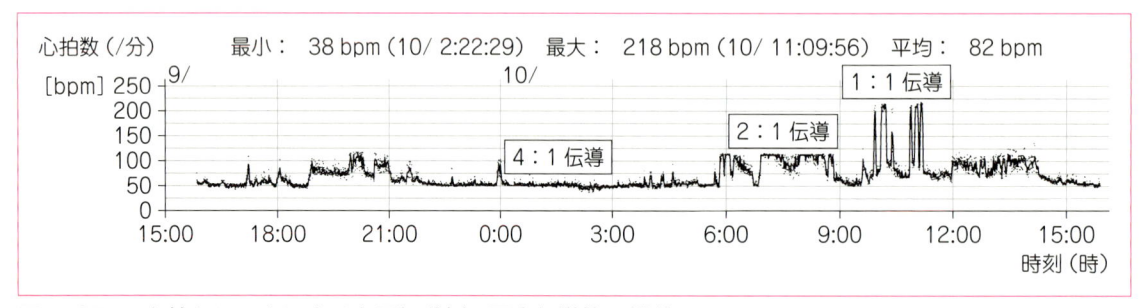

図 4-37c　心拍トレンドによる心房粗動例の房室伝導比の推移 (図 4-37a と同一例)

3）分　類

a. F 波の形, 極性による分類

① 通常型 (Common type)

　Ⅱ, Ⅲ, aV$_F$ 誘導で F 波が鋸歯状を呈し, QRS 波の起始部を結ぶ線（破線）を基準にすると, F 波は下向き（陰性の鋸歯状波：Sawtooth wave）となる（図 4-38）。また V$_1$ 誘導では陽性の F 波がみられる。

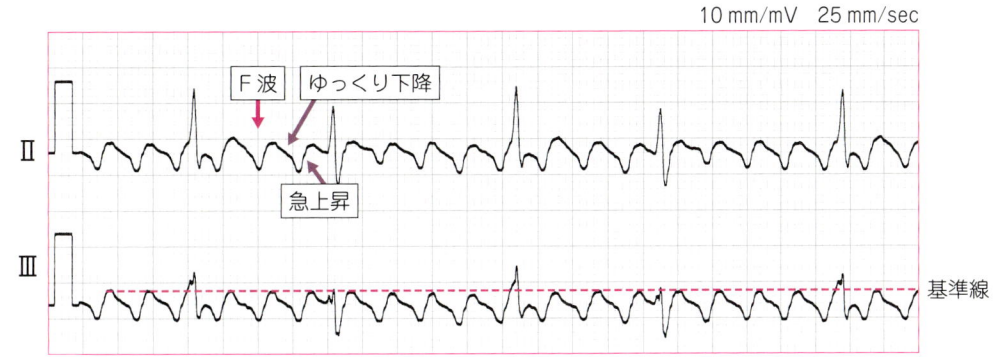

10 mm/mV 25 mm/sec

Ⅱ

F波　ゆっくり下降
急上昇

Ⅲ

基準線

図 4-38　通常型の心房粗動（61 歳, 男性, 心拍数 60/分）
QRS 波の起始部を線で結ぶと粗動波（F 波）のほとんどは基準線の下になり, Common type の心房粗動であると判定される。鋸歯状波の下降脚は傾斜が穏やかであるが, 上行脚は急峻である点が通常型心房粗動の F 波の特徴である。

② **非通常型**（Uncommon type）

通常型以外の心房粗動を総称して非通常型心房粗動と呼ぶ。このタイプの心房粗動は興奮旋回路が様々なため, F 波の形もさまざまになる（**図 4-39**）。

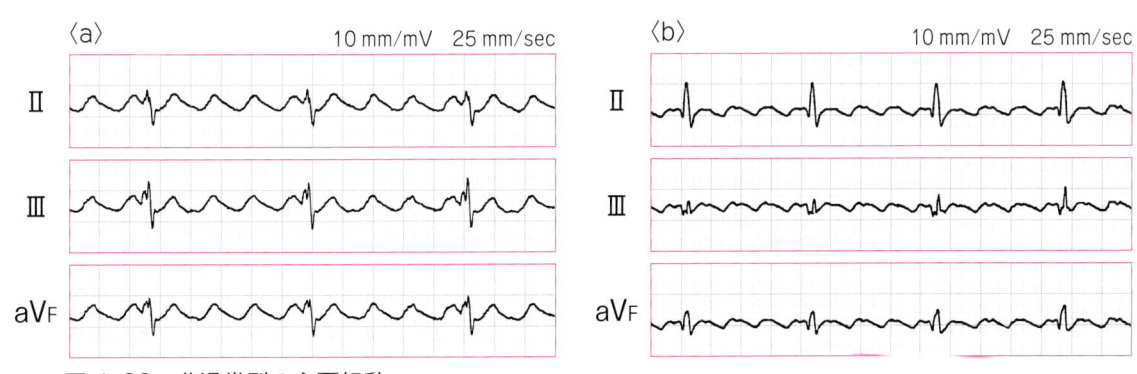

〈a〉　10 mm/mV 25 mm/sec
Ⅱ
Ⅲ
aVF

〈b〉　10 mm/mV 25 mm/sec
Ⅱ
Ⅲ
aVF

図 4-39　非通常型の心房粗動
〈a〉丸くて低周波の F 波。F 波のレートは 227/分, 心拍数は 57/分（45 歳, 女性）。
〈b〉高周波の小さい F 波。F 波のレートは 288/分, 心拍数は 71/分（62 歳, 男性）。

b. F 波の数による分類

① **Ⅰ型**（Type Ⅰ）

F 波のレートが 240～340/分の通常の心房粗動（**図 4-35, 36**）。

② **Ⅱ型**（Type Ⅱ）

F 波のレートが 340～440/分と速い心房粗動（**図 4-40**）（F 波のレートが 450/分以上のものは心房細動に分類される）。

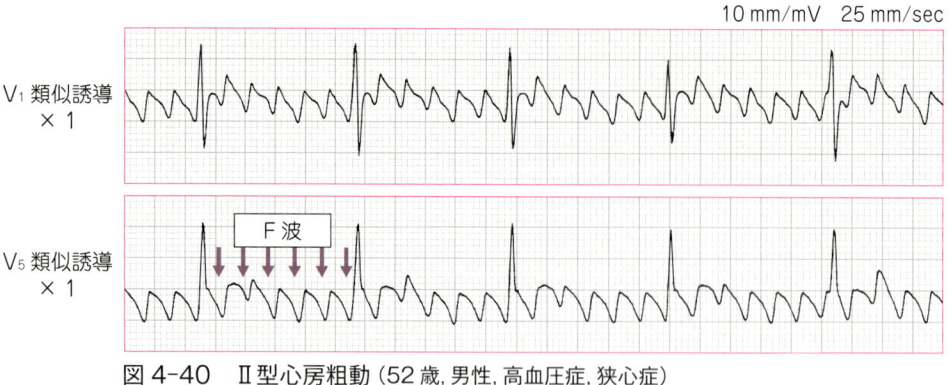

10 mm/mV 25 mm/sec

V₁ 類似誘導
×1

V₅ 類似誘導
×1

F波

図 4-40　Ⅱ型心房粗動（52歳, 男性, 高血圧症, 狭心症）
F波のレートが 353/分と速いレートの心房粗動。心拍数は 59/分。

4) 臨床的意義

□ 心房粗動は心房細動に比べて, 虚血性心疾患や心筋症, 心臓弁膜症などの器質的心疾患の合併率が高く, 不整脈だけでなく基礎疾患の管理や抗凝固療法が必要となる場合が多い。

□ 心房粗動の薬物療法では, 洞調律維持の目的でⅠ群抗不整脈薬がよく使われているが, 心房粗動は**薬物治療抵抗性**であり, 難治例では非薬物療法が勧められる（**急性期の停止法としては電気的除粗動**が, **慢性期の停止法としてはカテーテル・アブレーション**が勧められる）。

□ 非薬物療法である**カテーテル・アブレーション**療法では根治が期待できる。

▶ 特に, 通常型の心房粗動は**下大静脈と三尖弁輪間の解剖学的峡部**（Cavotricuspid isthmus：CTI）がF波の伝導遅延部位と判明しており, その場所で焼灼を行うことにより, 90％以上の高い確率で根治が期待できるため, カテーテル・アブレーション療法の良い適応である。

Have a break　ちょっと一息・頭の体操　レートが 150/分の上室頻拍を見たら？

［症例 4-3］動悸を主訴に来院した 2:1 房室伝導の心房粗動

　図 4-41 は, 動悸を主訴として救急外来を訪れた 70 歳男性のⅠ〜Ⅲ誘導の心電図記録である。

　心拍数は 154/分と早く, R-R 間隔は規則的で, Ⅱ誘導の基線が動揺し, 鋸歯状に見える。QRS 波の前方または後方にP波はみられない。

　このような場合, まず最初に考えるのが 2:1 心房粗動である。心房粗動のF波のレートは多くの場合およそ 300/分であり, F波が 2:1 伝導を行うと心室波（QRS波）は約 150/分のレートとなる。このようなレートの上室頻拍に遭遇した際には, Ⅱ, Ⅲ, aVF, V₁ などのF（粗動）波が見やすい誘導でF波を確認することが大切である。1分間に 300 回前後発生している心房の興奮があれば, それがF波である。

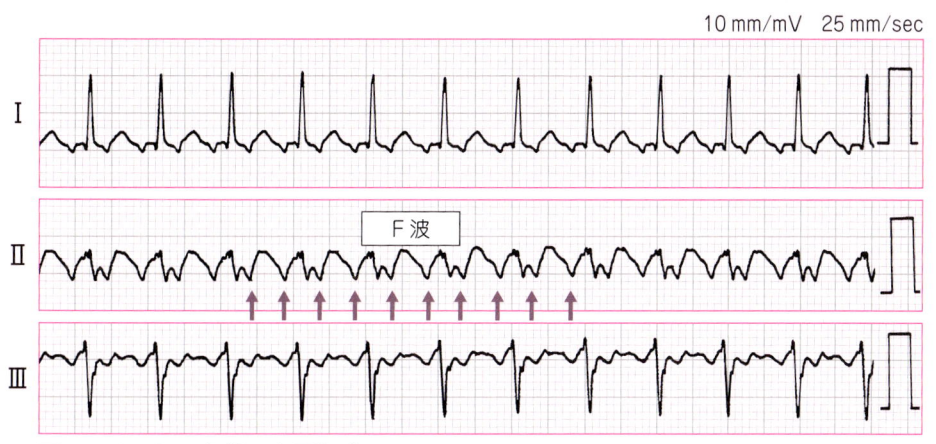

10 mm/mV 25 mm/sec

F 波

図 4-41　2:1 伝導の心房粗動（70 歳, 男性, 動悸）
　F 波のレートは約 300/分で，心拍数は約 150/分。Ⅱ誘導で陰性の心房粗動に典型的な F 波を認める。矢印は F 波を示す。

5　発作性上室頻拍（Paroxysmal supraventricular tachycardia : PSVT）

1．総　論

1）概　要

　器質的心疾患のない比較的若い人に多い頻拍症で，動悸を伴う頻拍発作が突然出現し，突然停止する（図4-42）。頻拍の発生には，ヒス束分岐部より上部のリエントリー組織（**房室結節の 2 重経路**や **WPW 症候群の副伝導路**）が関与しており，頻拍停止には Valsalva 法や種々の抗不整脈薬が用いられるが，再燃する場合には，**カテーテル・アブレーション**（Catheter ablation）のよい適応である。

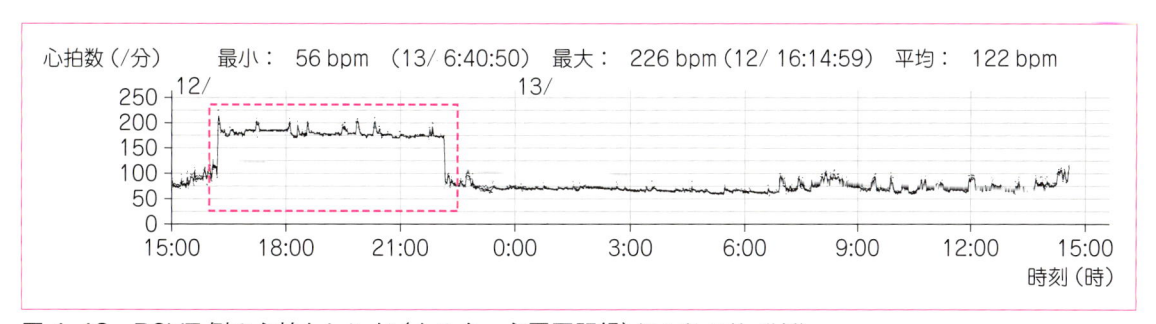

心拍数（/分）　　最小：　56 bpm　（13/ 6:40:50）　最大：　226 bpm（12/ 16:14:59）　平均：　122 bpm

図 4-42　PSVT 例の心拍トレンド（ホルター心電図記録）（64 歳, 男性, 動悸）
　この心拍トレンドでは 16 時 13 分に突然心拍数が急上昇し，22 時 8 分に突然心拍数が正常化している頻拍発作の様子がよく表現されている（本例の発作時最大心拍数は 226/分で，動悸を伴っていた）。

2）分　類

　PSVT は，発生機序により次の 3 型に分類されている。

① **房室結節回帰性頻拍**（AVNRT）：房室結節の 2 重経路によるリエントリー機序の上室頻拍。

② **房室回帰性頻拍**（AVRT）：正常房室伝導路と副伝導路によるリエントリー機序の上室頻拍。

③ **心房頻拍**（AT）：洞結節（SNRT）や心房内（IRT）のリエントリー，または自動能亢進による上室頻拍。

その他，多源性心房頻拍（Multifocal atrial tachycardia：MAT）や房室接合部（性）頻拍（Junctional ecto-pic tachycardia：JET）などを含めることもあるが，通常は上記3型を PSVT と総称している。

④ その内訳は，AVNRT と AVRT が PSVT の約90%を占め，残り約10%を AT が占めている。

3）心電図所見と自覚症状

① 心拍数が**140～250/分**の頻拍発作が**突然発生**し，**突然停止**する。

② QRS 波形は原則として**基本調律と同一**で，脚ブロックや変行伝導などがなければ Narrow QRS タイプの頻拍（Narrow complex tachycardia）である。

③ **発作中の P 波の位置**は，PSVT の発生機序により異なるため，心電図の P 波と QRS 波の関係より，発生機序がある程度推定可能となる。具体的には，原則として

　○ **AVNRT の P 波**は QRS 波の中に隠れるか，QRS 波**の直後に出現**する。

　○ **AVRT の P 波**は QRS 波の後方（RP＜PR）に出現する。

　○ **AT の P 波**（形が洞調律のものと異なる）は QRS 波**の前方に出現**することが多い（図4-43）。

④ **自覚症状では動悸が高頻度にみられ，息切れや胸部不快感**のほか，頻拍に伴う心拍出量低下のため，**めまいや意識消失発作**などが出現することもある。

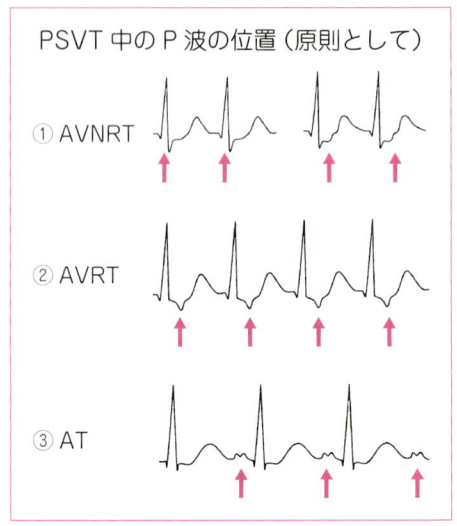

PSVT 中の P 波の位置（原則として）

① AVNRT

② AVRT

③ AT

図4-43　PSVT の発生機序と
　　　　P 波の位置（↑）

4）治療法と予後

■ **PSVT の停止**には，①**息こらえ**（Valsalva 法）や**顔面浸水**（顔面を冷水に浸す），**頸動脈洞マッサージ**など，**迷走神経反射を利用して房室伝導を遮断する方法**（効果はせいぜい50%程度で，頸動脈で血管雑音が聞こえる者には出来ない）や，②**房室伝導を抑制する薬剤の静脈内投与**（ATP やベラパミル等の静脈内投与）などが行なわれている。

■ 長期的な PSVT の管理には，**薬物による頻拍発作のコントロール**（Medical management）と**カテーテル・アブレーションによる根治療法**（Curative catheter ablation）がある。

■ PSVT の薬物療法では，発作予防や発作時の心拍数のコントロール（Rate control）のために **β 遮断薬**や **Ca 拮抗薬**などを用いるが，心房細動の既往のある AVRT 患者では，Ca 拮抗薬やジギタリス製剤などの**房室伝導を抑制する薬剤は相対的に副伝導路の伝導を促進**し，心室細動の誘因となるため禁忌である。

■ カテーテル・アブレーションは，①薬物療法が副作用で使えない患者や，②薬物療法にも拘わらず難治性・再発性の PSVT を起こす例，③長期間に及ぶ薬物療法を望まない患者 などがよい適応となる。

■ AVNRT および一部の AVRT のアブレーション部位は，房室結節と非常に接近しているために，**まれに房室ブロックが発生**することがあり，事前の充分な説明が必要である（図4-44）。

■ PSVT の予後は概ね良好であるが，レートの速い **AVRT 例**ではまれに心房細動を誘発して突然死を起こす可能性があり，注意する必要がある。

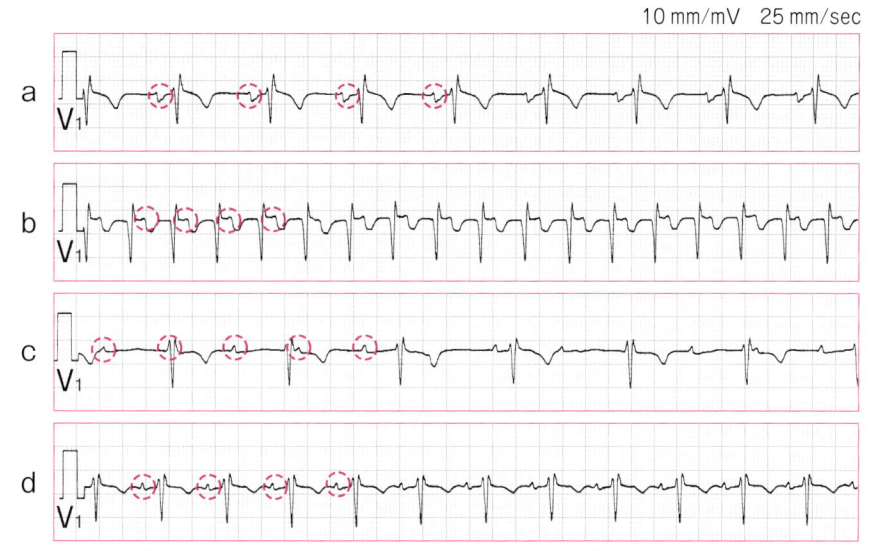

10 mm/mV　25 mm/sec

図 4-44　アブレーション後に出現した一過性完全房室ブロック（58歳, 男性, AVNRT）

a：AVNRT 非発作時（心拍数 75/分の正常洞調律）。b：AVNRT 発作中（心拍数 158/分, 頻脈の発生機序は EPS にて確認）。c：アブレーション治療後に現れた完全房室ブロック（心拍数 60/分）。d：数カ月後の心電図（房室ブロックは消失, 心拍数 106/分の洞頻派）。

2. 房室結節回帰性頻拍（AV nodal reentrant tachycardia：AVNRT）

　房室結節に, 機能的および解剖学的に伝導速度と不応期が異なる 2 重経路（Dual pathway）と, 一方向性ブロックが存在するために起こるリエントリー機序（Microreentry）による上室頻拍で, 女性に多い。

1）発生機序（図 4-45）

a. 2 重経路の電気生理学的特性

　① Fast pathway：伝導速度は速いが, 不応期が長い。

　② Slow pathway：伝導速度は遅いが, 不応期が短い。

b. 洞調律時の房室伝導（図 4-45a）

　通常, 心房の興奮は伝導速度の速い房室結節の Fast pathway を通って心室に伝達されている。一方, Slow pathway を通って房室結節下部まで来た興奮は Common pathway の不応期のためブロックされている。

c. AVNRT 開始時（図 4-45b）〜持続時（図 4-45c）

　○ AVNRT は心房（性）期外収縮（PAC）により誘発される。

　○ この際, Fast pathway は不応期が長いために, 予定より早く発生した PAC の興奮は Fast pathway でブロックされて, Slow pathway をゆっくりと心室へ伝達される（図 4-45b）とともに, 不応期を脱した Fast pathway を逆伝導し, 心房に戻ってくる（図 4-45c）。

　○ 伝導障害がなければ, 房室結節から心房, 心室への興奮伝達時間はほぼ等しいので, P 波は QRS 波の中に隠れるか, 直後に出現するようになる。

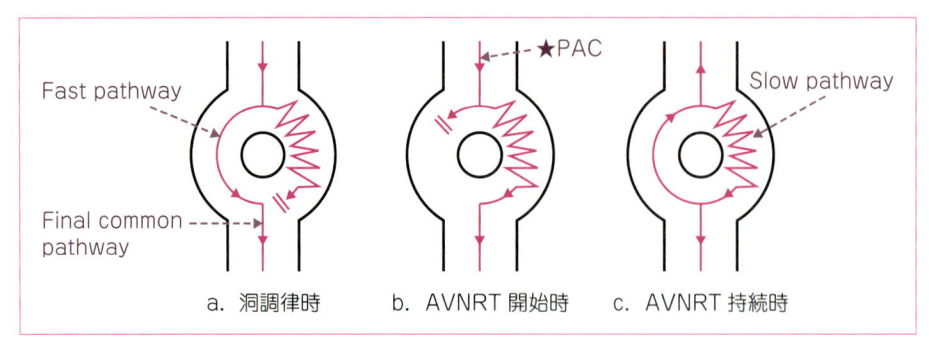

図 4-45　AVNRT の発生機序（シェーマ）

2）心電図所見

① レートが 140～250/分の頻拍発作が突然発生し，突然停止する。

② 発作は心房（性）期外収縮（連発）が引き金となり，AVNRT が成立した時点で，P 波は QRS 波の中，または直後に移動する。QRS 波直後の P 波は V₁ 誘導では r' 波と似ているので "Pseudo-r' wave"，Ⅱ，Ⅲ，aVF 誘導では S 波と誤認されることもあるので "Pseudo S wave" と呼ばれている（図 4-46）。

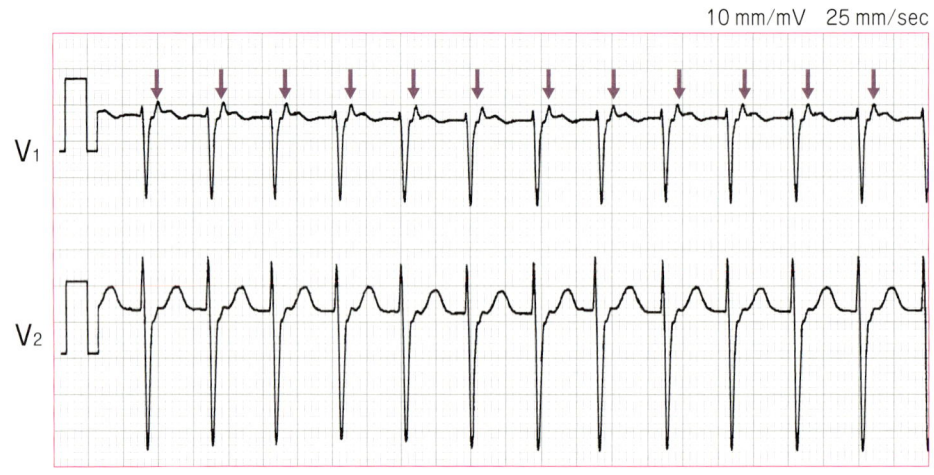

図 4-46　AVNRT の Pseudo-r' pattern（63 歳, 女性, 動悸, 心拍数 160/分）
V₁ 誘導で QRS 波の直後に r' 波様の逆行性 P 波［Pseudo-r' wave（矢印）］を認める。

3）治療法と予後

PSVT の項目に一括記載（104 頁参照）。

3. 房室回帰性頻拍（AV reentrant tachycardia：AVRT）

WPW 症候群に出現する上室頻拍で，正常房室伝導系を順行性に（心房から心室に）下降し，副伝導路（ケント束）を逆行性に（心室から心房へ）伝わる大きいリエントリー回路を旋回する上室頻拍である（Macroreentry）。

1）発生機序

a. 洞調律時（図4-47a）

心房の興奮は，正常房室伝導系とともに**副伝導路を通って心室に伝達される**ため，**一部の心室が早期に興奮**し，**デルタ波を生じる**（顕性WPW症候群）。

b. AVRT開始〜持続時（図4-47b）

① AVRTは興奮旋回路を構成する**心房・心室のどこからの早期興奮（PAC，PVC）でも誘発される。**

② PACで誘発された心房の興奮波は，通常，**正常房室伝導系を順行性に心房から心室へ，副伝導路を逆行性に心室から心房へ**伝わるために心室筋の早期興奮による**デルタ波は生じず**，QRS波は変行伝導を伴わない限りNarrow QRS patternを示す。

③ 心室の興奮は，副伝導路を大きく旋回して心房に伝わるので時間がかかり，P波はQRS波の後方（ST区間）に出現する。

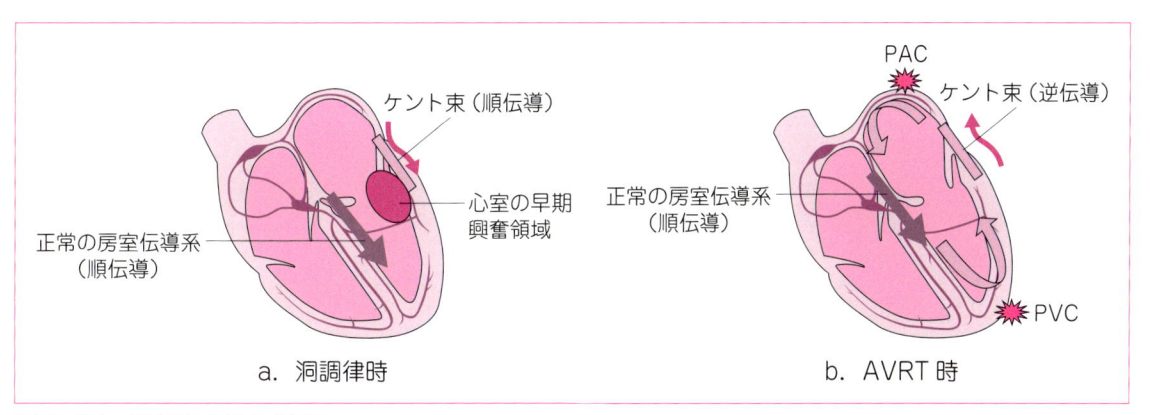

図4-47　AVRTの発生機序
AVRTでは，PVCとPACのどちらも発作の引き金となる可能性がある。

2）心電図所見

① レートが**150〜250/分の頻拍発作が突然出現し，突然停止する。**

② 発作は**心房性または心室性期外収縮が引き金となり**，AVRTが成立した時点で，P波はQRS波の後方（ST区間）に移動する（図4-48, 49）。

③ WPW症候群に特徴的な**デルタ波は通常，頻拍発作中はみられない**［AVRT時の興奮は正常房室伝導系を順行性に，副伝導路を逆行性に回るため，心室の早期興奮が起こらず，デルタ波が発生しない（**正方向性房室回帰頻拍：Orthodromic AVRT**）］。

④ 心拍数の速いAVRTは変行伝導を伴いやすく，Wide complex tachycardia（WCT）となって心室頻拍との鑑別が必要となる。また，心拍数の速いAVRTは心房細動の誘因となる恐れもある。

3）治療法と予後

PSVTの項目に一括記載（104頁参照）。

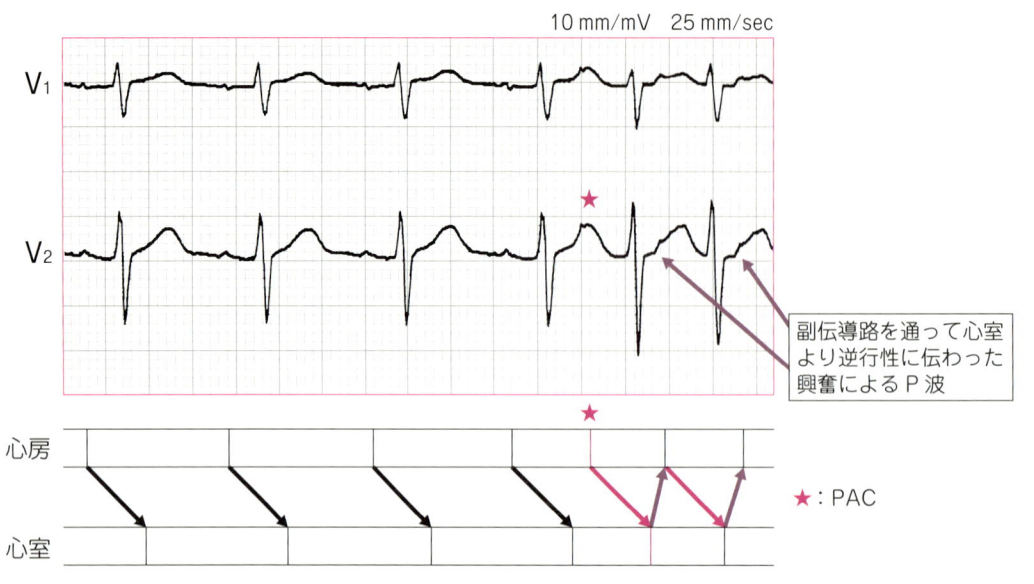

10 mm/mV　25 mm/sec

V₁

V₂

★

副伝導路を通って心室より逆行性に伝わった興奮によるP波

心房

心室

★：PAC

図 4-48　AVRT 開始時の心電図（上）とその分析図（下）
　　AVRT の発作は，第 5 拍目の心房性期外収縮（★）が引き金となって発生し，以後，心室→副伝導路→心房→正常房室伝導路→心室という頻拍発作の回路が形成される。

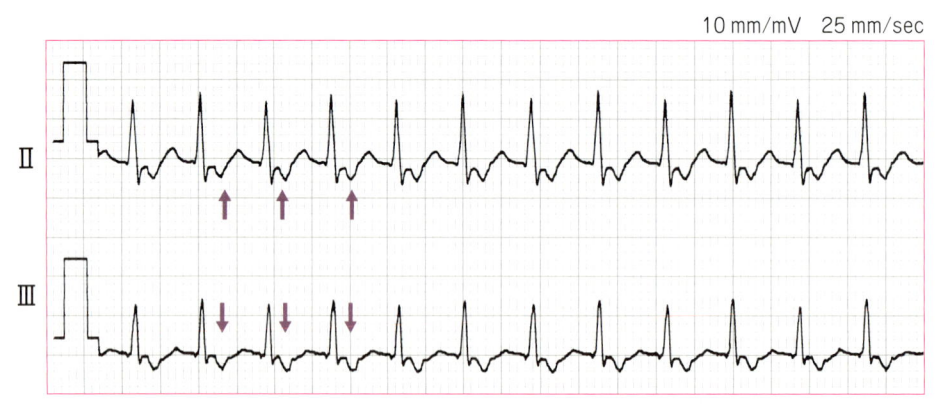

10 mm/mV　25 mm/sec

II

III

図 4-49　房室回帰性頻拍（49 歳, 男性, 動悸。心拍数 169/分）
　　QRS 波の幅は狭く（Narrow complex tachycardia），QRS 波後方の ST 区間に逆伝導性 P 波を認める（矢印）。

4.　心房頻拍（Atrial tachycardia：AT）

　洞結節以外の心房内で発生し，頻拍の維持に房室結節が関与しない規則的な上室頻拍で，PSVT の約 10％を占める。

1）心電図所見

①　心拍数は 100/分以上（平均 150～200/分）で，

②　R-R 間隔は規則的，

③　P 波形が洞性 P 波とは異なる（Crista terminalis より発生した AT は洞性 P 波に近似する）。

④　頻拍の発生様式は**発作性**（Paroxysmal），または**反復性**（Reccurent）である。

☞図 4-50 にその一例を示す。

　本例では 3〜5 連発の持続の短い心房頻拍が右脚ブロック型の変行伝導やブロックを伴いながら，繰り返し出現している（矢印は頻拍時の P 波を示す）。このような例は将来，心房細動に移行しやすく，古くからPapp-Parkinson 型心房頻拍としてよく知られている。

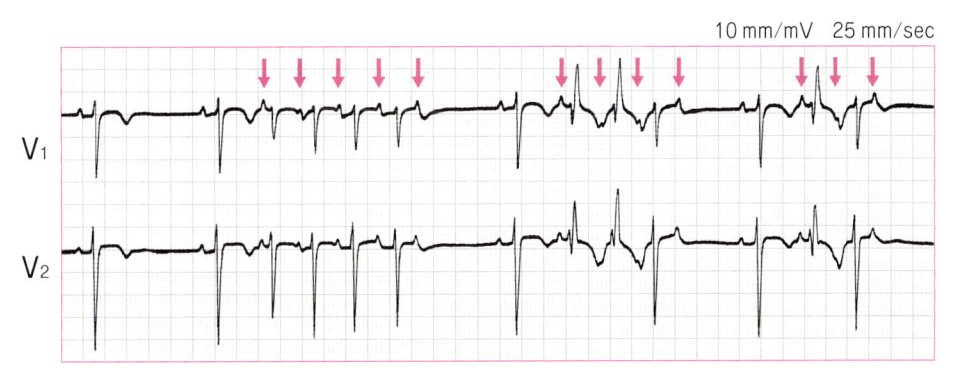

図 4-50　反復性心房頻拍 (Papp Parkinson 型)(76 歳, 女性。心拍数 104/分)
持続の短い心房頻拍が一部，右脚ブロック型の変行伝導やブロックを伴いながら出現している。心房頻拍のレートは 171/分。

2）分　類
a．持続時間よりの分類
① 発作性心房頻拍 (Paroxysmal atrial tachycardia：PAT)
　平均的に数分から数時間持続する心房頻拍で，30 秒未満の持続の短い心房頻拍は，ホルター心電図でよくみられる所見の 1 つである。

　☞図 4-51 のホルター心電図記録では，第 4 拍目より 7 拍続く心房頻拍（最大レート 120/分）が出現し，レートが次第に加速する Warming up 現象を認めるなど，自動能亢進を示唆する所見を呈している。P 波は QRS 波の前方にあるが，PAT のレートが上昇すると PR 間隔が延長するため，P 波が QRS の後方にあるようにみえる。

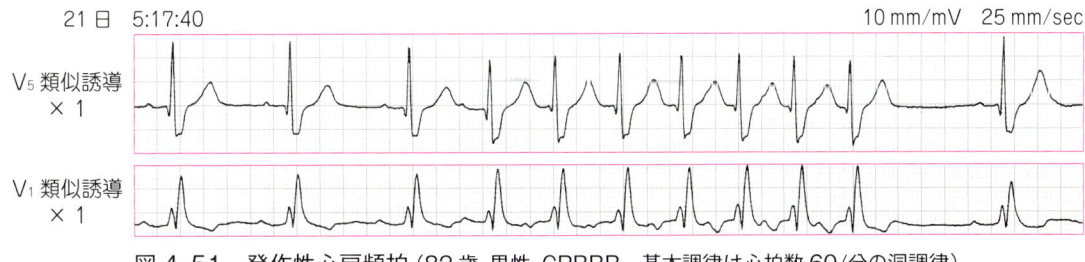

図 4-51　発作性心房頻拍 (82 歳, 男性, CRBBB。基本調律は心拍数 60/分の洞調律)

　また，2:1 ブロックを伴った心房頻拍 (PAT with 2:1 block) は，古くからジギタリス中毒の不整脈として有名であるが，ホルター心電図記録では持続の短い PAT with block が高齢者などでよく認められる。

　☞図 4-52 は，高齢の陳旧性心筋梗塞例に出現した非持続性の PAT with block である。19 連発の PATが 2:1〜3:1 伝導で心室に伝わっており，PAT with block の所見を呈しているがジギタリス服用の薬歴はなく，加齢に伴う潜在的な伝導系の変性などが関与している可能性がある。

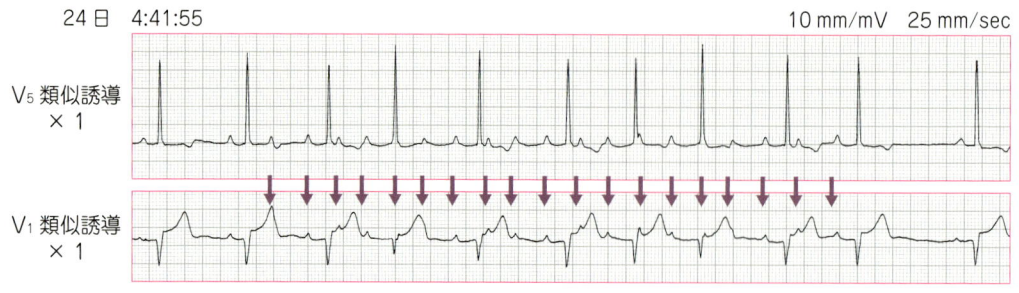

図 4-52 PAT with block (74 歳, 男性, 陳旧性心筋梗塞, 閉塞性動脈硬化症。心拍数 58/分)
ホルター心電図で記録された 19 連発の PAT with block。矢印は P 波を示す。

② 持続性心房頻拍

　持続性の心房頻拍は**まれ**で，薬剤抵抗性を示すものが多く，長期に渡って持続する場合もあるため，アブレーション治療の良い適応である。

　☞図 4-53 は，レートが 118〜167/分の心房頻拍が頻回に繰り返し出現している心房頻拍例のホルター心電図記録である。

　数拍の正常伝導波形を挟んで終日，心房頻拍が持続しており，24 時間心拍数は 184,628 拍にも及ぶ。

　この記録では，P 波（矢印）は常に QRS 波の前方にあり，頻拍開始時の P 波形とその後の P 波形は同一で，V5，V1 類似誘導で陰性 P 波が続いており，右心房が発生源となっている心房頻拍が疑われる。

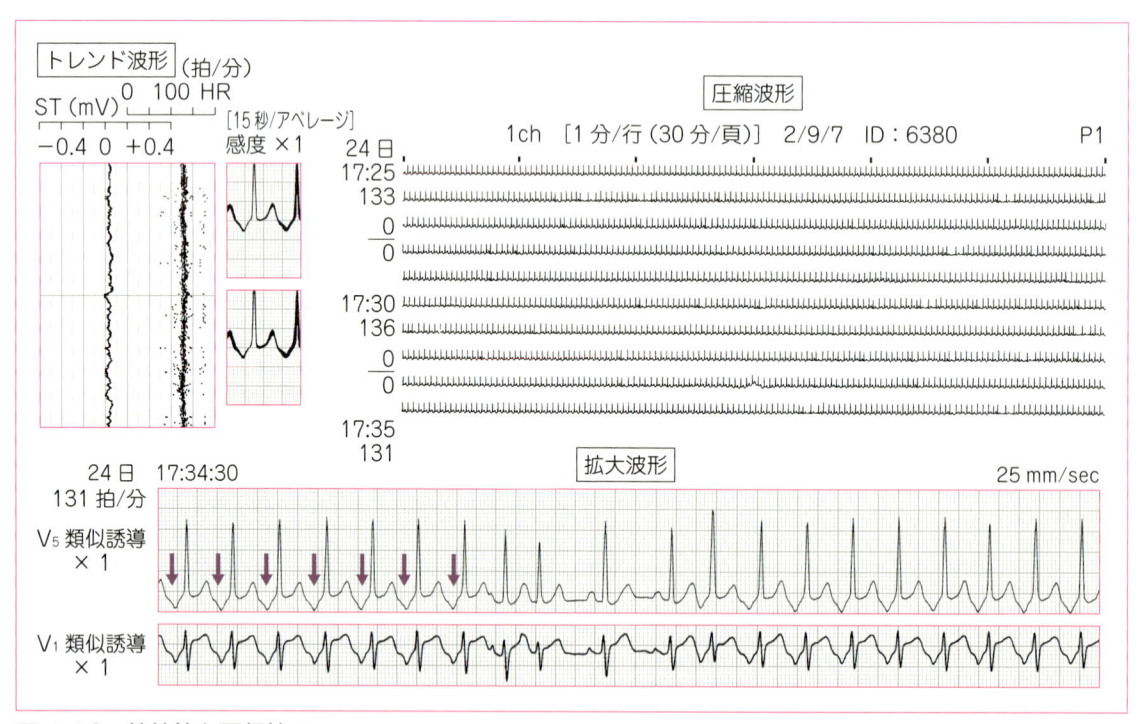

図 4-53　持続性心房頻拍 (66 歳, 男性, 動悸, 直腸癌。心拍数 131/分)
　　矢印は頻拍中の P 波を示す。

110

b. 発生機序よりの分類

① Focal atrial tachycardia（FAT）

　○ 心房局所が発生源となる心房頻拍で，P波はQRS波の前方にあることが多い。

　○ 頻拍時の心拍数は130〜250/分のものが多い。

　○ 心房頻拍の発生源は，右心房では**分界稜（Crista）や三尖弁輪（Tricuspid annlus）**の周辺，左心房では**肺静脈**に多い。

　○ 本症の発生機序は，Microreentry，Triggered activity，自動能亢進など様々である。

　○ 発病は小児期に多く，若年者ATは自然寛解することもあるが，ATの過半数で左室機能の低下がみられる。

② Macroreentrant AT

　○ 直径2cmを超える心房内リエントリーにより発生する心房頻拍で，内訳としては**心房粗動**が最も多い。

　○ 手術後の瘢痕によるリエントリーが原因の頻拍も本症の1つである。

6 WPW 症候群（WPW syndrome）

1）概　要

　□ 心房-心室間を結ぶケント束などの**副伝導路（Accessory pathway）**が原因となって発生する**早期興奮症候群（Pre-excitation syndrome）**の1つで，房室回帰性頻拍（AVRT）や心房細動（Af）などの上室性頻拍の原因となる。

　□ 1930年，Wolff，Parkinson，Whiteにより報告された[8]。

　□ WPW症候群では，副伝導路を伝わる心房の興奮が，正常房室伝導系を伝わる興奮よりも早く心室に達するために心室筋の一部が早期に興奮し，心電図のQRS波の起始部に**デルタ波**と呼ばれる三角形の早期興奮波を発生させる（図4-54）。

　□ 一般住民におけるデルタ波の出現率（WPW型心電図の出現率）は0.15〜0.25％である[9]。

2）心電図所見（図4-54）

　WPW症候群に特徴的な心電図所見は，

　① デルタ波（Delta wave）の出現

　② PR（Q）間隔の短縮（Shortened PR interval）

　③ QRS間隔の延長（Prolonged QRS interval）

である。

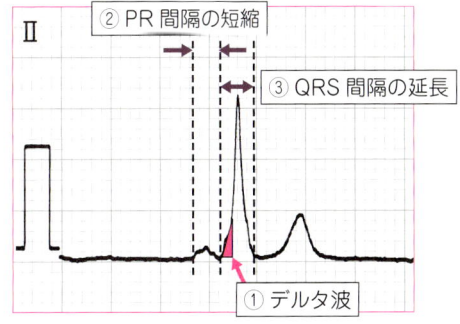

図 4-54　WPW 型心電図（23歳，女性）

3) 心電図分類

本症候群は，V_1 誘導波形より次の 3 型に分類されている。

① A 型（V_1 誘導が R 型）

　　V_1 誘導の R 波が優勢なタイプでケント束が**左室自由壁**にあり，右脚ブロックに似た波形を示す（図 4-55）。

② B 型（V_1 誘導が rS 型）

　　V_1 誘導の S 波が優勢なタイプでケント束が**右室自由壁**にあり，左脚ブロックに似た波形を示す（図 4-56）。

　　（A 型，B 型は Rosenbaum 分類[10]）

③ C 型（V_1 誘導が QS 型：上田の分類）

　　V_1 誘導が QS 型を示し，副伝導路が心室中隔に存在するタイプ（図 4-57）。

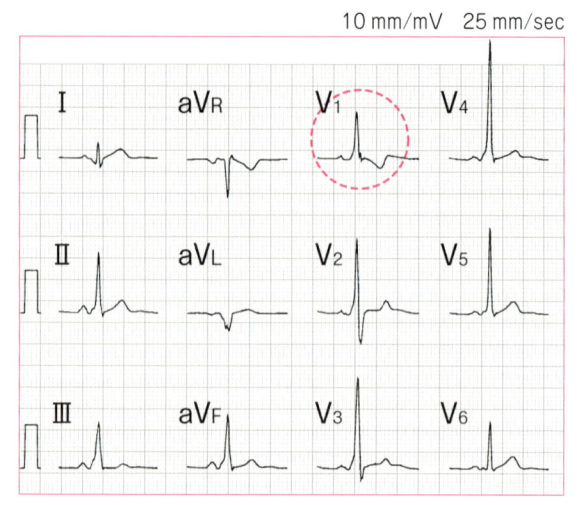

図 4-55　A 型 WPW（41 歳,男性）

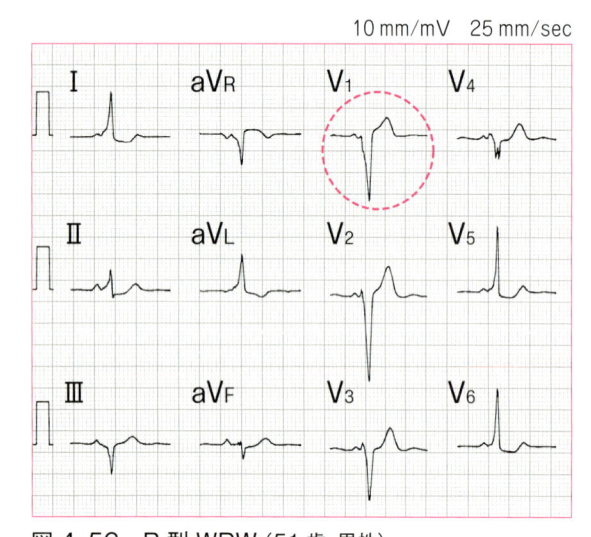

図 4-56　B 型 WPW（51 歳,男性）

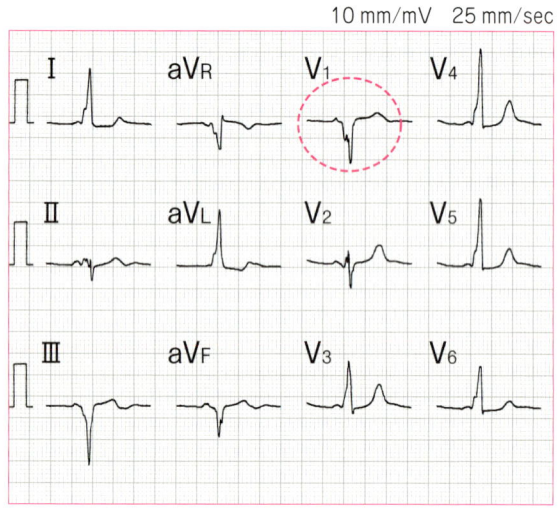

図 4-57　C 型 WPW（18 歳,女性）

4) 臨床病型

本症候群はデルタ波や自覚症状の有無により，次のように分類されている。

a. 顕性 WPW 症候群

常にデルタ波がみられるもの（図 4-55, 56, 57）。

b. 間欠性 WPW 症候群（Intermittent WPW syndrome）

正常伝導波形と WPW 波形（両矢印）が混在するもの（図 4-58）。

c. 潜在性 WPW 症候群（Concealed WPW syndrome）

心房-心室間に副伝導路（ケント束）を認めるが，順伝導（心房→心室）がないためにデルタ波が発生せず，体表面心電図では WPW 症候群と診断できないタイプ［診断には，電気生理学的検査（Electrophysiologic study：EPS）が必要］。このような例でも逆伝導（心室→心房）は健在で，房室回帰性頻拍の発生に関

与している。

d. WPW 型心電図 (WPW pattern)

　無症候性 WPW 症候群と同意義の用語で，頻脈性不整脈を伴わず，心電図だけが WPW 症候群のパターンを示すもの。

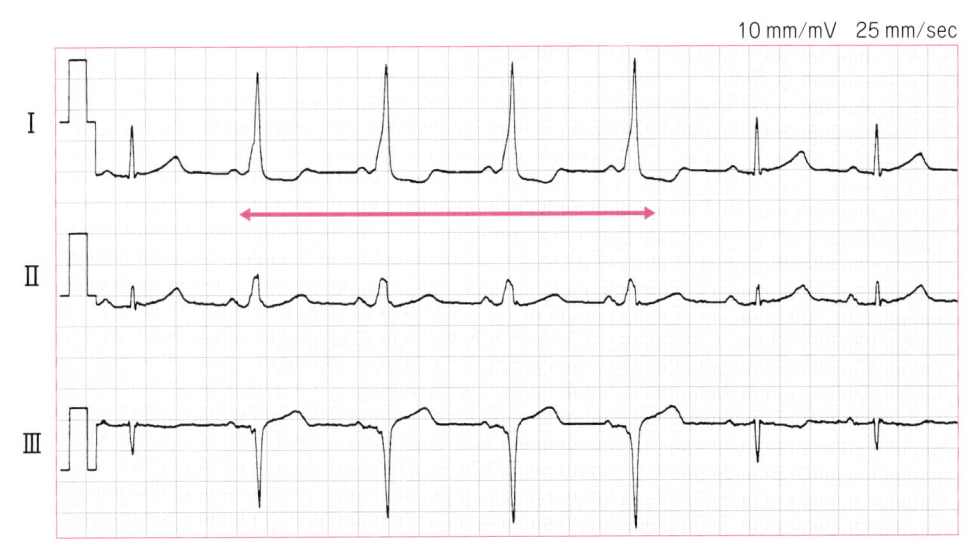

10 mm/mV　25 mm/sec

図 4-58　間欠性 WPW 症候群 (57 歳, 男性, 糖尿病。心拍数 74/分)
両矢印の区間が WPW 波形，その前後が正常伝導波形で，左脚ブロック型を示す AIVR や間欠性左脚ブロックとの鑑別が必要となる場合もある。

5) WPW 症候群に合併する不整脈

　WPW 症候群の不整脈合併率は 13〜80% と，報告者により変動が大きい。合併する不整脈で最も多いものは Orthodromic AVRT で不整脈全体の 70% を占め，残り 20% が心房細動[11]，5% 足らずが Antidromic AVRT である。

a. 房室回帰性頻拍 (AV re-entrant tachycardia：AVRT)

　AVRT 時には，通常，**房室伝導系を順行性**（心房→心室）に，**副伝導路を逆行性**（心室→心房）に回る大きいリエントリー回路が出来るために，心室の早期興奮が発生せず，デルタ波のない，QRS 幅の狭い頻拍発作（Narrow complex tachycardia）が出現する（**正方向性房室回帰性頻拍**：Orthodromic AVRT，図 4-48, 49）。

　一方，まれにこれとは逆に興奮がケント束を順行性に，房室伝導系を逆行性に旋回するする**逆方向性房室回帰性頻拍**（Antidromic AVRT）が発生することがあり，QRS 幅の広い頻拍発作（Wide QRS tachycardia）の鑑別診断が必要になる場合もある。また AVRT では，頻拍レートの上昇に伴って**変行伝導を伴いやすく**，この際にも QRS 幅の広い頻拍発作が出現する。

b. 発作性心房細動 (Paroxysmal atrial fibrillation：PAf)

　WPW 症候群に伴う心房細動では，副伝導路を通って高頻度の心房興奮が心室に伝わるため，デルタ波を伴う幅広い QRS 波が頻発するようになる。この波形は，心室頻拍（VT）様に見えるため**偽性心室頻拍**（Pseudo-VT）と呼ばれることもあるが，WPW 症候群のケント束には，房室結節に存在するような心房興奮に対する減衰伝導特性がないために，心房の高頻度刺激がそのまま心室へ伝わり，R on T 現象から**心室細動を誘発して心臓突然死**（Sudden cardiac death：SCD）の原因となる危険性があるため，緊急治療の対

象となる（症例 4-4）。

ちょっと一息・頭の体操　　**R-R 間隔が不規則な WCT を見たら？**

[症例 4-4]：高度の頻脈とショック症状を伴った偽性心室頻拍例（18 歳，女性）

図 4-59 は，バスケットボール中に出現した激しい動悸を伴う頻拍発作で救急来院した高校生の心電図である。

この心電図では，幅の広い QRS 波が非常に速いレート（283/分）で出現し（Wide complex tachycardia：WCT），一見，心室頻拍様にみえるが，R-R 間隔に全く規則性がなく，R-R 間隔延長後の QRS 波起始部には**デルタ波**（I 誘導で陽性，III 誘導で陰性）を認めるなど，WPW 症候群に合併した心房細動の特徴が心電図から読み取れる（**R-R 間隔が不整な WCT を見たときには，まず，WPW 症候群に伴う発作性心房細動の発生を考える！**）。WPW 症候群に伴う心房細動は従来より，"偽性心室頻拍"（Pseudo-VT）とも呼ばれ，高頻度の刺激が減衰することなく，副伝導路を介して心房から心室へ伝わるため，R on T 現象から心室細動に至る可能性のある非常に危険な不整脈である。本例でも血圧が低下し，血行動態も不良であったため緊急に**電気的除細動**を行い，洞調律に復帰している。

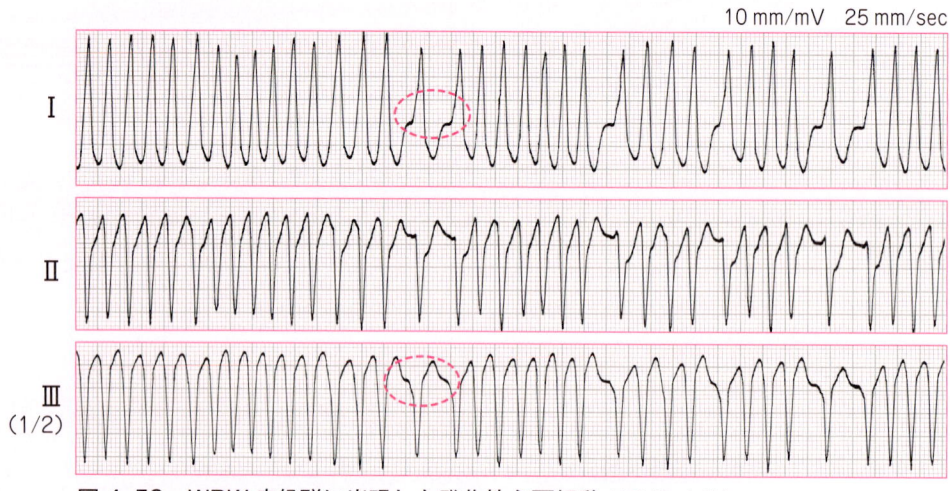

図 4-59　WPW 症候群に出現した発作性心房細動（18 歳，女性）
絶対性不整脈とともに，破線円内で明らかなデルタ波を認める。

6）臨床的意義

■ WPW 症候群は，正常の房室伝導路とは別に，**心房-心室間にケント束と呼ばれる副伝導路があるため**に，リエントリー機序による頻拍発作が発生するようになった病態である。

■ 副伝導路は心房と心室を直接つなぐ心筋組織であり，その**60～75％は両方向伝導**（Bidirectional conducion）が可能である[12]。また，潜在性 WPW 症候群の原因となる**逆伝導**（Retrograde conduction）の**みの副伝導路は WPW の約 1/3 で，その多くは左房・左室間にある**[13]。

■ ケント束は房室結節のような減衰伝導特性がないために，WPW 症候群では**心房細動が発生すると，副伝導路を介して心房で発生した高頻度の興奮が直接，心室に伝わる**ようになるため，まれに R on T 型の刺激による**心室細動を誘発**し，突然死を招く恐れがあり，若年者の**心臓突然死**（Sudden cardiac death：SCD）の原因の 1 つとして注目されている［特に複数副伝導路を有する**若年者**で，心房細動時の**最短 R-R 間隔が短い例**（＜250 ms）はそのリスクが高い］。

- 一方，間欠性 WPW 症候群や薬剤負荷，運動負荷試験でデルタ波の消える例，無症候性 WPW 症候群（Asymptomatic WPW）では突然死のリスクは低い。
- 治療法に関しては，近年，**カテーテル・アブレーション**による**根治が可能**となった（図 4-60）。
- なお，**Af 発作時**の治療にジギタリスやベラパミル等の**房室伝導抑制薬**を使用することは相対的に副伝導路の伝導を促進して心室細動のリスクを高めるために**禁忌**である。

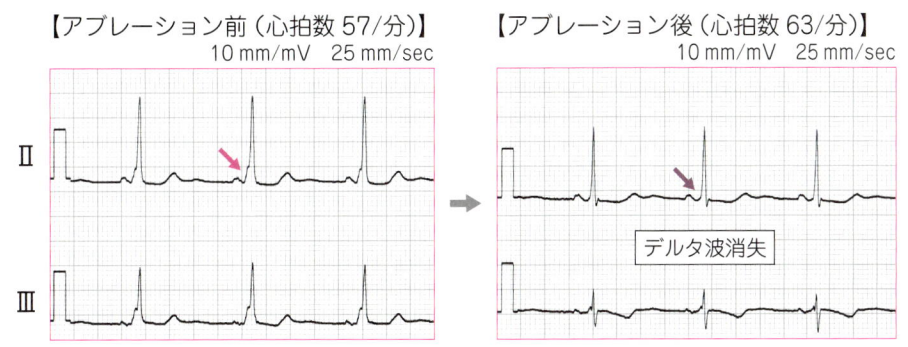

【アブレーション前（心拍数 57/分）】　　【アブレーション後（心拍数 63/分）】
10 mm/mV　25 mm/sec　　　　　　　10 mm/mV　25 mm/sec

Ⅱ　　　　　　　　　　　　　　　　　　　Ⅱ

デルタ波消失

Ⅲ　　　　　　　　　　　　　　　　　　　Ⅲ

図 4-60　カテーテル・アブレーションによる WPW 波形（デルタ波）の消失（54 歳，女性）
アブレーション前に認めたデルタ波は，アブレーション後には明らかに消失している（矢印）。

7 心室頻拍（Ventricular tachycardia：VT）

心室性期外収縮が 3 個以上連発したものを心室頻拍と呼ぶ。レートは 100〜120/分以上とするものが多く，それ以下のレートの心室調律は，（促進性）心室固有調律 [（Accelerated）idioventricular rhythm：AIVR] として取り扱う。一方，ホルター心電図記録では，レートが 100〜120/分の範囲内にある非持続性心室頻拍も多く，心室頻拍のレートの下限値として 100/分を用いている。

1）心電図所見（図 4-61〜68）

① 幅の広い QRS 波（PVC）が，

② 100/分以上のレートで，

③ 3 個以上連発したもの。

④ R-R 間隔は原則として**規則的**である（持続の短い VT では，かなり不規則な例もある）。

⑤ **房室解離**や**融合収縮**，**心室捕捉**などが時にみられる。

▶ 特に，**房室解離**（AV dissociation）は心房と心室がそれぞれ独自のリズムで興奮している状態で出現するため，頻拍発作中に認めればその頻拍が心室起源であるという非常に強力な証拠になる（図 4-61）。

☞ 図 4-61 では，第 4 心拍より 7 拍連続して**幅広い QRS 波**を伴う頻拍（Wide complex tachycardia：WCT）が出現している。頻拍のレートは 178/分で，頻拍時にも，洞調律時と同じ間隔で規則的に出現する P 波（矢印）が明瞭に認められ，**房室解離**の所見を呈しており，この頻拍が心室頻拍であると診断する根拠となっている。

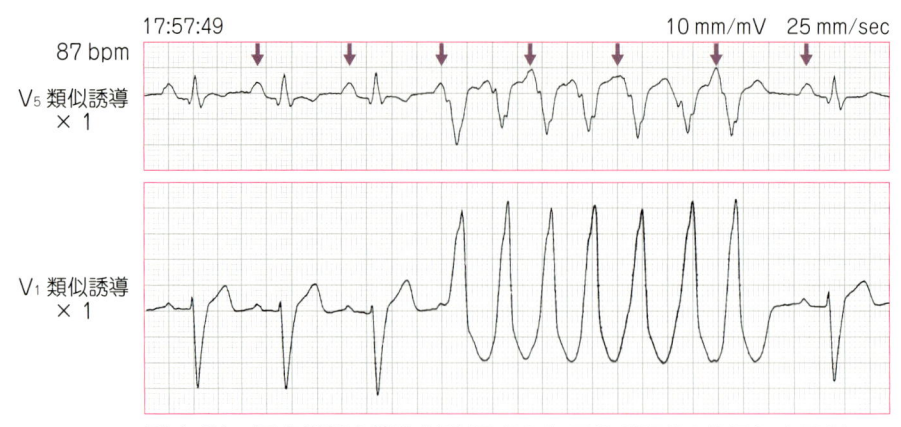

図 4-61　房室解離を伴う NSVT（62 歳, 男性, 陳旧性心筋梗塞, 心不全）

　また，融合収縮や心室捕捉の存在も VT の診断に有用である。

　融合収縮（Fusion beat）は，2 つの異なる方向から進む興奮（心室から発生した異所性興奮と洞結節より房室結節を経て心室まで降りてきた興奮）が融合する時に発生する波形で，これもこの WCT が心室起源であると考える根拠の 1 つとなる（図 4-62）。

　心室捕捉（Ventricular capture）は，WCT の発作中に特定のタイミングで発生した洞結節の興奮（P 波）が房室伝導系を下降して正常に心室を興奮させる（WCT の中に Narrow QRS の正常伝導波形が出現する）現象で，融合収縮と同様に，心室頻拍を支持する強力な心電図所見の 1 つである（図 4-62）。

　☞図 4-62 の心電図では，第 4〜7 拍目と第 9〜15 拍目に右脚ブロック型の Wide QRS 波形を認め，心室頻拍が疑われる。本例では，第 3 拍に融合収縮（●）を，第 8 拍目に心室捕捉（★）を認めており，これらの所見がともに本例が心室頻拍であるという診断を下す根拠となっている。

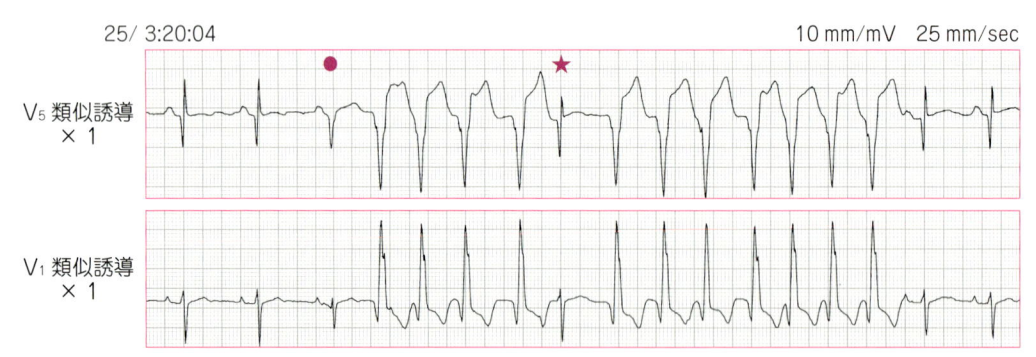

図 4-62　融合収縮（●）と心室捕捉（★）を伴った NSVT（71 歳, 女性, 陳旧性心筋梗塞, 心不全）

2）分　類
a. 基礎疾患の有無による分類
① 器質的心疾患を合併した心室頻拍
　虚血性心疾患や心筋症，弁膜症などの器質的心疾患を合併した心室頻拍は心機能障害を認める例が多く，予後が不良である。
② 特発性心室頻拍（Idiopathic ventricular tachycardia）
　器質的心疾患のない心室頻拍で，特有の心電図パターンを呈するものが多く，通常，生命予後は良好である（後述）。

b. QRS 波形（発生源）による分類

① 単形性心室頻拍（Monomorphic VT）

同じ形の QRS 波より構成される VT で（図 4-61, 62）器質的心疾患のない特発性心室頻拍例などでよくみられる。

② 多形（性）心室頻拍（Polymorphic VT）

同じ誘導で形の異なる QRS 波形より構成される VT で，心室細動に移行しやすい非常に危険なタイプの心室頻拍である（図 4-63）。多形性心室頻拍ではレートの速いものが多く，血行動態の異常を伴いやすいため，失神発作や Adams-Stokes 症候群，心臓突然死（Sudden cardiac death：SCD）などの原因になりやすい。早急に積極的な治療が必要で，長期管理には，植込み型除細動器（Intracardiac defibrillator：ICD）が用いられる場合もある。

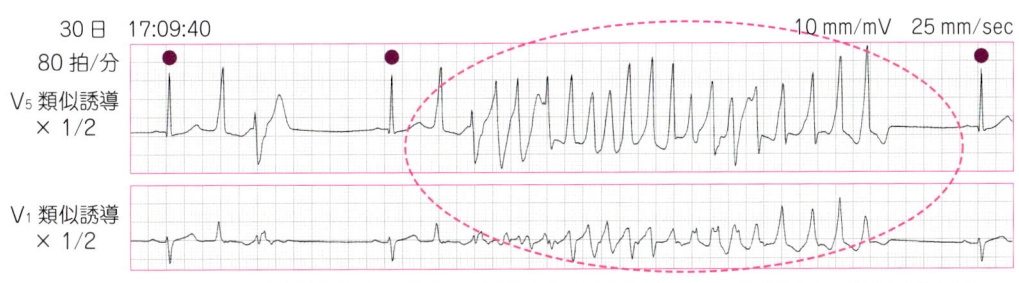

図 4-63　失神発作例にみられた多形性心室頻拍（61 歳, 男性, 糖尿病, 陳旧性心筋梗塞）
●印は正常心拍，破線円内が多形心室頻拍で，最大レートは 235/分と非常に速い。

③ 二方向性心室頻拍（Bidirectional VT）

二方向性心室頻拍は非常に珍しい心室頻拍で，2 種類の QRS 波形が交互に変わる特徴的な心電図所見を呈している。本症の原因としては，ジギタリス中毒やカテコラミン誘発性心室頻拍（Catecholaminergic polymorphic ventricular tachycardia：CPVT）がよく知られているが，心筋炎や心筋梗塞，周期性四肢麻痺（低カリウム性）などでも起こると報告されている。

☞図 4-64 は高血圧性心疾患例にみられた非持続性の二方向性心室頻拍である。

この例では，心拍数 71/分の洞調律に引き続いて，2 種類の心室波（幅の広い QRS 波：●と★）が 130/分のレートで交互に出現している。二方向性心室頻拍の診断には，このような 2 種類の心室起源の幅広い QRS 波が連続 3 回以上，繰り返し出現することが必要である。

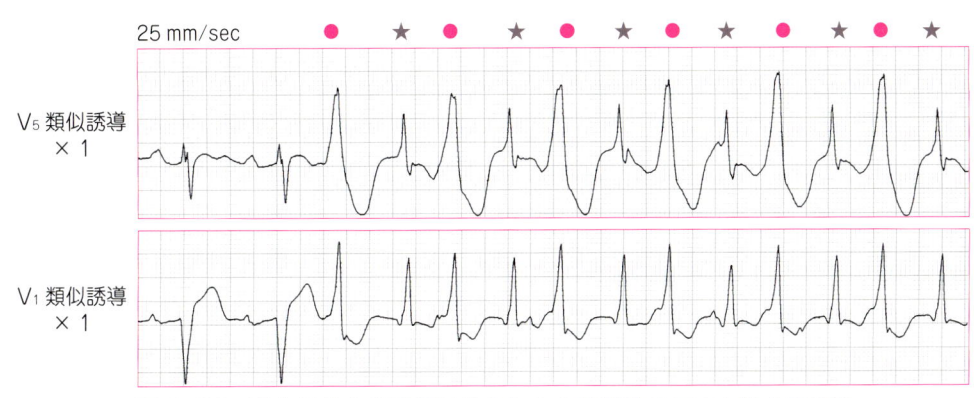

図 4-64　高血圧性心疾患例にみられた非持続性の二方向性心室頻拍
（68 歳, 男性, 高血圧性心疾患, NSVT）
●と★は 2 種類の心室波を示す。

④ 倒錯性心室頻拍（Torsades de pointes：TdP）
- ○ 多形心室頻拍の一種で，QRS 波が等電位線を中心にねじれたようになり，その**外周が紡錘形**となる特徴的な波形の心室頻拍である。
- ○ 発作時の心室レートは通常の心室頻拍よりも速く，200～250/分となる。
- ○ R-R 間隔は不規則で，QRS 波の振幅と極性が**5～20 心拍**で周期的に変動し，QRS 波の包括線が正弦波に似た外観を呈する。
- ○ TdP は短い周期で繰り返し出没する傾向があり，時に心室細動に移行して心臓突然死の原因となることがある。
- ○ TdP は心電図の QT 延長を基質として発生する不整脈で，QT 延長を来す薬剤の服用や電解質異常，徐脈，心筋虚血，女性などが発症の誘因となる。
- ○ QT 延長を来す薬剤はキニジンやリスモダンなどの I 群抗不整脈薬やアミオダロン，ソタロールなどのⅢ群抗不整脈薬のほか，三環系抗うつ薬，エリスロマイシンなどの**抗生物質**，シメチジンなどの**抗潰瘍薬**，テルフェナジンなどの抗アレルギー薬，プロブコールなどの**脂質異常症治療薬**など多岐に渡り，多種類の薬剤を併用している高齢者では特に**注意**する必要がある。

☞図 4-65 は，紡錘形の外観を呈する TdP のモニター心電図波形である。

第 1 拍目には，P 波を伴う正常伝導波形が出現しているが（★），見える範囲でも 0.6 秒以上の**著明な QT 延長**があり，陰性 T 波に重なった PVC が引き金となって TdP が発生している。

本例では，①**低カリウム血症**を伴っており，さらに②**高齢**，③**女性**，④**心筋虚血**，と TdP が発生しやすい要因が揃っている。このような例では，TdP 予防の観点から QT 間隔の定期的なチェックが必要である。

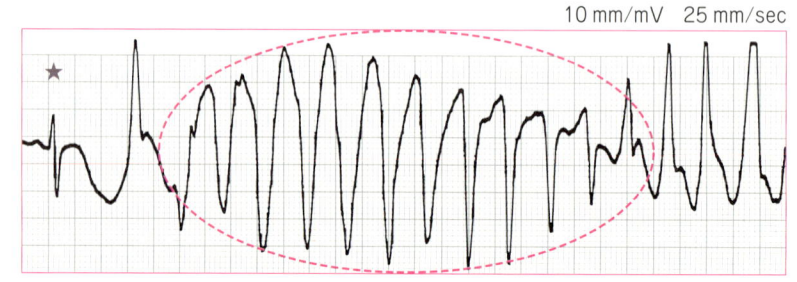

10 mm/mV 25 mm/sec

図 4-65　急性心筋梗塞に合併した倒錯性心室頻拍のモニター心電図（76 歳, 女性）
★印は正常の心拍を示す。破線円内が TdP で，最大レートは 193/分に達する。

C. 持続時間による分類
① 持続性心室頻拍（Sustained VT）
- ○ VT の持続時間が 30 秒以上のもので（図 4-66），R-R 間隔は規則的である。
- ○ 急性心筋梗塞や心筋症など，重篤な基礎疾患を有する者に多い。
② 非持続性心室頻拍（Non-sustained VT：NSVT）

　持続時間が 30 秒未満の VT で（図 4-61～64），持続性 VT と異なり，R-R 間隔には比較的変動がみられる。

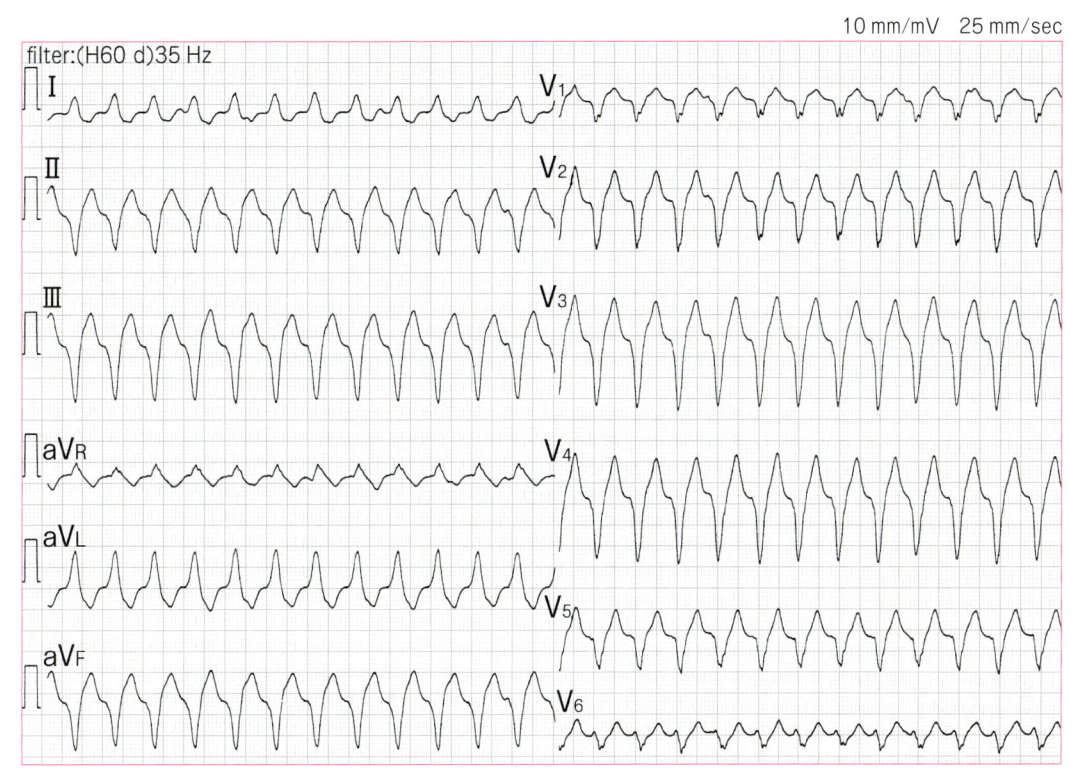

10 mm/mV　25 mm/sec

filter:(H60 d)35 Hz

図 4-66　持続性心室頻拍 (57 歳, 女性, 心サルコイドーシス。心拍数 152/分)
　本例では, 全ての胸部誘導で QRS 波の極性が陰性の Negative concordant pattern を示すレートの速い WCT が発生しており, 心サルコイドーシス例に合併した持続性心室頻拍と考えられる。

d. その他の心室頻拍

① Pleomorphic VT (図 4-67)。

○ 数種類の Monomorphic VT が同一人に出現したもの。

○ 陳旧性心筋梗塞後や心筋症例など重篤な器質的心疾患を有する者に出現しやすく, 予後が悪い。

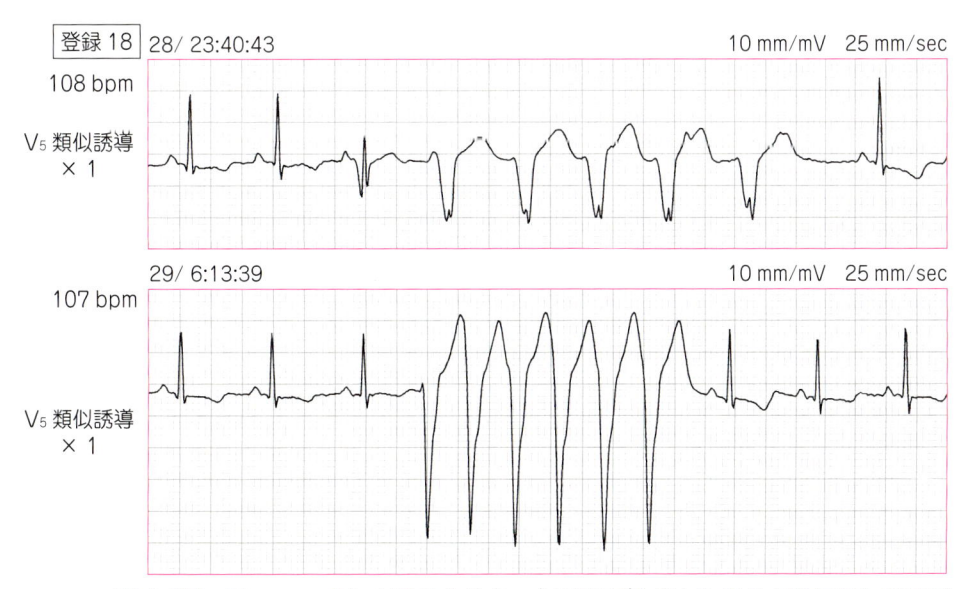

図 4-67　Pleomorphic VT のホルター心電図記録 (91 歳, 男性, 冠動脈疾患, 糖尿病)
　本例では, レートが 128/分 (上段) と 210/分 (下段) の 2 種類の異なる波形の Non-sustained monomorphic VT が発生している。

② **インセサント型心室頻拍** (Incessant VT)

○ 持続の短い NSVT が繰り返し出没するもの（図 4-68）で,

○ 抗不整脈薬による**催不整脈**（Proarrhythmia）として出現する場合もある。

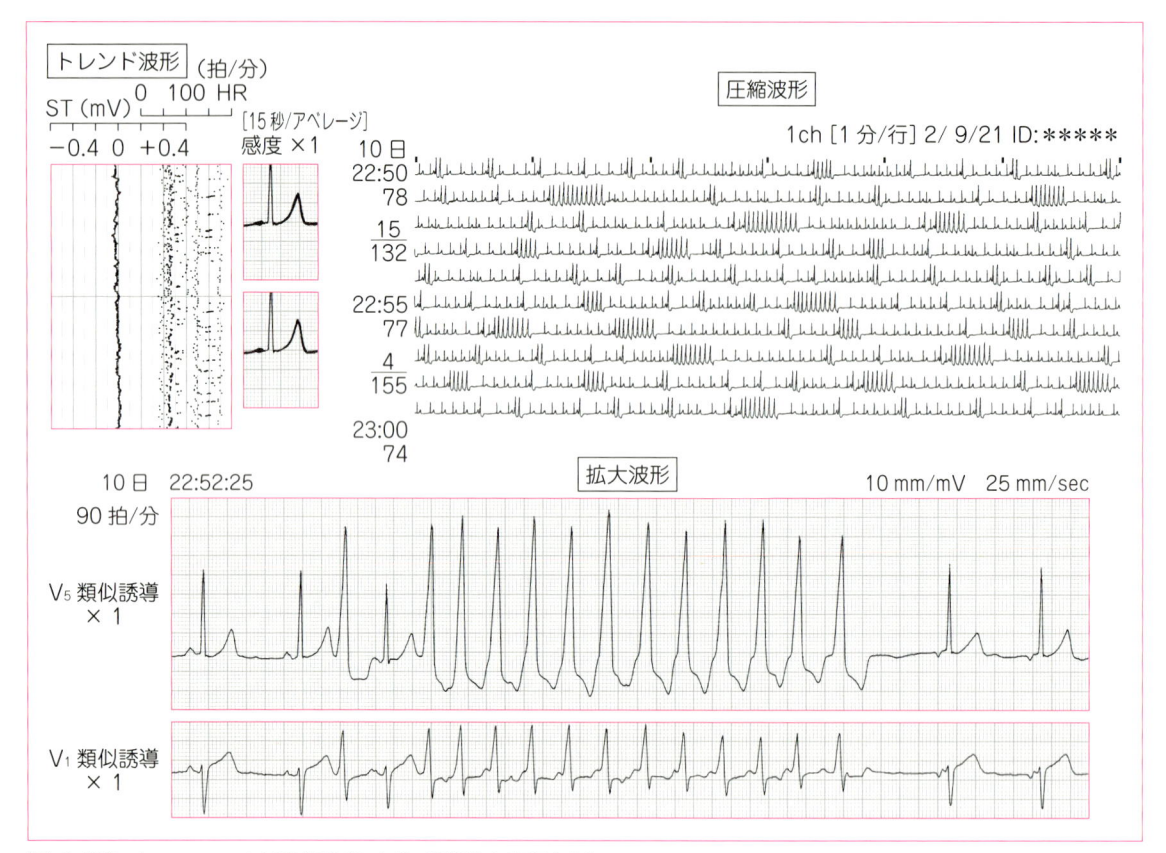

図 4-68　Incessant VT（63 歳, 女性, 器質的心疾患なし）
　　本例では心筋梗塞も抗不整脈薬の服用もないが, 3〜15 連発の NSVT（max. rate 154/分）が繰り返し出没している。

MEMO

Proarrhythmia（催不整脈）

　抗不整脈薬による新たな不整脈の出現や不整脈の増悪を Proarrhythmia と呼び, Incessant VT はその代表例である。不整脈の薬物治療では抗不整脈薬の代謝経路を再確認し, 薬剤が過量にならないように常に確認する必要がある。

　Incessant は日本語で絶え間ないと言う意味であり, 持続の短い VT が繰り返し発生している様子を端的に表わしている。

3）鑑別診断

　心室頻拍と鑑別を要する不整脈としては, 大きく分けて, 機能性脚ブロックを伴う上室頻拍と WPW 症候群に伴う頻拍症がある。

a. 機能性脚ブロックを伴う上室頻拍

① 変行伝導を伴う上室頻拍（SVT with aberrancy）

　機能性脚ブロックの代表例である変行伝導を伴う上室頻拍には, PSVT（AVNRT, AVRT, AT を含む）

を始め，発作性心房細動や心房粗動などが含まれ，VT との鑑別が常に問題となる。SVT と VT の鑑別は，PAC と PVC の鑑別と同様に，①QRS 波形の特徴的パターンや，②P 波と QRS 波の関連性などを総合して行われるが，その詳細は WCT の鑑別診断（126 頁「ちょっと一息・頭の体操」）をご覧いただきたい。

☞図 4-69 の心電図は，変行伝導を伴う上室頻拍の一例である。

上段 a の記録では，心拍数 82/分の洞調律が 3 拍続いた後，レートが 168/分の左脚ブロック型 WCT が発生し，一見 VT 様にみえるが，先行する正常心拍の T 波の上に P 波が重なって T 波が尖鋭化しており（破線円），さらに頻拍中は QRS 波の後方に逆伝導性と思われる P 波が QRS 波と 1:1 で出現する（矢印）など，本例が VT ではなく，リエントリー機序による変行伝導を伴った上室頻拍であることが推測される。

この例はその後，**左脚ブロック型 QRS 波形が正常伝導波形に変化**し（図 4-69b），その際，頻拍のレートが 168/分から 194/分とさらに**増加**している。このような現象は，WPW 症候群の AVRT で副伝導路と同側の機能的脚ブロックを合併した時にみられる現象で，本例が**左側ケント束を介した左脚ブロック型の変行伝導を伴なう AVRT** であることを示している。

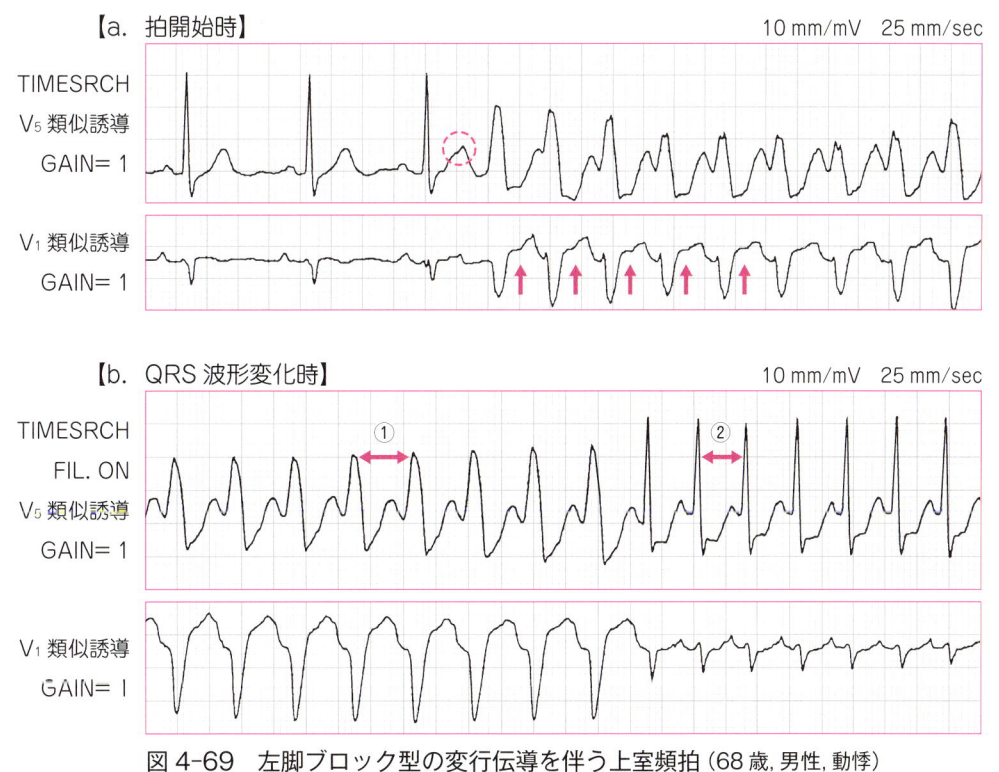

図 4-69　左脚ブロック型の変行伝導を伴う上室頻拍（68 歳, 男性, 動悸）
一見，VT 様であるが，左脚ブロック型の QRS 波形が正常伝導波形に変化した時に頻拍
周期が短縮したことで，左側ケント束による AVRT と考えられる。

② 間欠性脚ブロック（Intermittent Bundle Branch Block）を伴う上室頻拍（図 4-70）

間欠性脚ブロックは変行伝導と同様に機能性脚ブロックの一種で，障害部位により，**間欠性右脚ブロック**，**間欠性左脚**ブロック，間欠性ヘミブロックがある。また心拍数との関係から，**頻脈依存性**ブロック（Phase 3 block）と**徐脈依存性**ブロック（Phase 4 block）に分けられている。

☞図 4-70 は，間欠性右脚ブロックの症例である。

基本調律は洞調律（心拍数 89/分）で，第 4 拍目より右脚ブロック型の WCT が 6 拍連発し（レート 168/

分），NSVT 様に見える。一方，別の時間帯では，間欠的な右脚ブロックが出現しており（図 4-71），この WCT が NSVT ではなく，間欠性右脚ブロックを伴う心房頻拍（AT with intermittent RBBB）であると診断できる。

　　間欠性脚ブロックの臨床的意義は，通常の脚ブロックと同様である。

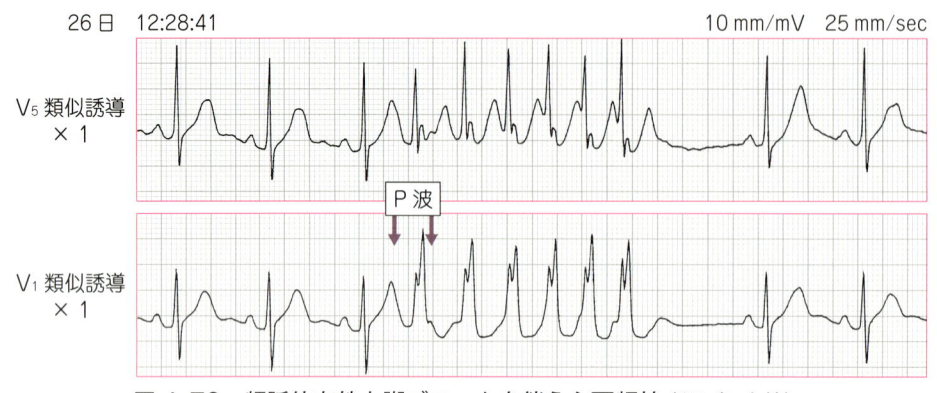

図 4-70　頻脈依存性右脚ブロックを伴う心房頻拍（65 歳, 女性）

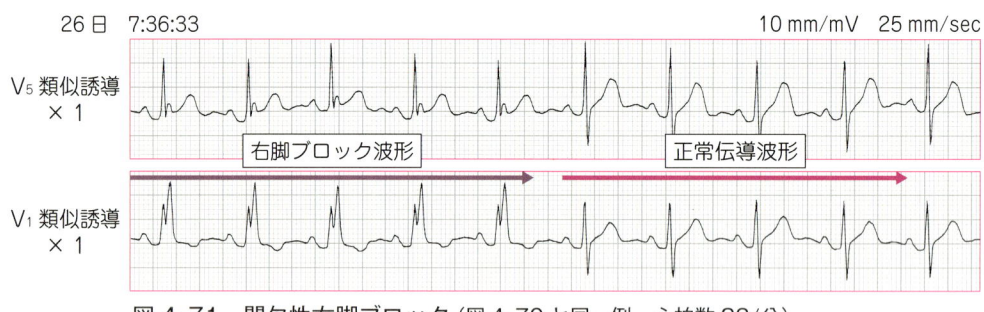

図 4-71　間欠性右脚ブロック（図 4-70 と同一例。心拍数 83/分）

b. WPW 症候群に伴う頻拍発作

① 偽性心室頻拍（Pseudo-VT）

　　既に WPW 症候群の項で述べたように，R-R 間隔の不整を伴った WCT を見た場合には，第 1 に WPW 症候群に発生した心房細動の存在を考えることが重要である。WPW 症候群に伴う心房細動時には，高頻度の心房興奮波が房室結節より不応期の短い副伝導路を通って心室に伝わるため，デルタ波を伴った幅広い QRS 波が高頻度で出現する様になり，心室頻拍と紛らわしい波形（偽性心室頻拍）がみられるようになるために両者の鑑別が必要となる。

　　☞図 4-72 は持続性心房細動に合併した間欠性 WPW 症候群の心電図である。

　　この心電図では P 波がなく，基線の細かな動揺と R-R 間隔の不整（Irregularly irregular pulse）を認め，基本調律は心房細動であると容易に診断可能である。一方，断続的に繰り返し出現している Wide QRS 波形はレートが 192～207/分と速く，あたかも Incessant VT 様であるが，Wide QRS 波形自体，R-R 間隔の不整が強く，QRS 波起始部にデルタ波があり（矢印），この心電図が持続性心房細動例に出現した間欠性 WPW 症候群の QRS 波形であるとの診断根拠となっている。

　　本例の様に WPW 症候群を合併した持続性心房細動時には，心房の興奮波がその時の伝導路の状況（不応期）により，房室結節を通ったり（Narrow QRS wave），副伝導路を通ったり（Wide QRS wave）するため

にこのような波形が生まれるようになる。この場合，WCT の原因となる他の不整脈との鑑別で最も有効な指標となるのが"絶対性不整脈"の存在である。

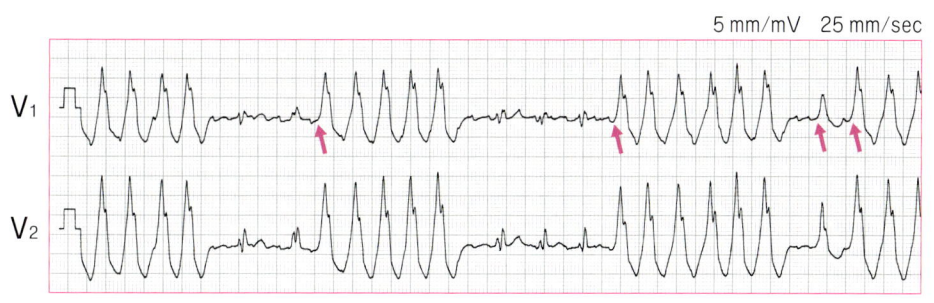

図 4-72　持続性心房細動例に合併した間欠性 WPW 症候群（46 歳, 男性, 心房細動）
矢印はデルタ波を示す。

② **逆行性房室回帰性頻拍**（Antidromic AV reentrant tachycardia）
　逆行性房室回帰性頻拍は，WPW 症候群にみられる頻脈発作の 5% 程度を占める珍しい不整脈で，副伝導路を順行性（心房→心室）に，正常房室伝導系を逆行性（心室→心房）に旋回するために，幅広い QRS 波が高頻度で出現するようになる。そのため，VT と鑑別を要する不整脈の 1 つになっているが，VT との鑑別は房室解離の存在でも証明されない限り，通常の標準 12 誘導心電図では困難で，そのほとんどは電気生理学的検査で診断されている。

③ **その他**
　WPW に伴う心房頻拍も Wide QRS tachycardia の要因となる。

　図 4-73 では，心拍数が 60/分の洞調律が 3 拍続いた後，幅広い QRS 群が 6 拍連発し，VT 様波形となっているが，よく見ると幅広い QRS 波の前に常に P 波（矢印）が 1:1 で対応しており，この頻拍が心房頻拍であると診断される。

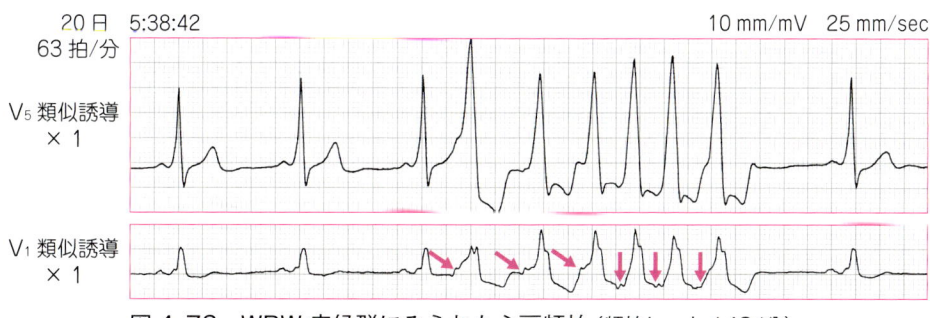

図 4-73　WPW 症候群にみられた心房頻拍（頻拍レート 148/分）

4）臨床的意義
a. 持続性心室頻拍
■ 血圧低下などの血行動態の悪化を招きやすく，緊急治療の対象となる不整脈である。

■ 心室細動に移行しやすく，放置すると心臓突然死の原因となる。

■ 特発性 VT を除いて，心筋梗塞や心筋症などの器質的心疾患を合併するものが多く，予後不良の徴候である。

■ **特発性 VT** に関しては，アブレーション治療で根治が期待できる。

b. 非持続性心室頻拍

■ 持続性VTに比べ，血行動態に対する影響は少ないが，**持続性VTや心室細動を誘発して致死的とな**るることがあるため，警戒する必要がある。

■ NSVTの薬物療法としてはⅢ群抗不整脈薬やβ遮断薬が有用で，**難治例ではカテーテル・アブレー**ションが行われる場合もある。

■ 陳旧性心筋梗塞例や拡張型心筋症例では，**NSVTは心臓突然死の危険因子であり**，心室遅延電位（LP）やホルター心電図による心拍変動解析（HRV）とともに，心疾患の予後評価に用いられている。

5）特殊型
A. 特発性心室頻拍（Idiopathic ventricular tachycardia）
1）概　念

明らかな基礎疾患のない例にみられるVTの総称で，比較的若い人に多い。内訳では，流出路起源のVTが最も多く，次いで頻拍発作停止にCa拮抗薬であるベラパミルが有効であるベラパミル感受性心室頻拍（Verapamil sensitive VT）などがある（図4-74）。

2）心電図所見（発作時）

① 最も多い心電図パターンは，"「左脚ブロック型」＋下方軸"タイプで，胸部誘導の左脚ブロック波形とⅡ，Ⅲ，aVF誘導の陽性波を特徴的なパターンとする流出路起源のVTである（図4-19は右室流出路起源のPVCであるが，同起源のVTも同様の心電図パターンを示す）。

② 右室流出路起源と左室流出路起源の違いは，移行帯がどこにあるかで異なり，右室の場合はV3誘導以後，左室の場合はV2誘導以前となる。

③ ベラパミル感受性心室頻拍の心電図では，"「右脚ブロック型」＋上方軸"の特徴的なパターンがみられ，他のVTに比べてQRS幅が狭いのが特徴である（図4-74）。

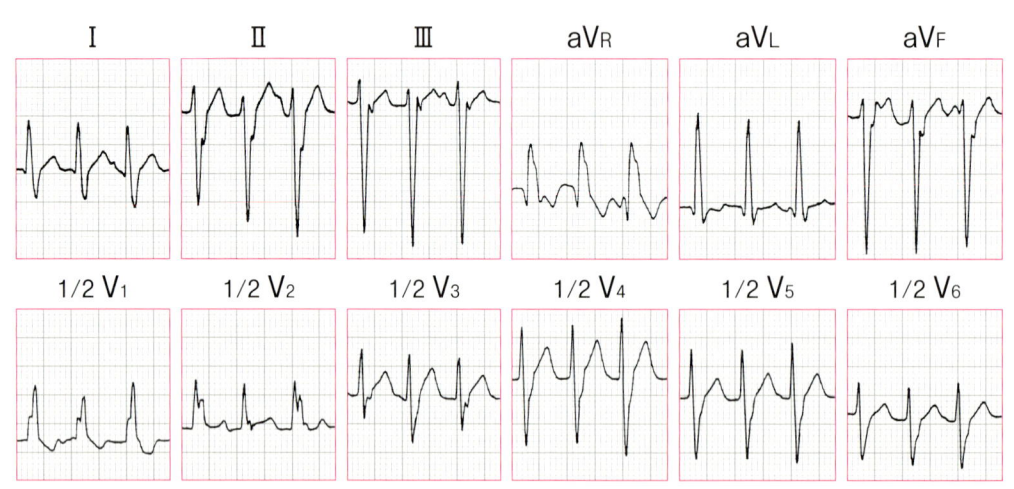

図4-74　ベラパミル感受性心室頻拍（18歳，男性，心拍数 167/分）
右脚ブロック型でⅡ，Ⅲ，aVF誘導のQRS波が陰性の上方軸を伴う心室頻拍。非発作時の心電図や心エコー図では異常を認めない。

3）臨床的意義

■ 特発性心室頻拍は，若年者における動悸や失神の原因となる不整脈の1つである。

■ 基礎疾患を有するVTに比べて生命予後は一般に良いと考えられているが，図4-20で示したような**危険なタイプのVTがまれに存在する**ために注意する必要がある。

■ ベラパミル感受性心室頻拍は左脚後枝プルキンエ線維網におけるリエントリー機序によるVTで，若年者に多く，ベラパミルが頻脈発作の停止や予防に**有効**である。

B．促進性心室固有調律（Accelerated idioventricular rhythm：AIVR）

1）概　念

心室固有調律のレート（40〜60/分）より速く，心室頻拍のレート（100〜220/分）より遅い心室より発生する調律で，Slow VTとも呼ばれている。

2）心電図所見

① 幅の広いQRS波（心室波）が，60〜100/分の頻度で，繰り返し出没する。

② 基本調律（洞調律）との間に**不完全房室解離**を示すことが多い。

③ 一部，融合収縮がみられることもある。

☞図4-75に代表例を示す。正常心拍は第7拍目（★）のみで，第1〜5，9拍目がAIVR（●），第6，8拍目が融合収縮（Fusion beats）（無印）である。この心電図ではP-P間隔が延長するとともに，幅の広い左脚ブロック型のQRS波（●）が基本洞調律（P波）のレート（64/分）より少し速いレート（67/分）で出現し，P波とQRS波がお互い独自のリズムに発生しているためにPR間隔が少しずつずれて，**不完全房室解離**（Incomplete AV dissociation）の状態となっている。

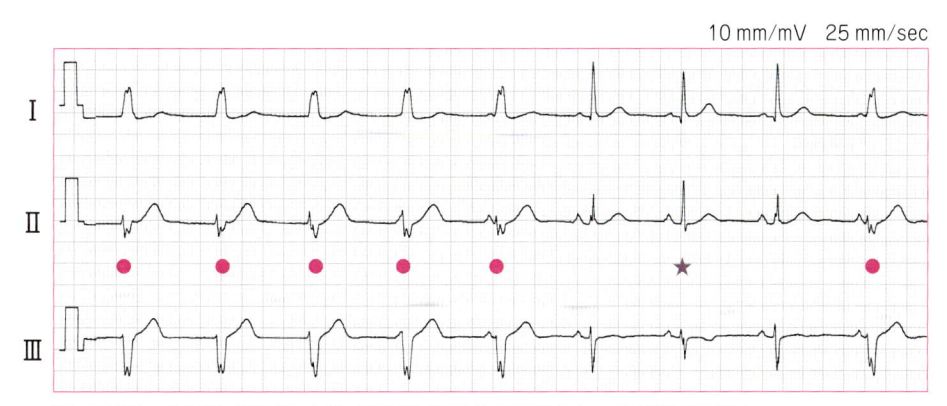

10 mm/mV　25 mm/sec

図4-75　AIVR（58歳，女性，検診例，器質的心疾患なし。心拍数67/分）

3）鑑別診断

① 間欠性WPW症候群（Intermittent WPW syndrome）

間欠性WPW症候群では，副伝導路を介した早期興奮が間欠的に発生するため，連続してデルタ波が出現すると，AIVR様の心電図所見がみられる場合がある。

☞図4-76は，その一例である。第1〜第2拍目は房室結節を経由した正常伝導波形であるが，第3拍目より幅が広いQRS波が連続的に出現し，あたかもAIVR様にみえる。しかし，よく見ると間欠性WPW症候群ではAIVRと異なり，PR間隔は常に一定で，不完全房室解離の所見はなく，WPWに特徴的な**デルタ**

波と PR 間隔の短縮を認める。

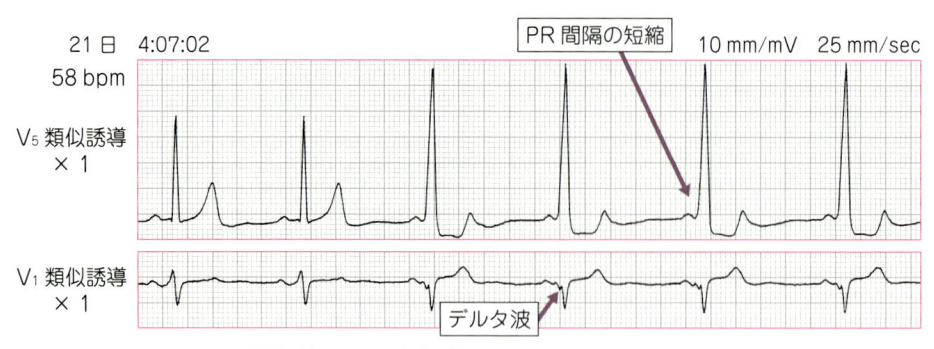

図 4-76　間欠性 WPW 症候群（45 歳, 女性。心拍数 58/分）

② ペースメーカー心電図

　　ペースメーカー（Pacemaker：PM）植込み後の心室ペーシング波形も QRS 幅が広くなり, 頻脈になる
と AIVR と間違われる恐れがある。特に双極リードの場合には, スパイクが小さいので分かりにくい。

　☞図 4-77 にその一例を示す。この記録では, 第 1, 第 2 拍目がレート 60/分の心房ペーシング波形（⬇）
で, 続いて少し早いタイミングで自己調律（洞調律）が 1 拍入り, 以後, 幅の広い QRS 波が 92/分のレート
で 5 拍続いている。一見 Slow VT のようであるが, 注意してみると, 各 QRS 波の直前には鋭いスパイク
があり, PM による心室ペーシング波形であると判定出来る。

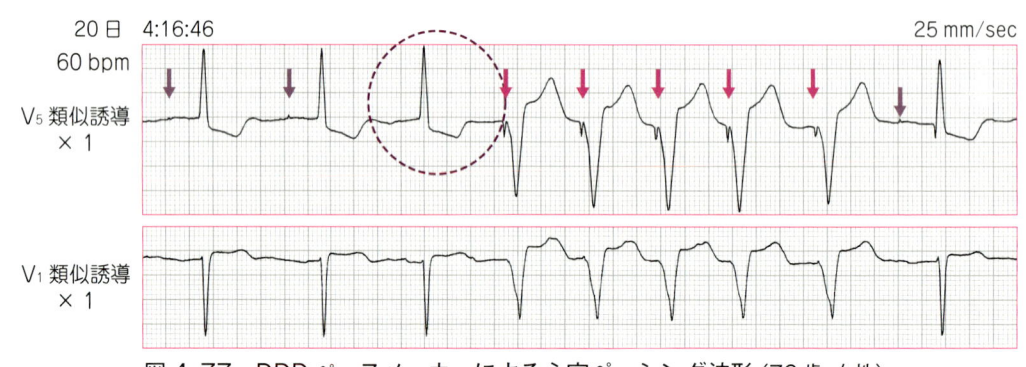

図 4-77　DDD ペースメーカーによる心室ペーシング波形（76 歳, 女性）
⬇は心房ペーシング, ⬇は心室ペーシング, 破線円内は正常伝導波形を示す。

4) 臨床的意義
　■ 若年者でみられる無症状の AIVR は経過観察のみで, 治療の必要性はない。
　■ AIVR は種々の疾患（原因）で出現するが, 血行動態に対する影響は少ない。
　■ AIVR は AMI 時には, 再灌流不整脈としての臨床的意義を有する。

☕ ちょっと一息・頭の体操　**心室頻拍らしさとは？**

WCT の鑑別診断（VT vs SVT with aberrancy）

　幅の広い QRS 波（＞120 ms）が速いレート（100 beats/min）で規則的に連続出現する Wide complex
tachycardia（WCT）の鑑別診断では, 陳旧性心筋梗塞や心筋症などの基礎疾患を有する例に発生する心

室頻拍と，器質的心疾患のない例に出現する**変行伝導を伴う上室頻拍**やWPW症候群に伴う上室頻拍（Antidromic AVRT など）との鑑別が必要となる。

　心電図によるこれらの不整脈の鑑別は常に可能とは限らないが，WCTの治療においては，心室性か上室性かの鑑別は患者の**生命予後を左右する**重要事項である（上室頻拍に使うベラパミルなどのCa拮抗薬を，心室頻拍例に対して使用すると血圧が低下し，不測の事態を招きかねない）。

　一方，R-R間隔が不規則なWCTをみた場合には，WPW症候群に伴う心房細動発作（Pseudo-VT）の可能性も考えて多形性心室頻拍などとの鑑別を行う必要がある。

　以下の解説はVTに特徴的な心電図所見のまとめであり，WCTの鑑別診断に有用である。

4

不整脈のみかた

【心室頻拍（VT）を支持する所見】

　以下の各項目は，WCTがVTである可能性が高い心電図所見である。絶対的ではないがSVTとの鑑別に有用である［特に（1）〜（2）の存在はVTを強く示唆する所見である］。

(1) **房室解離**（AV dissociation）の存在

(2) **融合収縮**（Fusion beat），**心室捕捉**（Ventricular capture）の出現

(3) 典型的な**脚ブロックパターンの欠如**（Absence of a classic BBB）[14]

　a. WCTが右脚ブロック型の場合（①と②から1つずつ該当した場合）

　　① V1, V2誘導では単相性のR型（Monophasic R）や2相性のqR型やRs型のQRS波，Taller left rabbit ear パターン（R>R'のRR'波）などのQRS波が出現する［←→ SVTでは，V1, V2誘導のQRS波は3相性のrSR'型（r<R'）となることが多い］。

　　② またV6誘導ではS波が深くなり（R/S比<1），QRS波がQS型になることもある（←→ SVTでは，R/S比>1となる）。

　b. WCTが左脚ブロック型の場合（①〜④の内からいずれか1つ該当した場合）

　　① V1, V2誘導の初期r波の持続時間>30 ms

　　② V1, V2誘導のS波下降脚にノッチまたはスラー（Josephson's sign）

　　③ V1, V2誘導のRS間隔>60 ms

　　④ V6誘導のQ波の存在（SVTではQ波はみられない）

(4) 胸部誘導の**Concordant pattern**（特にNegative concordancy）

(5) **極端な右軸偏位**（Extreme right axis deviation）
　電気軸が−90〜＋180度のNorthwest axisに入る

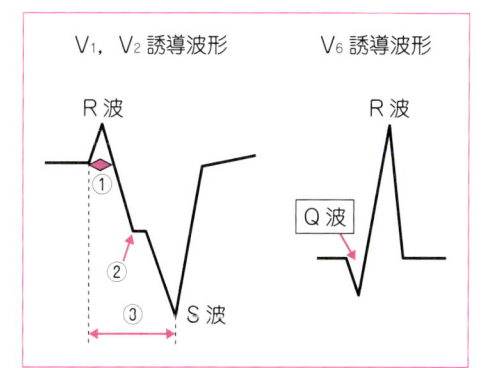

図 4-78　左脚ブロック型心室頻拍のQRS波（模式図）

(6) **異常に幅の広いQRS波**（Very wide QRS）
　①右脚ブロック型WCT>140 ms，②左脚ブロック型WCT>160 ms

(7) **Brugada's sign**[14]
　R波の開始点からS波の底までの間隔（RS complex）（全胸部誘導の最大値）>100 ms

超簡単なWCT鑑別の指標

【RWPT（R wave peak time）クライテリア[15]】

　Ⅱ誘導における初期R波までの時間（RWPT）≧50 msecはVTを示唆（感度93.2%，特異度99.3%）。

8 心室細動（Ventricular fibrillation：Vf）

　心臓の有効な収縮が失われて心室筋が痙攣している状態で，急性心筋梗塞などに伴って表れやすい。心室細動時には心臓は血液を拍出しておらず，心停止と同じ状況である。心臓突然死（Sudden cardiac death：SCD）の最も多い原因であり，植込み型除細動器（Implantable cardiac defibillator：ICD）の Class I の適応である。

1）心電図所見

① 心電図では基線の細かい動揺を認めるのみで，P 波も QRS 波も存在しない。

② 時に R on T 型の期外収縮（矢印）が引き金となる（図 4-79）。

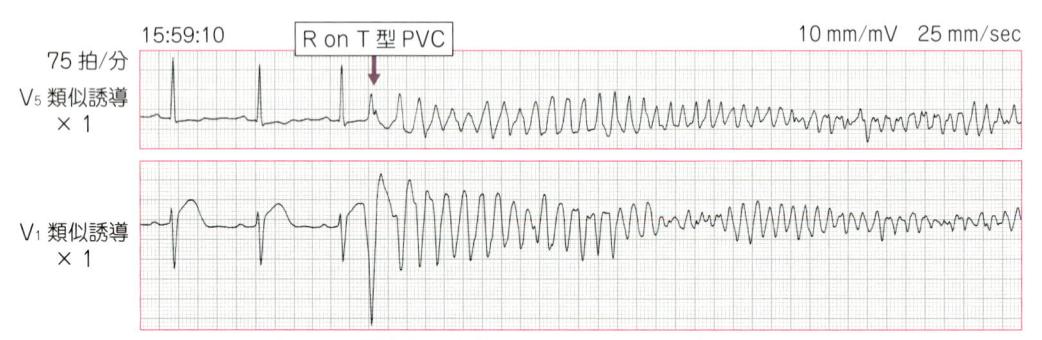

図 4-79　R on T 型の心室（性）期外収縮により発生した心室細動（77 歳, 男性, 解離性大動脈瘤）

2）分　類

a. 基礎疾患の有無による分類

① 器質性心疾患を合併した Vf

② 器質性心疾患を認めない Vf（**特発性心室細動**：Idiopathic Vf）

b. 急性心筋梗塞（AMI）時の臨床経過よりの分類

① Primary Vf：AMI 発症初期の合併症がまだみられない時期に発症する Vf

② Secondary Vf：AMI 合併症に伴って出現する Vf

3）臨床的意義

■ **心臓突然死**（Sudden cardiac death：SCD）の原因不整脈として，最も多いものである。

■ **急性心筋梗塞**では病院外死亡の主因となるため，一般市民による AED 使用が推進されている。

■ 器質的心疾患を伴う心室細動例の予後は悪く，蘇生例では植込み型除細動器が勧められる。

■ 特発性心室細動の原因は従来，不明であったが，近年，Brugada 症候群や早期再分極症候群などの遺伝性不整脈が心室細動の原因疾患としてクローズアップされ，注目されている。

■ 心室細動に有効な薬物はなく，電気的除細動が唯一の治療法である。

4）心室細動を誘発する警告不整脈（Warning arrhythmia）

　AMI 時に出現する心室細動の誘因となる心室性期外収縮には以下のものがある。

① **多発性**（1 分間に 5〜6 個以上）心室（性）期外収縮

② **多源性**（Multifocal）心室（性）期外収縮

③ 連発性 (Repetitive) 心室 (性) 期外収縮

④ R on T 型心室 (性) 期外収縮

9 房室ブロック (AV block)

　心房から心室への興奮伝播が障害された状態で，古くより房室伝導の障害度により第1度から第3度房室ブロックに分類されている。

1) 分　類

　房室ブロックは，心電図記録より判定した房室伝導障害の程度により，第1度から第3度房室ブロックに分類する。下記の分類は標準的な分類であるが，2:1〜3:1 ブロックや高度房室ブロックは2度房室ブロックとは別枠で分類することもある。また，房室ブロックの重症度は固定的なものではなく，自律神経などの影響を受け，24時間変動している様子がホルター心電図ではよく観察される。特に発作性房室ブロックの記録にはホルター心電図は不可欠な検査法である。

a. 第1度房室ブロック：PR 間隔の延長がみられる*のみ*の房室ブロック。

b. 第2度房室ブロック：QRS 波が時々，脱落するタイプの房室ブロック。
　① Wenckebach 型：PR 間隔が漸次延長し，ついには QRS 波が脱落するタイプ。
　② Mobitz II 型：PR 間隔の延長なしに，突然 QRS 波が脱落するタイプ。
　③ 2:1〜3:1 ブロック：房室伝導比が 2:1〜3:1 の房室ブロック。
　④ 高度房室ブロック：P 波に続く QRS 波が2個以上連続して脱落するタイプ。

c. 第3度房室ブロック：房室伝導が完全に途絶し，心房と心室が全く関係なく別々のリズムで興奮している房室ブロック。完全房室ブロックともいう。

2) 心電図所見

a. 第1度房室ブロック (First-degree AV block)（図 4-80）

　PR 間隔が延長するだけの房室ブロックで，PR 間隔は **0.20 秒**を超えるようになる（＞0.20 秒：0.20 秒は正常範囲内）。

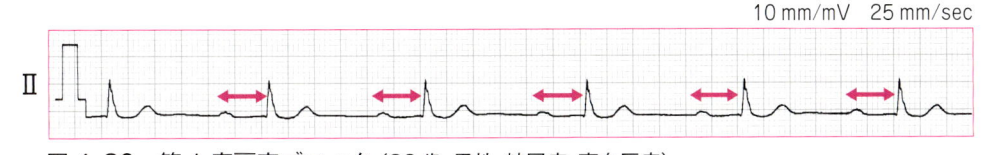

10 mm/mV　25 mm/sec

図 4-80　第1度房室ブロック (82歳, 男性, 糖尿病, 高血圧症)
心拍数は 50/分で，PR 間隔 (両矢印) は 0.34 秒と延長している。QRS 間隔，QTc は正常範囲内である。

b. 第2度房室ブロック (Second-degree AV block)

　時に P 波の一部が心室に伝わらず QRS 波が脱落するタイプの房室ブロック。

① **Wenckebach 型房室ブロック** (Type I second-degree AV block)

　PR 間隔が漸次延長し，ついには QRS 波が脱落するタイプの房室ブロック。

【ポーズからの回復が洞調律で始まる場合】　10 mm/mV　25 mm/sec

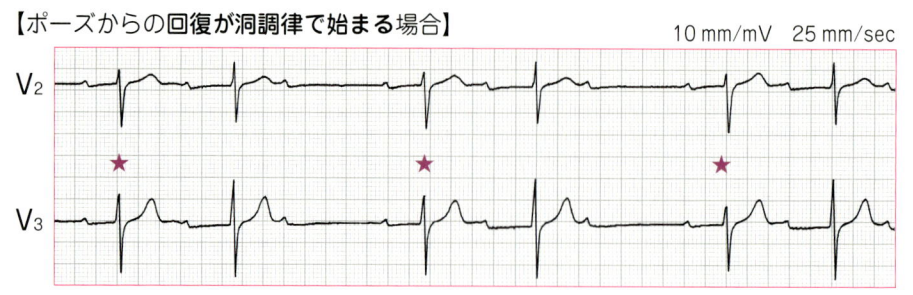

図4-81　典型的な Wenckebach 型第2度房室ブロック（69歳, 男性）
PR 間隔が漸次延長する3:2伝導の房室ブロックがくり返し出現しており, QRS 波脱落後の心拍は洞調律（★）で
再開している（心拍数39/分）。

【ポーズからの回復が房室接合部（性）補充収縮で始まる場合】　10 mm/mV　25 mm/sec

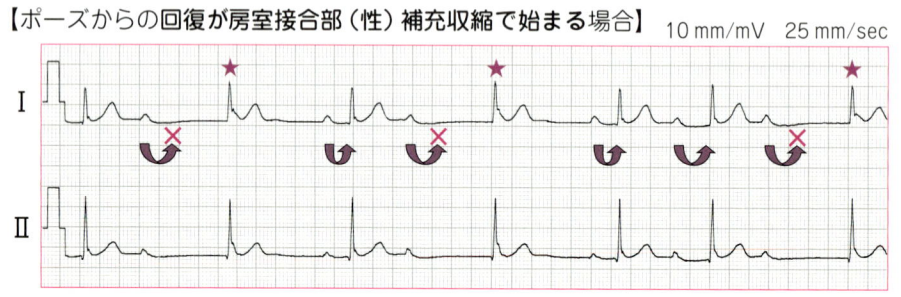

図4-82　Wenckebach 型〜2:1房室ブロック（25歳, 男性。心拍数40/分）

　☞図4-82は図4-81と同様に, 2:1〜3:2伝導の房室ブロックがみられるが, QRS 波脱落後の第1心拍は房室接合部（性）補充収縮（★）で再開している（心拍数45/分）。Wenckebach 型房室ブロックでは, Pause からの回復が補充収縮で始まることはよくあることで, これを高度房室ブロックと見誤らないように注意することが大切である。

② MobitzⅡ型第2度房室ブロック（Type Ⅱ second-degree AV block）
　PR 間隔の延長なしに突然 QRS 波が脱落するタイプの房室ブロック（図4-83）。

11 日　3:47:57　　　　　　　　　　　　　　　　　　　10 mm/mV　25 mm/sec

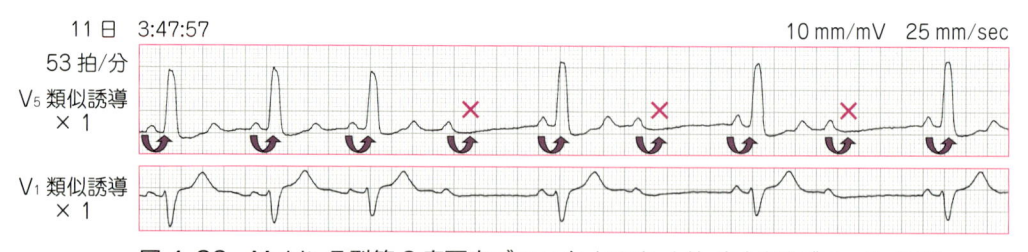

図4-83　MobitzⅡ型第2度房室ブロック（46歳, 女性, 完全左脚ブロック, 失神）
PR 間隔の延長なしに, 第4拍目以降の P 波に続く QRS 波が2:1の割合で脱落している（心拍数53/分）。

③ 2:1房室ブロック（2:1 AV block）（図4-82〜84）
　P 波（図4-84●）2個の内, 1個が心室に伝導するタイプの房室ブロック。短い記録では Wenckebach 型か MobitzⅡ型か分からないので, 鑑別には長い記録が必要となる。どちらか分からない時は2:1房室ブロックと記載する。

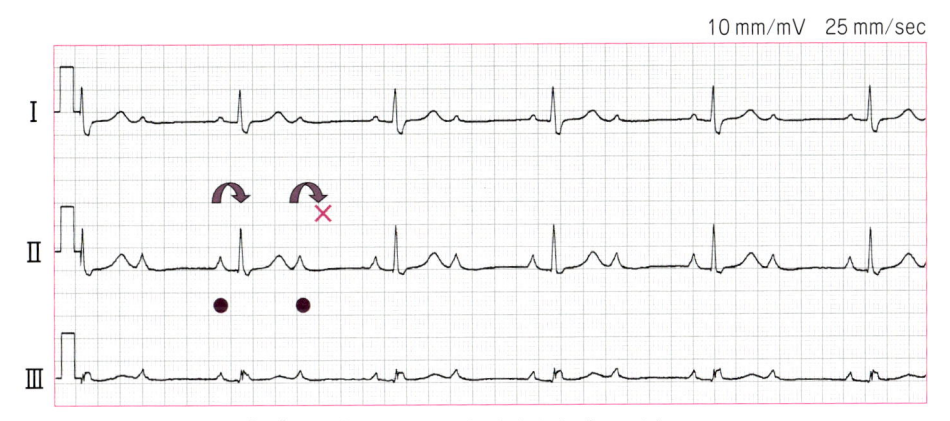

図 4-84　2:1 房室ブロック（76 歳, 女性, 完全右脚ブロック）
P 波（●）のレートは 82/分，QRS 波のレートは 41/分で，P 波 2 個に対して QRS が 1 個心室に伝わっている。

④ 3:1 房室ブロック（3:1 AV block）

　P 波（●印）3 個の内，1 個が心室に伝わるタイプの房室ブロックで（図 4-85），通常，**高度房室ブロック**に分類されている。

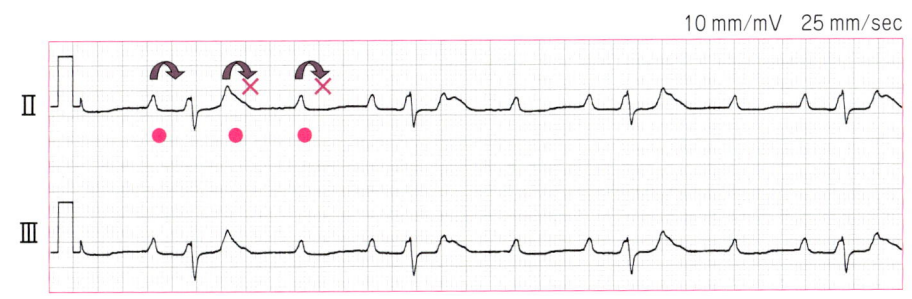

図 4-85　3:1 房室ブロック（80 歳, 男性, 心室内伝導障害）
P 波（●）のレートは 105/分，QRS 波のレートは 34/分で，P 波 3 個の内，1 個だけが心室に伝わっている。

⑤ 高度房室ブロック（Advanced AV block）

　P 波に続く QRS 波が 2 個以上，連続して脱落するタイプの房室ブロック（図 4-86）。

　図 4-86 では房室伝導が保たれているのは，第 1，第 3，第 5 番目の QRS 波（●）で，第 2，第 4 番目の QRS 波は PR 間隔が余りにも長く，QRS 幅が広いため，心室（性）補充収縮（破線円内）と考えられる。P 波（矢印）に続く QRS 波は 3 個続けて脱落しており，高度房室ブロックと考えられる。

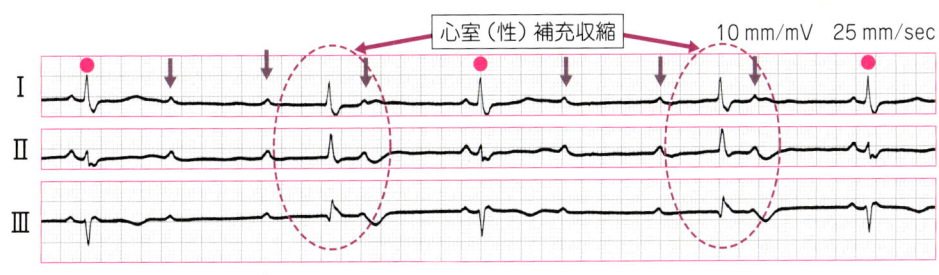

図 4-86　高度房室ブロック（69 歳, 女性）

C. 第3度房室ブロック (Third degree AV block)

① 心房・心室間の伝導が完全に途絶するために，P波とQRS波がそれぞれ独自リズムで出現し，P波とQRS波の間に何ら関連性がみられない房室ブロックで，**完全房室ブロック (Complete AV block)** とも呼ばれている (図4-87, 88)。

② 古くより Adams-Stokes 症候群の原因不整脈として有名である。

③ 心電図所見

完全房室ブロックは心電図所見より，2つのタイプに分類される。

(1) QRS幅の狭い完全房室ブロック (Complete AV block with narrow QRS complex) (図4-87)

このタイプの房室ブロックは，**房室結節の障害で発生することが多く，原因がなくなれば回復する予後の比較的良好なタイプ**の完全房室ブロックであるが，一部，予後の不良なヒス束内ブロックが含まれており注意するとともに，電気生理学的検査が必要である。

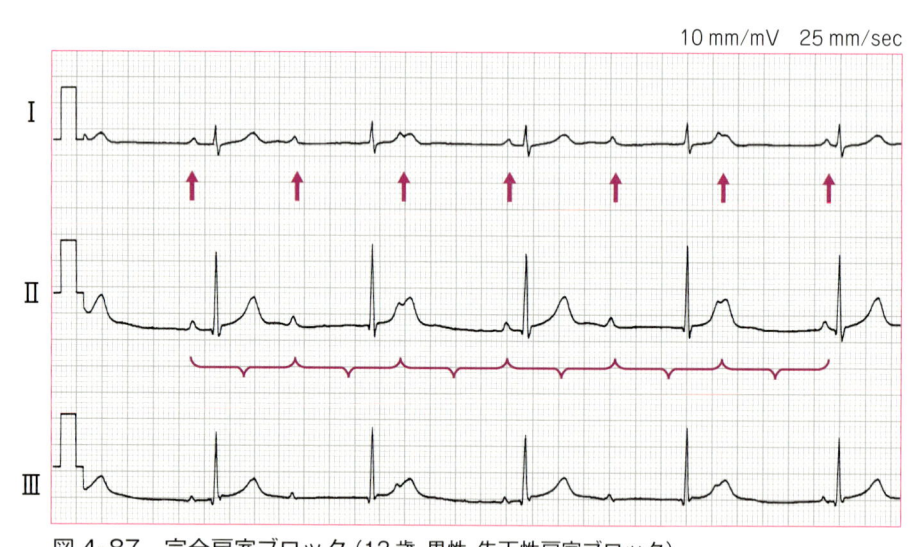

図4-87　完全房室ブロック (13歳, 男性, 先天性房室ブロック)
　P波 (矢印) のレートは73/分，QRS波のレートは49/分で，両者間に何ら関連性はみられない。QRS間隔は94 msecと正常範囲内。

(2) QRS幅の広い完全房室ブロック (Complete AV block with wide QRS complexes) (図4-88)

このタイプの房室ブロックは，**ヒス-プルキンエ系の伝導障害で発生することが多く，補充調律のレートも遅いため，Adams-Stokes発作を起こしやすく，ペースメーカーの植込みが必要となる予後の悪い**タイプの完全房室ブロックである。

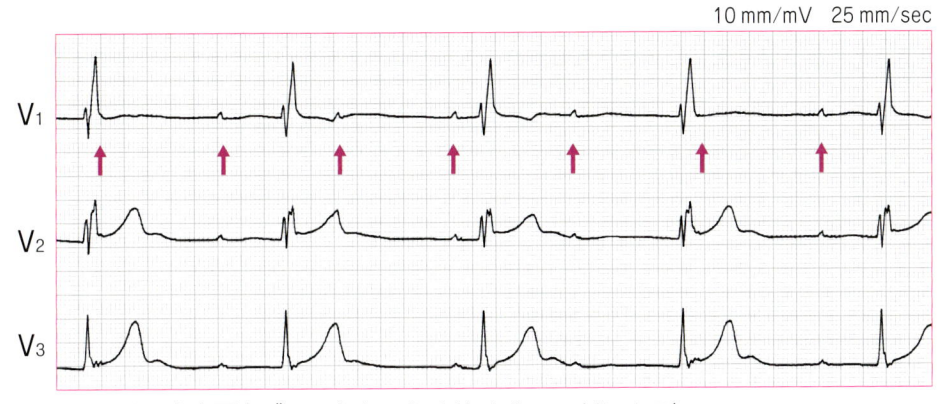

10 mm/mV　25 mm/sec

V₁

V₂

V₃

図 4-88　完全房室ブロック（62 歳, 女性, 心サルコイドーシス）
P 波のレートは 57/分, QRS 波のレートは 35/分で, 両者間に何ら関連性はみられない。
QRS 間隔は 142 msec と延長し, 右脚ブロック型を示す。矢印は P 波を示す。

ちょっと一息・頭の体操　完全房室ブロックの P-P 間隔は一定か？

完全房室ブロックや一部の 2 度房室ブロックでは, P-P 間隔は一定と思われているが, 正確には一定でなく, ときに変動がみられることがある。

図 4-89 は, 完全房室ブロックに出現した**室因性洞不整脈**（Ventriculophasic sinus arrhythmia）の心電図である。この記録では, **QRS 波を挟む P-P 間隔が挟まない P-P 間隔より短くなる所見**がみられ, P-P 間隔が 1 拍毎に変動している様子が観察される。これは心室収縮に伴う心房内圧の上昇や洞結節への血流改善などが洞結節のレートに影響して起こる現象と考えられている。この不整脈による血行動態への影響はなく, 室因性洞不整脈の臨床的意義はないが, 時に Blocked PAC との鑑別が必要となる場合がある。

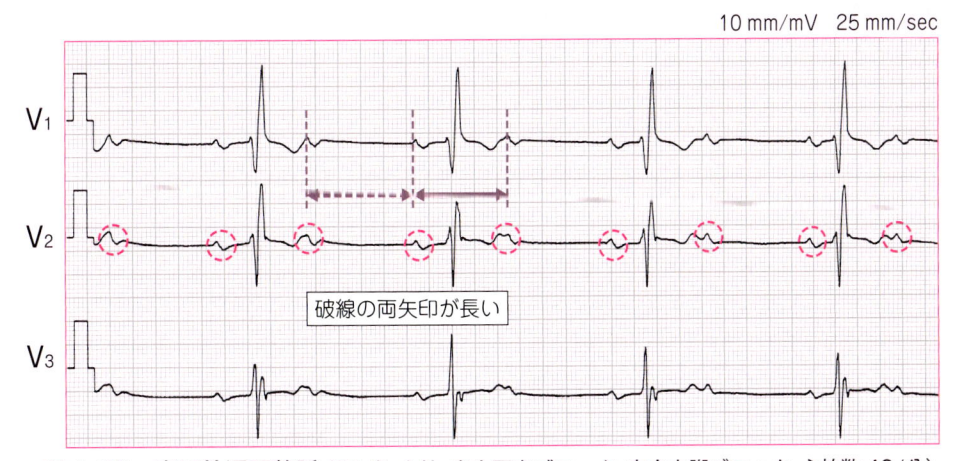

10 mm/mV　25 mm/sec

V₁

V₂

破線の両矢印が長い

V₃

図 4-89　室因性洞不整脈（82 歳, 女性, 完全房室ブロック, 完全右脚ブロック。心拍数 40/分）
本例は完全房室ブロック例の心電図記録であるが, 右脚ブロック型の QRS 波を挟む P-P 間隔（◀─▶）が,
QRS 波を挟まない P-P 間隔（◀--▶）に比べて短くなっている。これは Ventriculophasic sinus arrhythmia と
呼ばれる不整脈で, 完全房室ブロック例の 30〜40％で認められる。破線円は P 波を示す。

3) 房室ブロックの障害部位と心電図所見

　房室ブロックは障害される部位により，臨床像が異なる。**房室結節内でのブロックは薬剤や虚血などによる機能性のものが多く**，原因がなくなれば房室伝導は回復するものが多い。一方，**ヒス-プルキンエ系の障害によるブロックは伝導系の変性などによる器質的病変が多く**，恒久性で，下位中枢のペースメーカーも不安定なため，ペースメーカー（Pacemaker：PM）植込みの適応となる。

　表4-3に両者の臨床像の違いを示す。

表4-3　完全房室ブロックの障害部位と臨床的特徴

	房室結節内ブロック	ヒス-プルキンエ系ブロック
ブロックの部位	房室結節	ヒス-プルキンエ系
QRS 間隔	基本調律と同じ（脚ブロックなどがなければ通常，Narrow QRS pattern）	QRS 幅の広いものが多い（ヒス束内ブロックの場合は Narrow QRS type）
基礎疾患	下壁梗塞，ジギタリス中毒，Ca 拮抗薬などの薬剤	前壁中隔梗塞，伝導系の変性疾患（Lenègre 病など）
予後	原因が無くなれば良好	不良（PM が必要）

4) ヒス束心電図による房室伝導障害の評価

　このような房室ブロックの障害部位の判定には**ヒス束心電図**（His bundle electrocardiography：HBE）が利用されている（図4-90）。ヒス束電位は三尖弁輪のヒス束近傍で記録した心内心電図をフィルター処理して記録したもので，房室ブロック例のペースメーカー植込みの適応を決定する際に重要な資料となる。

　HBE により房室ブロックは，

① **房室結節内ブロック**（AH ブロック）：AH 間でブロックが起こる。

② **ヒス束内ブロック**（HH' ブロック）：H 波が2つに分裂する。

③ **ヒス-プルキンエ系ブロック**（HV ブロック）：HV 間でブロックが起こる。

の3つの障害部位に分けられるが，房室結節内ブロック以外は予後が悪いものが多い。

5) 臨床的意義

- ■ 第1度～Wenckebach 型第2度房室ブロックは，健常者の一部やアスリート，迷走神経緊張状態，房室伝導を抑制する薬剤服用時，心筋炎などの際にみられるが，いずれも**房室結節の機能的な病変に由来する**ことが多く，通常可逆的で，予後が比較的良好な房室ブロックである。
- ■ これとは対称的に，Mobitz II 型第2度房室ブロックより重症の房室ブロックは，ヒス-プルキンエ系**伝導組織の器質的病変に由来する心電図異常**であり，労作時の息切れやめまい感，Pre-syncope などを来しやすく，**予後不良の房室ブロック**である。
- ■ **完全房室ブロックは古くより"Adams-Stokes 発作"の原因となる不整脈として有名**で，ペースメーカー植込みの適応となる（ただし，小児の先天性完全房室ブロックでは，運動時の心拍応答が良ければ早急に PM を植込む必要はない）。
- ■ 健常例でもホルター心電図を記録すると房室ブロックを認めるが，若年者を中心に Wenckebach 型までの房室ブロックがまれにみられるのみである。
- ■ 右冠動脈閉塞による**下壁の急性心筋梗塞**では，**房室ブロックを合併**することが多いが，**房室結節は左右冠動脈から2重支配を受けているためブロックは一過性**で，通常，一時ペーシングで回復する。

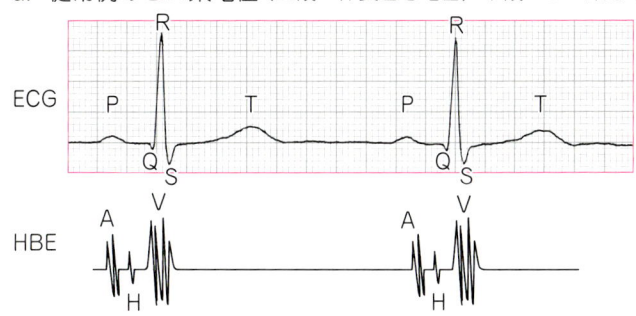

a. 健常例のヒス束電位（上段：体表面心電図，下段：ヒス束心電図の模式図）

b. 房室ブロック例のヒス束電位

① AH ブロック（1 度）：AH 間が延長する → 房室結節の障害を表す。

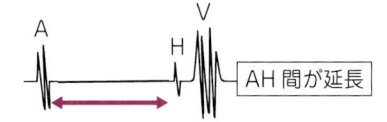

AH 間が延長

② HV ブロック（2 度）：HV 間で伝導が切れる → ヒス-プルキンエ系の障害を表す。

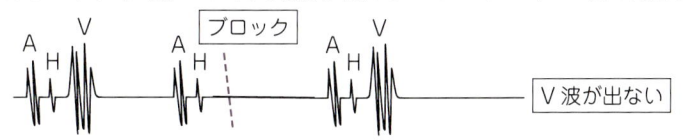

ブロック

V 波が出ない

③ ヒス束内ブロック（1 度）：ヒス束電位が 2 つ記録される → ヒス束内の障害を表す。
（体表面心電図の QRS 波形は AH ブロックと同様に Narrow QRS）

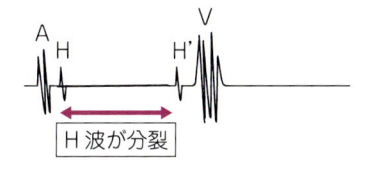

H 波が分裂

図 4-90　ヒス束心電図による房室伝導障害部位の判定
　HBE では，心房の興奮に相当する A 波，心室の興奮に相当する V 波以外に，ヒス束電位を表す H 波が記録され，房室ブロックの障害部位によってそのパターンが変わることから，房室ブロックの部位診断が可能となる。

ちょっと一息・頭の体操　房室ブロックから心停止に至る機序

　房室ブロックから長い心室静止（Ventricular standstill）や心停止を来す機序としては，①正常〜軽症の 1〜2 度房室ブロックから，突然長い心室静止が発生する**発作性房室ブロック**，②完全房室ブロック例における "Block in block" の発生，③高度の徐脈時に QT 間隔の延長を基質として発生する**トルサード・ド・ポアン**（TdP）と呼ばれる多形心室頻拍の関与が報告されている。

　以下に，これら症例を提示する。

［症例 4-5］発作性房室ブロック（Paroxysmal AV block）の場合

　症例は 71 歳，女性。主訴は**めまい発作**（Presyncope）である。

　本例は，甲状腺機能低下症と症候性てんかんで通院中であったが，めまい発作の精査のためホルター心

電図を記録したところ，甲状腺機能も影響していると思われる心拍数の全般的な低下（最小心拍数39/分，最大心拍数107/分，24時間総心拍数78,356拍）と，**約5.4秒の長い心室静止を伴う発作性房室ブロック**を認めた（図4-91）。この記録では，もう1カ所 Wenckebach 型房室ブロックを認める箇所があるが，他の房室伝導障害はみられていない。また患者は普段，房室ブロックや心電図異常を指摘されたことはない。

　発作性房室ブロックは，**突然P波だけが存在する長い心室静止**（Ventricular standstill）が出現するまれな不整脈で，**失神発作**や**突然死**の原因となるため，ペースメーカー治療の対象となる。本症の安静時心電図は正常か，1度房室ブロックや右脚ブロックなどの軽度の伝導障害を示すかの場合が多く，本症の診断には，長時間心電図が記録可能な**ホルター心電図**や Loop Recorder が必須の検査法となる。

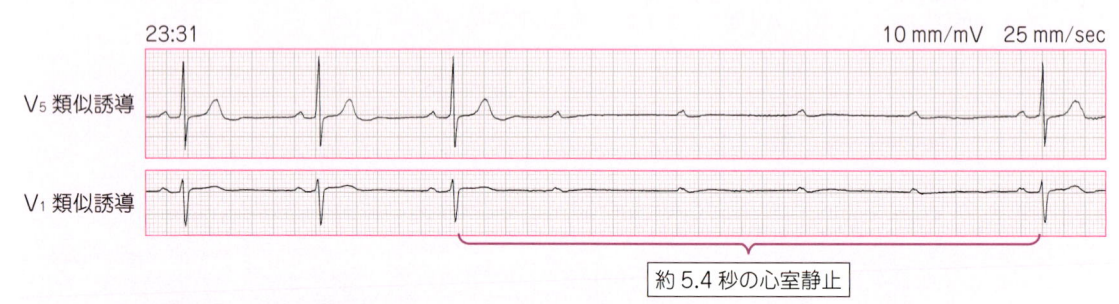

図4-91　発作性房室ブロックによる約5.4秒の心室静止（71歳, 女性）
心拍数 45/分の洞徐脈から何の予告もなく，約 5.4 秒の長い心室静止が発生している。発作前の PR 間隔は 0.20 秒で正常範囲内であり，QRS 間隔も 0.08 秒で心室内伝導障害の所見はみられていない。

MEMO

心室静止（Ventricular standstill）

　心室静止は**心室の電気的活動が停止した状態**で，心停止とは異なり，**心房の電気的活動はみられる**。従って心電図では QRS 波がなく，P 波だけがみられるようになる。心室静止は，発作性房室ブロックの際に出現する。

Have a break　ちょっと一息・頭の体操

［症例4-6］完全房室ブロック例の場合（"Block in block" とは？）

　症例は80歳，男性。主訴は労作時の息切れとめまい感で，以前より完全房室ブロックを指摘されている。

　図4-92は，本例のホルター心電図記録である。22時16分のホルター心電図記録では，P波の出現頻度は69/分，CRBBB 型の QRS 波の出現頻度は32/分で，P 波と QRS 波の間に何ら関連性はなく，完全房室ブロックの所見を呈しているが，問題なのは CRBBB 型の下位のペースメーカーのレートが睡眠中（1時17分）には低下し，約4.1秒の Pause を生じている点である（図4-93）。本例のような幅広い QRS 波を伴う完全房室ブロックの障害部位はヒス-プルキンエ系の末梢伝導路にあり，**下位中枢のペースメーカーが不安定**で，ペースメーカーからの興奮が途中でブロックされて出てこなくなることがある（**出口ブロック：Exit block**）。このような現象は古くから "Block in block" と呼ばれ，Adams-Stokes 発作の発生機序の1つと考えられている。本例では R 波と次の R 波の間隔が 4.1 秒もある。

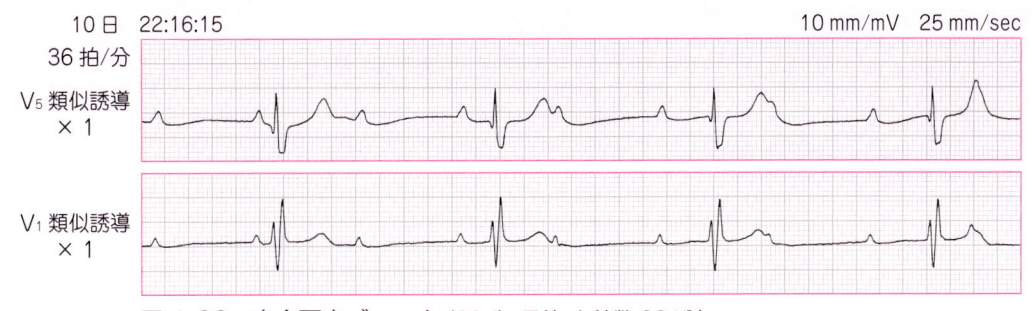

10 日　22:16:15　　　　　　　　　　　　　　　　　　　　　　10 mm/mV　25 mm/sec
36 拍/分
V₅ 類似誘導
× 1

V₁ 類似誘導
× 1

図 4-92　完全房室ブロック（80 歳, 男性, 心拍数 32/分）
P 波の発生頻度は 69/分で, QRS 波との間に何ら関連性はみられない。

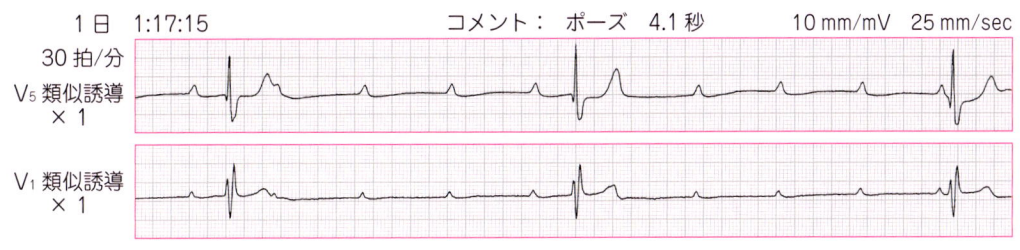

1 日　1:17:15　　　　　　　　コメント：　ポーズ　4.1 秒　　　　　10 mm/mV　25 mm/sec
30 拍/分
V₅ 類似誘導
× 1

V₁ 類似誘導
× 1

図 4-93　睡眠中にみられた補充調律のレート低下（図 4-9 と同一例）

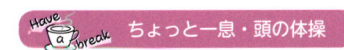 **ちょっと一息・頭の体操**

［症例 4-7］完全房室ブロック例に突然, 発生したトルサード・ド・ポアン（TdP）

　症例は 79 歳, 女性。本例は, 心悸亢進と間欠的な意識喪失, 全身痙攣（Adams-Stokes 症候群）で救急来院した症例である。来院時心電図を図 4-94（Ⅱ誘導の連続記録）に示す。

　本例の心電図にみられる頻拍波形（QRS 波形）は極めて特徴的なパターンを示している。ここには示していないが, **基本調律は完全房室ブロック**（心拍数 47/分）で, この心電図でも房室接合部由来と考えられる幅の狭い QRS 波形（●印）がわずかにみられるが, 大部分は多形（性）心室頻拍～心室細動を思わせる幅の広い QRS 群（T 波との識別が困難な QRS 群）が頻発し, 全体として**紡錘形の外観**（破線内）を呈し, 繰り返し出現している。このような波形は, **倒錯型心室頻拍（Torsades de pointes：TdP）**と呼ばれ, 一定時間持続すると, 心拍出量の急激な低下から, Adams-Stokes 発作や心臓突然死の原因となる。TdP は薬剤抵抗性のものが多いが, 本例の頻拍は心室ペーシングで停止した。

　通常, TdP は QT 間隔（QTc）が 500 ms をこえると発生しやすくなり, ①抗不整脈薬などの **QT 延長薬剤**, ②高度～完全房室ブロックなどの**徐脈性不整脈**, ③**電解質異常**（低カリウム血症, 低マグネシウム血症）, ④**高齢**, ⑤**女性**, など QT 延長を来す条件が重なった場合に高率に発症する傾向がある。この内, TdP 発生が高頻度にみられるのは, **薬剤による後天性 QT 延長症候群**である（第 3 章参照）。

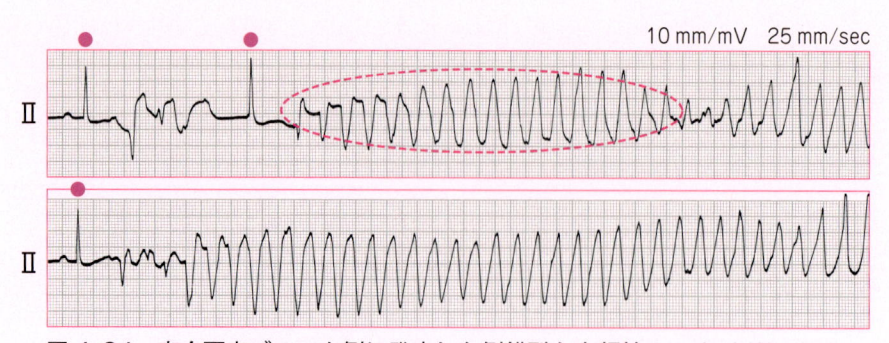

図4-94 完全房室ブロック例に発症した倒錯型心室頻拍 (79 歳, 女性)
破線円内では，外周が紡錘形を示す TdP 特有のパターンが出現しており，そのレートは 250/分に達している。

10 房室解離 [Atrio-ventricular (AV) dissociation]

1) 概　要

□ 心房と心室がそれぞれ別々のペースメーカーで動いている状態で，洞機能低下による徐脈時や，房室結節，心室などの下位のペースメーカーの機能亢進時に現れる。

□ 房室ブロックと異なり，刺激伝導系の器質的変化は伴わないため，原因がなくなれば房室解離は消失する。

2) 分　類

a. 完全房室解離 (Complete AV dissociation)

房室解離の状態がずっと続くものと定義されているが，ホルター心電図などで長時間観察すると時に心室捕捉が出現し，不完全房室解離や洞調律に移行するものがほとんどである。

b. 不完全房室解離 (Incomplete AV dissociation)

房室解離の状態が時々，洞調律で中断されるもの。

3) 心電図所見 (図4-61, 4-75, 4-95)

① P 波と QRS 波がそれぞれ独自のリズムで出現し，PR 間隔は一定しない。

② 房室ブロックと異なり，P 波の数は QRS 波の数より少ない (房室ブロックでは逆)。

③ 時に心室捕捉 (Ventricular capture) を伴う。

☞図4-95 では，記録前半 (第1拍〜第4拍) は洞機能低下のため，心拍数 27/分の**房室接合部 (性) 補充調律**になっている。洞性 P 波は QRS 波の後方に出現しており (矢印)，心房の興奮は心室には伝わっておらず，**房室解離の状態**となっている。記録後半の第4拍目の洞性 P 波は**心室に捕捉**され，心拍数 50/分の洞徐脈に復帰しており，不完全房室解離の心電図所見を呈している。

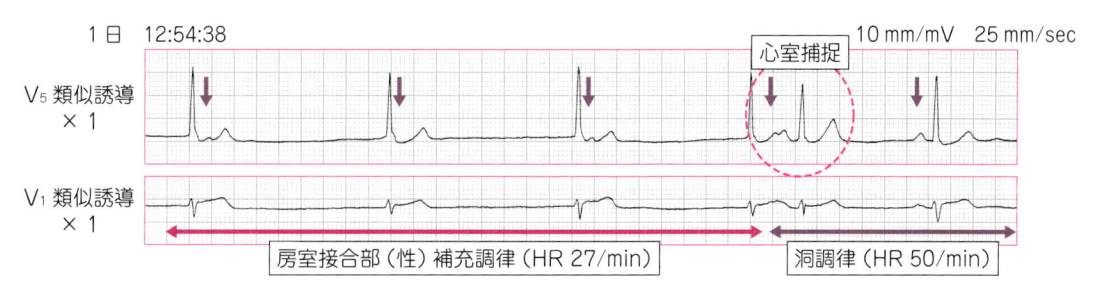

図 4-95　房室接合部調律による不完全房室解離（79 歳, 女性, 徐脈頻脈症候群）
矢印は洞性 P 波を示す。

4）臨床的意義

■ 房室解離自体が治療の対象となることはなく,

■ 解離の原因となった徐脈性不整脈の診断や幅の広い QRS 波を伴う頻拍発作（Wide QRS tachycardia）
の鑑別診断に利用される程度である。

■ よく混同されやすい**房室解離と房室ブロックの鑑別点**は以下の 2 点である。

　① P 波と QRS 波の数が, ブロックでは P ＞ QRS だが, 解離では P ＜ QRS である。

　② 房室解離では P 波の出現するタイミングにより**心室捕捉**がみられるが, 房室伝導系の器質的障害
による房室ブロックでは心室捕捉はみられない。

11　洞不全症候群（Sick sinus syndrome：SSS）

1）概　要

□ 洞機能低下による**著しい洞徐脈や洞停止**などのため, めまいや失神などの**脳虚血症状**を来し, 重症化
すればペースメーカー治療が必要となる徐脈性疾患である。

□ 一部の例では, 徐脈とともに発作性心房粗細動や上室頻拍などの頻脈発作を来すことがあり, **徐脈頻
脈症候群**と呼ばれている。

□ 高齢者に多く, 男女差は認めない。

□ 確定診断には, まず洞機能を抑制する薬剤や内分泌疾患, 腎障害の影響などを除くことが必要である。

2）心電図所見（Rubenstein の分類[16]）

① 高度の持続性洞徐脈（＜50/分）（Rubenstein の I 型）

　SSS の診断には, 薬剤などによらない高度の洞徐脈が持続している所見が必要で, 自律神経や甲状腺ホル
モン, 薬剤, 腎機能などの影響を除いた状態で洞機能を適切に評価することが重要である。

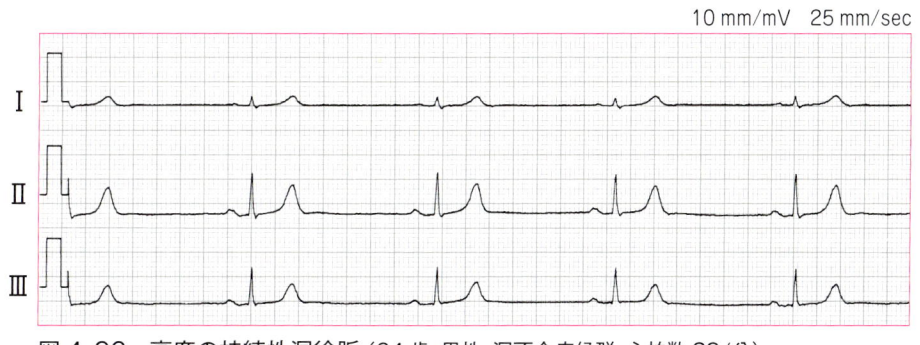

図 4-96　高度の持続性洞徐脈（64 歳, 男性, 洞不全症候群。心拍数 39/分）

② 洞停止，洞房ブロック（Rubenstein のⅡ型）

　洞機能の低下によって表れる不整脈には，洞停止（Sinus arrest：図 4-31，4-98）と洞房ブロック［Sino-atrial（SA）block：図 4-97］がある。通常の心電計では小さい洞結節の電位を記録することができないために，両者の違いを心電図で評価するのは正確ではないが，洞房ブロックはブロックによる Pause が基本周期の整数倍になっているもの，洞停止は Pause が整数倍ではないもの，と定義されている。

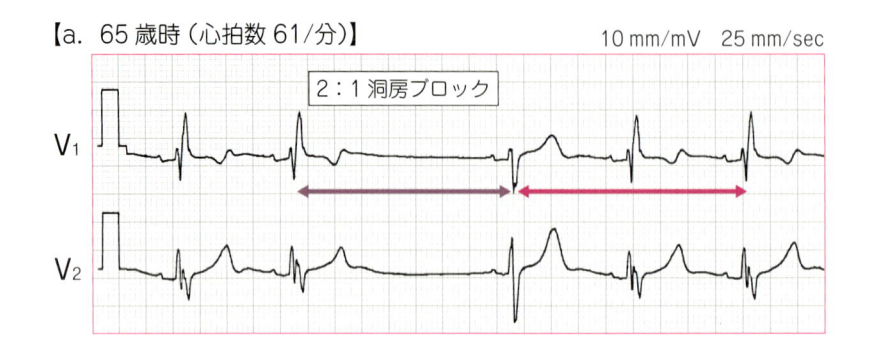

【a. 65 歳時（心拍数 61/分）】　　10 mm/mV　25 mm/sec

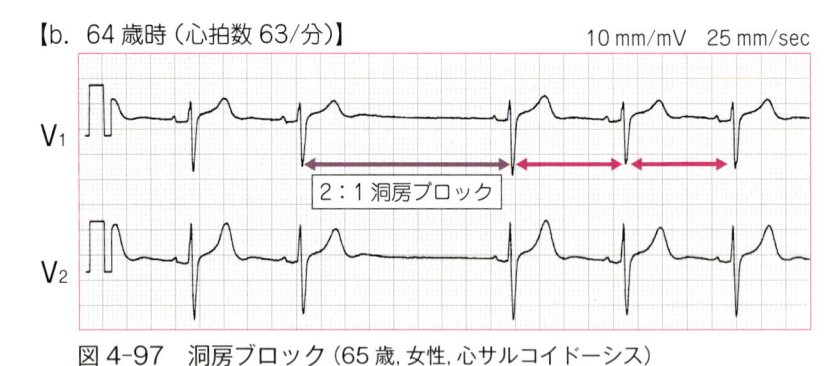

【b. 64 歳時（心拍数 63/分）】　　10 mm/mV　25 mm/sec

図 4-97　洞房ブロック（65 歳, 女性, 心サルコイドーシス）
　　本例は，a，b の心電図ともに Pause 発生時の R-R 間隔（←→）が基本周期（←→）の約 2 倍となっており，2:1 洞房ブロックと診断される。a の心電図では，頻脈依存性右脚ブロックもみられる。洞房ブロック後に 1 個みられる幅の狭い QRS 波は正常伝導波形。

③ 徐脈頻脈症候群（Bradycardia-tachycardia syndrome：BTS）（Rubenstein のⅢ型）

　一部の例では，徐脈性不整脈に発作性心房粗細動や心房頻拍などの上室頻拍が加わり，徐脈頻脈症候群と呼ばれる病態となる。図 4-98 は，その一例である。

④ その他

　房室解離（AV dissociation）（図 4-61，4-75，4-99）や補充収縮と心室捕捉の 2 段脈（Escape-capture bigeminy）なども出現する。図 4-99 は洞停止に引き続いて出現した右脚ブロック型の心室性補充収縮と，遅れて発生した洞結節の興奮による QRS 群（心室捕捉）が 2 段脈を形成した Escape-capture bigeminy であり，SSS などで時に出現する所見である。

3）診　断

① SSS の診断には，まず洞機能を抑制する病態（甲状腺機能低下症や腎不全など）や薬剤（β 遮断薬や一部の Ca 拮抗薬，抗不整脈薬など）を除外することが必要である。

② ホルター心電図は本症の診断に不可欠な検査法の 1 つで，心拍数（24 時間総心拍数や最大心拍数，最小心拍数など）や，最大 R-R 間隔の計測，心房細動等の上室頻拍発作の確認などに利用されている。

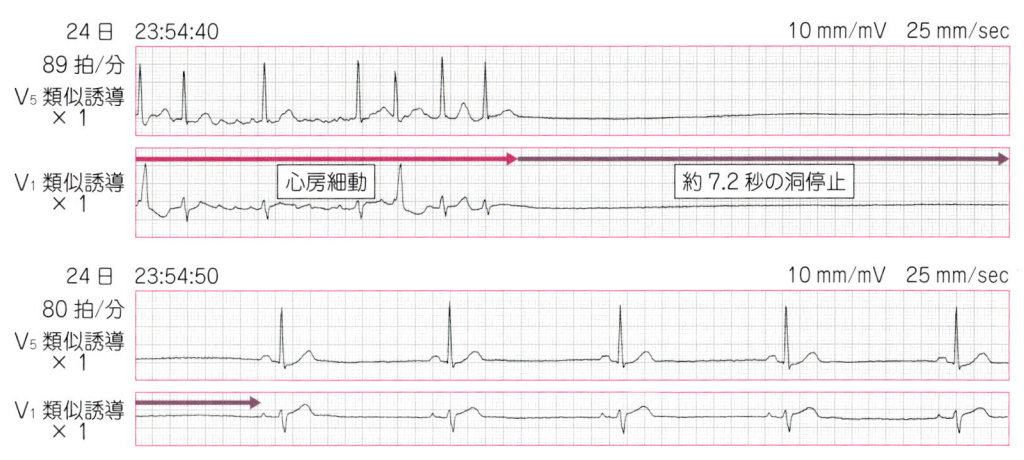

図 4-98　徐脈頻脈症候群（72 歳，男性，洞不全症候群，発作性心房細動）

　　この例は，心房細動による頻拍停止時に約 7.2 秒の洞停止を認め，その後，心拍数 34/分の高度洞徐脈が続いており，Rubenstein の III 型に相当する徐脈頻脈症候群である。

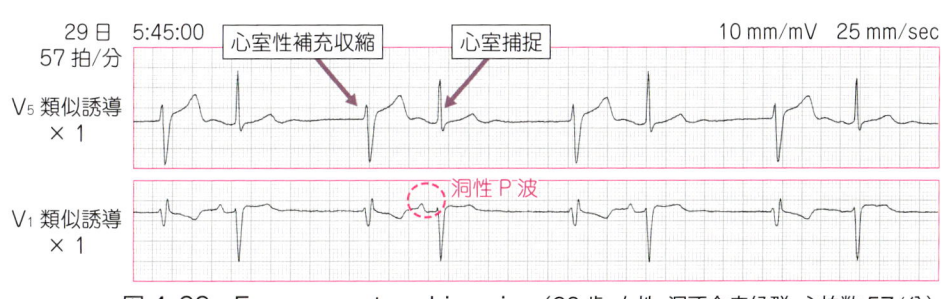

図 4-99　Escape-capture bigeminy（60 歳，女性，洞不全症候群。心拍数 57/分）

③　電気生理学的検査（EPS）では，Overdrive suppression test による洞結節回復時間（Sinus node recovery time：SNRT）の測定や，心房ペーシングによる洞房伝導時間（Sinoatrial conduction time：SACT）の測定などにより洞機能の評価を行う。

④　SSS の最終診断は心電図，ホルター心電図，電気生理学的検査（EPS）などを総合的に評価して行う。

4）臨床的意義

■ SSS は加齢に伴う洞機能の低下が一因となる徐脈性不整脈疾患で，**高齢者に多く**，房室ブロックとともに**失神やめまいの原因**となり，ペースメーカー治療が必要となる 2 大原因疾患である。

■ ペースメーカー植込みの適応となるのは，息切れや呼吸困難等の心不全症状や失神などの Adams-Stokes 発作を認める "症候性徐脈例" である。

■ ペースメーカー治療後の本症の予後は比較的良好である。

Binodal disease とは…

　洞不全症候群と房室ブロックは，洞結節（SA node）の機能低下や房室結節（AV node）の伝導障害の結果，失神や Adams-Stokes 症候群，心停止などの原因となる重症の徐脈性不整脈をもたらす調律異常であり，両結節の障害が同時に存在する場合には Binodal disease と呼ばれている。

　Rubenstein らは，SSS 患者が房室伝導障害を合併する頻度は 58％ に及ぶと報告しているが，著者らの観察では，SSS と 1 度房室ブロックの合併にはしばしば遭遇するが，2 度以上の房室ブロックが SSS に合併するのはまれである。

　図 4-100 はその一例である。

　本例では房室ブロックと洞房ブロックが同時に多発し，ホルター心電図で心拍数の全般的な低下がみられるなど，Binodal disease に合致した内容の心電図記録が得られている。このような両結節の障害に関する情報は，ペースメーカー植込み時のタイプやモードを考える上でも重要な資料となる。

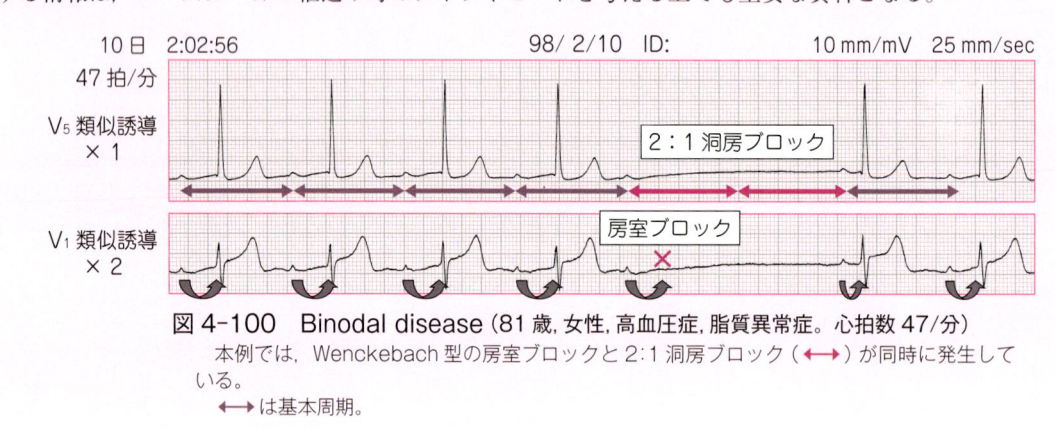

図 4-100　Binodal disease（81 歳，女性，高血圧症，脂質異常症。心拍数 47/分）
　本例では，Wenckebach 型の房室ブロックと 2:1 洞房ブロック（←→）が同時に発生している。
　　←→ は基本周期。

12 補充調律（収縮）

　心臓のペースメーカーである洞結節の機能が何らかの原因によって障害された場合に下位のペースメーカーである房室結節やプルキンエ線維網（心室）が自主的に興奮して，心臓の調律を維持しようとする保護機構が働く。この際に出現するのが**補充調律（Escape rhythm）**〔単発の場合は**補充収縮（Escape beat）**〕であり，心臓のリズムを維持する保護機構の 1 つである。

1）分類と心電図所見

a. 房室接合部（性）補充調律（AV junctional escape rhythm）

　房室接合部より発生する補充調律で，脚ブロックなどの合併がなければ，基本調律と同様の QRS 波（通常 narrow QRS）が，60/分前後の頻度で出現するもので，P 波は QRS 波の中に隠れるか，QRS 波の前方（通常，PR＜0.12 秒）または後方に，**逆伝導性 P 波**（矢印）として出現する（図 4-101）。

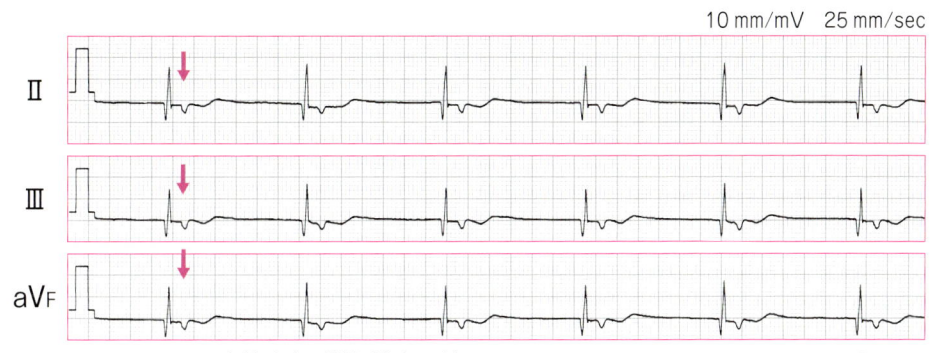

10 mm/mV　25 mm/sec

Ⅱ

Ⅲ

aVF

図 4-101　房室接合部（性）補充調律［67 歳, 女性, 陳旧性心筋梗塞（CABG 後）］
Ⅱ，Ⅲ，aVF 誘導で，QRS 波の後方に逆伝導性 P 波（矢印）を伴う心拍数 45/分の遅い補充調律が出現している。また，同誘導で心筋梗塞後の異常 Q 波を認める。

b. 心室（性）補充調律（Ventricular escape rhythm）

心室より発生する 40〜60/分の補充調律で，QRS 波は幅広くなり（Wide QRS wave），時に不完全房室解離を伴う。

☞図 4-102 はその一例で，第 1 拍目（★）が洞調律，第 4〜6 拍目が心拍数 42/分の心室（性）補充調律，第 2，第 3 拍目が融合収縮と思われる。本例では腎機能低下に伴う洞機能の抑制があり，腎機能の改善とともに徐脈性不整脈の改善が期待できる。

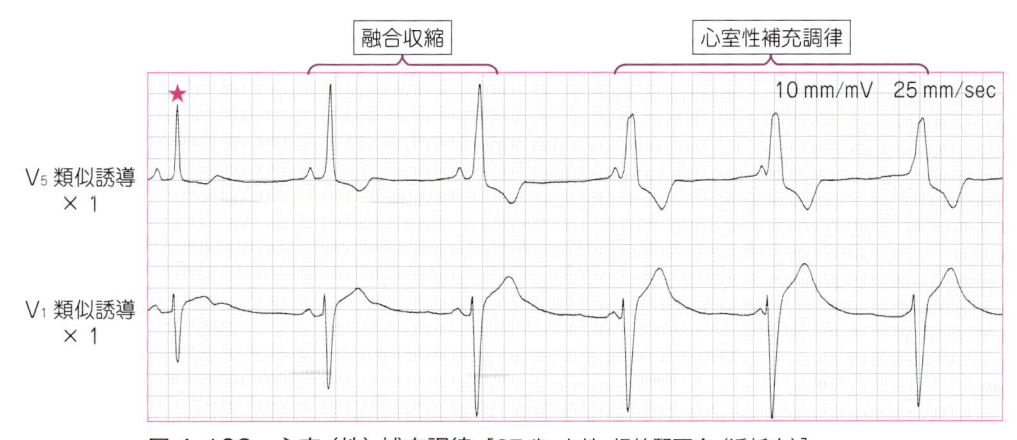

融合収縮　　　　心室性補充調律

10 mm/mV　25 mm/sec

V5 類似誘導
× 1

V1 類似誘導
× 1

図 4-102　心室（性）補充調律［67 歳, 女性, 慢性腎不全（透析中）］
腎機能低下に伴う洞機能の抑制により出現した心室性補充調律。心房と心室がそれぞれ，レートの良く似たペースメーカーにより支配されているために P 波が次第に QRS 波に埋もれてしまうようになり，不完全房室解離の状態になっている。房室解離は可逆性で，原因がなくなれば元の洞調律に復帰する。

c. これらの補充調律が単発で発生した場合

それぞれ，**房室接合部（性）補充収縮**［AV Junctionnal escape beat（図 4-103 ★）］，**心室（性）補充収縮**［ventricular escape beat（図 4-104 ★）］と呼ぶ。

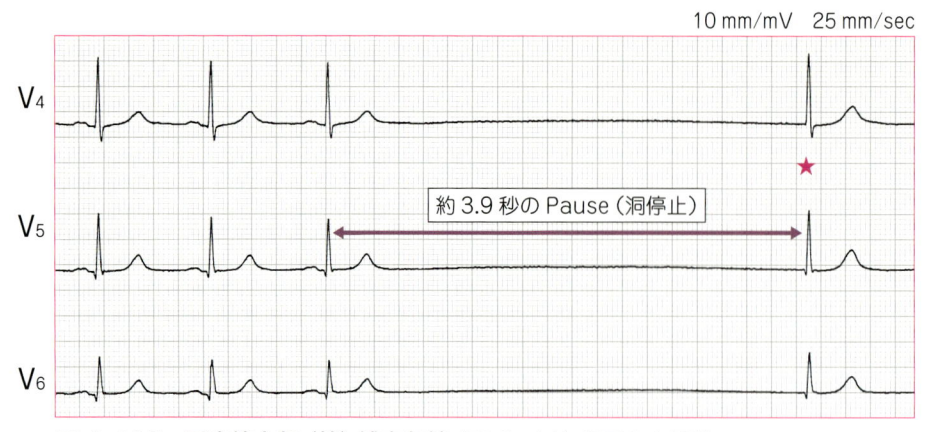

図 4-103 房室接合部（性）補充収縮（52歳, 女性, 洞不全症候群）
約3.9秒の洞停止後にみられた房室接合部性補充収縮（★）。

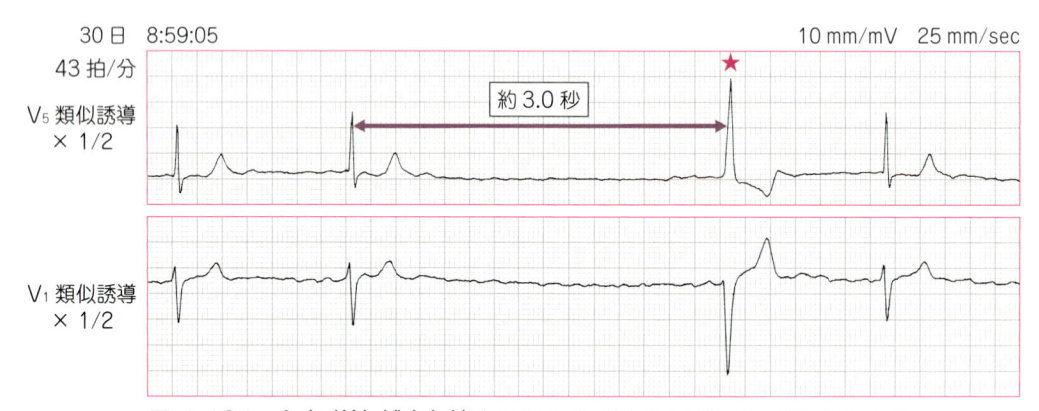

図 4-104 心室（性）補充収縮（80歳, 男性, 徐脈性心房細動。心拍数43/分）
約3.0秒のR-R間隔の延長後にみられた心室性補充収縮（★）。

2）臨床的意義

■ 補充調律は，洞機能が何らかの形で抑制された際に，まず最初に働く心調律の保護機構で，抑制がなくなれば，心電図は以前の状態に復帰する。

■ 従って，補充調律の解消には徐脈の原因である洞機能抑制を来す種々の原因を除去することが第一で，洞不全症候群のほか，洞機能を抑制する甲状腺機能低下症，腎不全などの病態，Ca拮抗薬やβ遮断薬，ジギタリス製剤やリチウム（精神科領域で用いる情動安定薬）等の薬剤など，多くの要因を検索する必要がある。

文　献

1. Cohen SI, Lau SI, Stein E, et al.: Variations of aberrant ventricular conduction in man: Evidence of isolated and combined block within the specialized conduction system. Circulation. 1968; 38: 899-916.
2. Jensen TJ, Haarbo J, Pehrson SM, et al.: Impact of premature atrial contractions in atrial fibrillation. PACE 2004; 27: 447-452.
3. Lown B, Wolf M.: Approaches to Sudden Death from Coronary Heart Disease. Circulation. 1971; 44(1): 130-42.
4. Shimizu W: Arrhythmias originating the right ventricular outflow tract: How to distinguish "malignant" from "be-

nign″? Heart Rhythm 2009; 6: 1507-1511.

5. Gouaux JL, Ashman R: Auricular fibrillation with aberration simulating ventricular paroxysmal tachycardia. Am Heart J 1947; 34: 366.

6. Echt DS, Liebson PR, Michell LB, et al.: Mortality and morbidity in patients receiving encainide, flecainide, or placebo. The Cardiac Arrhythmia Suppression Trial (CAST). N Eng J Med 1991; 324: 781-788.

7. The atrial fibrillation follow-up investigation of rhythm management (AFFIRM) investigators: A comparison of rate control and rhythm control in patients with atrial fibrillation. N Engl J Med 2002; 347: 1825-33.

8. Wolff L, Parkinson J, White PD. Bundle-branch block with short P-R interval in healthy young people prone to paroxysmal tachycardia. Am Heart J 1930; 5(6): 685-704.

9. Blomström-Lundqvist C, Scheinman MM, Aliot EM, et al.: ACC/AHA/ESC guidelines for the management of patients with supraventricular arrhythmias: executive summary. Euro Heart J 2003; 24: 1857-1897.

10. Rosenbaum FE, Hecht HH, Wilson FN, et al.: The potential variations of the thorax and the esophageous in anomalous atrioventricular excitation (Wolff-Parkinson-White syndrome). Am Heart J 1945; 29: 281-326.

11. Keating L, Morris FP, Brady WJ: Electrocardiographic features of Wolff-Parkinson-White syndrome. Emerg Med J 2003; 20: 491-493.

12. Miller JM: Therapy of Wolff-Parkinson-White syndrome and concealed bypass tracts: Part I. J Cardiovasc Electrophysiol 1996; 7: 85-93.

13. Kuck KH, Friday KJ, Kunze KP, et al.: Site of conduction block in accessary atrioventricular pathways. Basis for concealed accessary pathways. Circulation 1990; 82: 407-417.

14. Brugada P, Brugada J, Mont L, et al.: A new approach to the differential diagnosis of a regular tachycardia with a wide QRS complex. Circulation 1991; 83: 1649-1659.

15. Pava LF, Perafan P, Badiel, et al.: R-wave peak time at DII: a new criterion to differentiate between wide complex QRS tachycardia. Heart Rhythm 2010; 7: 922-926.

16. Rubenstein JJ, Schulman CL, Yurchak PM, et al.: Clinical spectrum of the sick sinus syndrome. Circulation 1972; 46: 5-13.

5 電解質異常と心電図

電解質異常（Electrolyte imbalance）は日常臨床でよく遭遇する病態の1つで，循環器領域でも致死性不整脈（Lethal arrhythmia）発生の素地となって心臓突然死（Sudden cardiac death：SCD）に繋がる恐れがあるため，厳重な警戒と適切な対応が必要となる。心電図は，Na^+，Ca^{2+}，K^+イオンの働きによって形成される心筋細胞の活動電位の変化を体表面から記録したもので，これらの電解質異常は新たな心電図波形の変化や不整脈を生じる原因となる。

1 低カリウム血症（Hypokalemia）と心電図

1. カリウムの心臓での役割と基準値

■ カリウムイオン（K^+）は心臓の電気的な興奮や刺激の伝導に必要不可欠な電解質であり，その約98％が細胞内に存在する。

■ 心筋の細胞膜には複数のK^+チャネルがあり，静止膜電位（Resting membrane potential）の維持や活動電位の再分極（Repolarization）の調整などをしている。

■ 血清カリウム濃度の基準値は$3.5〜5.0$ mEq/L である。

2. 低カリウム血症の診断基準と原因

■ 血清カリウム値が3.5 mEq/L 未満に心低下した状態を低カリウム血症と呼び，2.5 mEq/L 未満になると重症である。

■ 循環器領域では，（降圧）利尿薬の長期服用例で低マグネシウム血症と共に低カリウム血症をみる機会が多い。また，拒食症や高齢者では摂食不良から低カリウム血症に陥りやすく，高血圧症例では低カリウム血症が原発性アルドステロン症発見のきっかけとなることもある。

3. 低カリウム血症と心電図変化

1）心電図波形の変化

低カリウム血症の心電図（図 3-62，図 5-1, 2）では，

① U 波の増高（U 波高$\geqq 0.1$ mV or T/U 比<1）

② T 波の平低〜陰性化，ST 低下

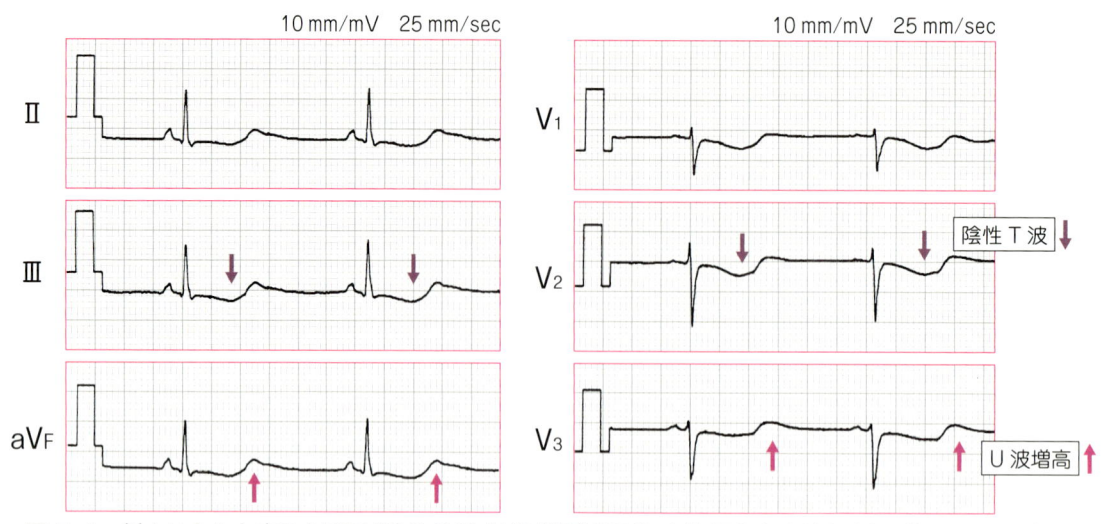

図 5-1　低カリウム血症の心電図（陰性 T 波, U 波増高）(25 歳, 女性, 拒食症, 血清カリウム値 1.8 mEq/L)
心拍数は 47/分と軽度低下し, Ⅱ, Ⅲ, aVF, V1〜V3 誘導で T 波の陰性化（↓）と ST 低下, U 波増高（↑）を認める。

③ QT (U) 間隔の延長

④ P 波の尖鋭化 (Pseudo P pulmonale)（162 頁参照）

　　などの特徴的な所見が出現する。

　血清カリウム値が低下すると, 心筋細胞内外でのカリウムの濃度勾配が大きくなり, 静止膜電位が深くなる。そのため活動電位持続時間が延長し, 平低 T 波や U 波の増高 (Prominent U wave) などの所見が出現する。U 波の増高は前胸部誘導 (V2〜V4 誘導) で明瞭となる。

2）低カリウム血症に伴う不整脈

a. 期外収縮

　低カリウム血症時には, 心筋の過敏性が亢進し, 上室 (性) および心室 (性) 期外収縮が発生しやすくなる。

　☞図 5-2 は, 原発性アルドステロン症の 50 歳代の女性に発生した**頻発性の心室 (性) 期外収縮**（破線円内）である。一見して**明らかな QT 間隔の延長**を認め, 血清カリウム値は 1.3 mEq/L と著しく低下していた。

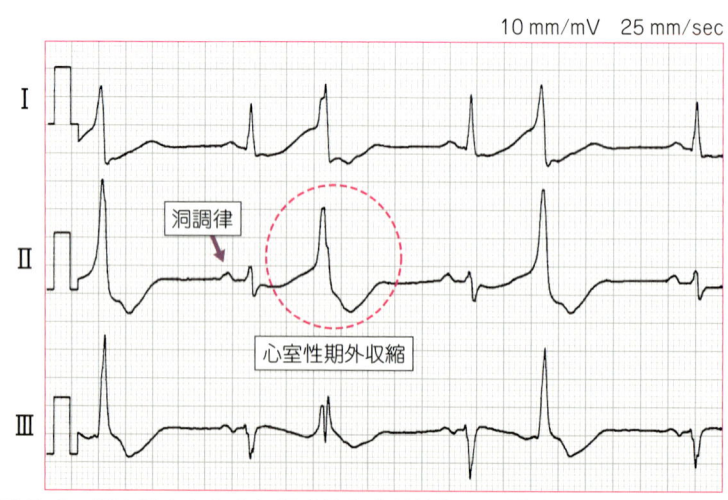

図 5-2　低カリウム血症と頻発性心室(性)期外収縮 (2 段脈)（破線円内）
(53 歳, 女性, 原発性アルドステロン症, 血清カリウム値 1.3 mEq/L)

b. トルサード・ド・ポアン (Torsades de pointes：TdP)

　低カリウム血症による QT 延長時にはトルサード・ド・ポアン (TdP) と呼ばれる重篤な不整脈が発生しやすくなる。トルサード・ド・ポアンは QRS 波形の外周が全体として紡錘形を示す多形心室頻拍 (Polymorphic VT) の一種で，通常の心室頻拍よりレートが速く，持続の短い発作が繰り返し出現することが多いため，一部は心室細動に移行することもある危険な不整脈で，心電図で QT 間隔の延長を認める例に発生しやすい (第4章参照)。

　Torsade とはフランス語で「捻れた房毛」，Pointe (s) は「針の尖端」の意味で，トルサード・ド・ポアン (TdP) 特有の形態を一言で簡潔に表している。トルサード・ド・ポアンは QT 延長を来す複数の要因 (QT 延長薬剤，電解質異常，心筋虚血，徐脈，女性など) が重なった時に発生する傾向があり，QT 延長作用を有する薬剤服用時には血清電解質のチェックが必要である。

c. その他，PAT with block など

　さらに，近年，使用頻度は低下したものの，従来より心不全治療薬として使用されてきたジギタリス製剤を服用中に低カリウム血症が発生すると，ジギタリス中毒に陥りやすくなり，PAT with block (ブロックを伴う心房頻拍 図4-52) や，非発作性房室接合部頻拍 (Non-paroxysmal AV junctional tachycardia：NPJT)，二方向性心室頻拍 (Bidirectional VT 図4-64) などの珍しい不整脈が出現する場合もある。

　☞図5-3 は，僧帽弁置換術後の 70 歳代，女性の心電図記録である。

　P 波はなく，レートが 67〜73/分の規則正しい幅の狭い QRS 波の中に多源性 PVC が多発し (a)，Ⅱ，Ⅲ，aVF 誘導では，盆地状 ST 低下 (b) を認める。この例の基本調律は，レートが 70/分前後と，房室接合

【a. 多源性心室（性）期外収縮 (77 歳時，心拍数 80/分)**】**

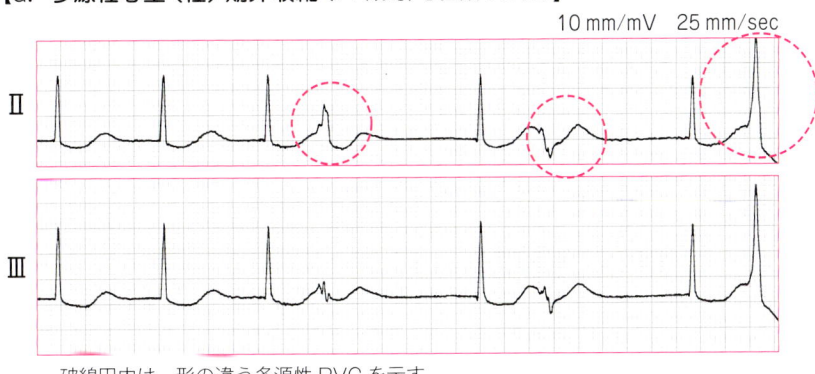

破線円内は，形の違う多源性 PVC を示す。

【b. 非発作性房室接合部頻拍 (上段と同一例の 2 年後。心拍数 67/分)**】**

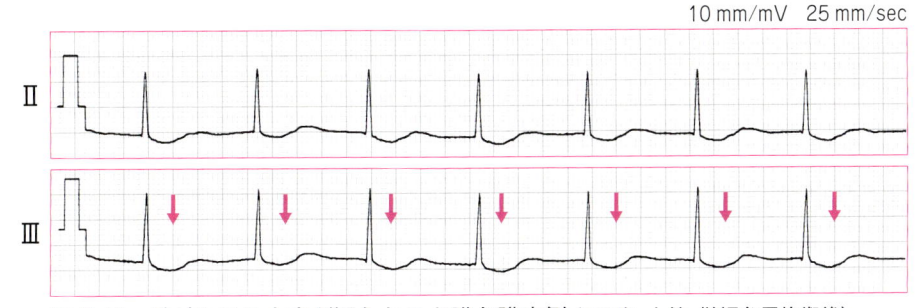

図 5-3　ジギタリス中毒が疑われる心臓弁膜症例 (79 歳，女性，僧帽弁置換術後)

　本例の心電図では P 波が見えず，レートが 67〜80/分の幅の狭い QRS 群が出現しており，非発作性房室接合部頻拍の心電図所見を呈している。また，上段の記録では多源性 PVC の発生もみられ，ジギタリス中毒が疑われる。矢印は盆地状 ST 低下を示す。

部性補充調律よりは少し速く，**非発作性房室接合部頻拍**（Non-paroxysmal AV junctional tachycardia：NPJT）と思われる。NPJT もジギタリス中毒の際に発生しやすい不整脈の1つで，多源性 PVC も出現していることから，本例ではジギタリス中毒（Digitalis intoxication）が疑われる。

> **MEMO**
>
> ### ジギタリス効果とジギタリス中毒
>
> ジギタリス薬は心不全治療薬（強心配糖体）として古くより臨床で広く使われてきた薬剤であるが，治療域が狭いため容易に中毒に陥りやすく，種々の不整脈の原因となる（図 5-3）。一方，ジギタリス中毒とは別に，ジギタリスが有効に作用していることを示す心電図所見があり，それを**ジギタリス効果**（Digitalis effect）と呼んでいる。
>
> それらは，①**PR 間隔の延長**（1 度房室ブロック），②**QT 間隔の短縮**，③**盆地状 ST 低下**の 3 所見で，ジギタリスの薬用量を決定する際の心電図指標となる。

4. 低カリウム血症心電図の鑑別診断

低カリウム血症の心電図波形に類似した心電図変化（平低 T 波や U 波の増高，ST 低下，QT（U）延長などの所見）は，

① 狭心症や心筋梗塞などの**虚血性心疾患**，

② **特発性心筋症**，

③ 高血圧性心疾患（HHD）などの**器質的心疾患**，

④ 脳血管障害（くも膜下出血）時，

⑤ Ⅰ群，Ⅲ群抗不整脈薬などの **QT 延長を来す薬剤服用時**，

など多くの病態で認められるために，1 枚の心電図から低カリウム血症の診断を行うのは必ずしも容易ではない。

☞図 5-4 は，肥大型心筋症の 60 歳，男性に発生した薬剤性 QT 延長例である。

この例では，発作性心房細動の治療目的で処方された Ⅰa 群の抗不整脈薬により，波高が 0.3 mV に達する著明な U 波（Prominent U wave）が前胸部の $V_3 \sim V_6$ 誘導に出現し，QT（U）間隔も 540 msec（760 msec）と著明に延長している。このような変形を伴う T 波と U 波の融合は，活動電位の第 3 相ブロックで発生することが多く，QT 延長症候群や脳血管障害時にもしばしばみられる心電図所見である。

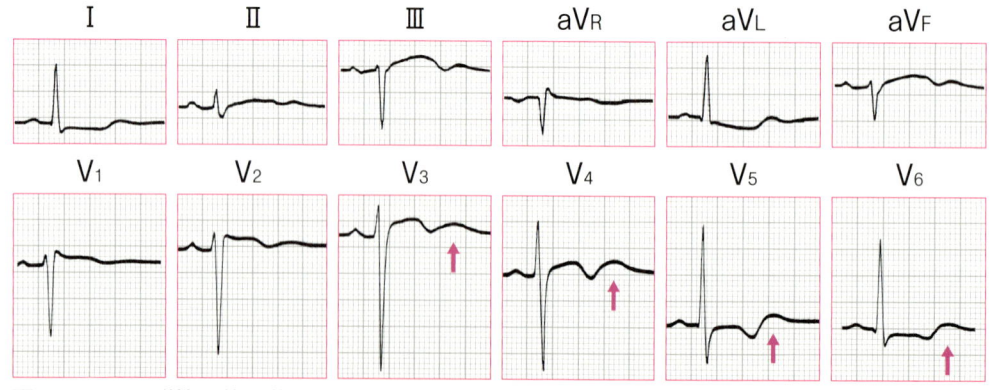

図 5-4　Ⅰa 群抗不整脈薬による胸部誘導の著明な U 波（矢印）
　この例では発作性心房細動の心拍数調整（リズムコントロール）のため，ジソピラミド 300 mg/ 日とメチルジゴキシン 0.1 mg/ 日を内服中であった。

2 高カリウム血症 (Hyperkalemia) と心電図

1. 高カリウム血症の診断基準と原因

- ■ 血清カリウム値が 5.0 mEq/L 以上に増加した状態を高カリウム血症と呼ぶ。
- ■ 本症は血清カリウム値により軽症（＜6.0 mEq/L），中等症（6.0〜7.0 mEq/L），重症（＞7.0 mEq/L）に分けられる。
- ■ 高カリウム血症の主な原因は腎不全であり，重症型では**心室頻拍や心室細動**などの致死性心室性不整脈が発生し，**心臓突然死**（Sudden cardiac death：SCD）の恐れがあるため，緊急の対応が必要となる。

2. 高カリウム血症と心電図変化

1）心電図波形の変化

高カリウム血症の心電図では，

① テント状 T 波[1]（Tented T wave）

② P 波の減高〜消失

③ PR 間隔，QRS 間隔の延長

④ 正弦波（Sine wave）状の QRS 波

などの心電図所見が順次出現する。血清カリウム値が上昇すると，低カリウム血症の時とは逆に静止膜電位が浅くなり，細胞膜を通過する K^+ 電流（Ikr）が増えるため，活動電位の第2〜3相が急峻となる。その結果，**再分極が早く終わり，テント状 T 波や QT 間隔短縮**などの所見が表れるようになる。また，膜電位が浅くなると Na^+ チャネルも抑制されるために脱分極が遅延し，**QRS 間隔が延長**する。

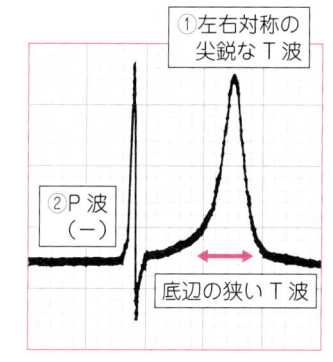

図 5-5　テント状 T 波（V_5 誘導）
（67 歳,女性,腎不全,血清カリウム値 8.4 mEq/L）

①左右対称の尖鋭な T 波
②P 波（−）
底辺の狭い T 波

この内，①テント状 T 波は，最も早くから出現する高カリウム血症に特徴的な心電図所見である（図 5-5,6）。この**左右対称性の高く尖鋭な T 波**（Symmetrical high tented T wave）は，血清カリウム値が 5.5 mEq/L を超える頃より出現し始め，Ⅱ，Ⅲ，V_2〜V_4 誘導で明瞭となる（図 5-6）が，典型的な波形がみられるのは**本症の 20%余り**と必ずしも常にみられるとは限らない。

次いで血清カリウム値が 6.0〜7.0 mEq/L に上昇すると，房室伝導障害や心室内伝導障害のため，②PR 間隔や QRS 間隔の延長を来し，また，P 波の減高や幅の延長もみられるようになる。

さらに血清カリウム値が 7.0 mEq/L 以上になると，③**P 波が消失し**，8.0 mEq/L 以上になると心室内伝導障害が高度となって，幅広くなった QRS 波と T 波が融合し，両者の区別が困難となって，④**正弦波**（Sine wave）様の心電図波形を認めるようになる（図 5-7）。

2）高カリウム血症に伴う不整脈

▶高カリウム血症に伴う不整脈は**心室頻拍や心室細動**などの重症の致死性心室性不整脈が多く，血清カリウム値が 7.0 mEq/L を超える重症型では早急な対応が必要となる。

☞図 5-8 は，図 5-7 と同じ腎不全例の心電図記録を示す。血清カリウム値は 9.2 mEq/L と著明に上昇し，第 4 拍目より心拍数 142/分の心室頻拍が発生している。このように血清カリウム値が 8.0 mEq/L 以上

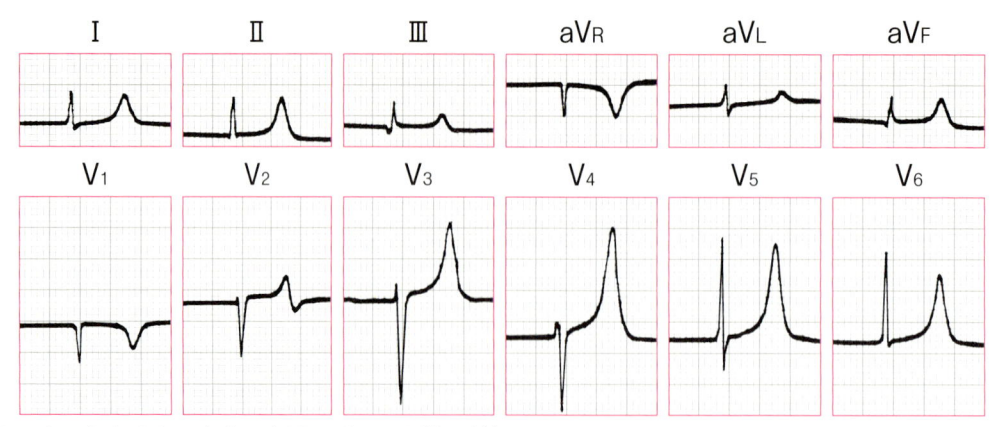

図 5-6　高カリウム血症の心電図（テント状 T 波）(67 歳, 女性, 急性腎不全, 血清カリウム値 8.4 mEq/L)
　P 波はなく, V₃〜V₆ 誘導で幅が狭く, 左右対称の高く尖鋭な T 波（テント状 T 波）を認める。QT 間隔が狭いのがテント状 T 波の特徴（Tall peaked T waves with a shortened QT interval）で, 他の成因による高い T 波との鑑別点となる。

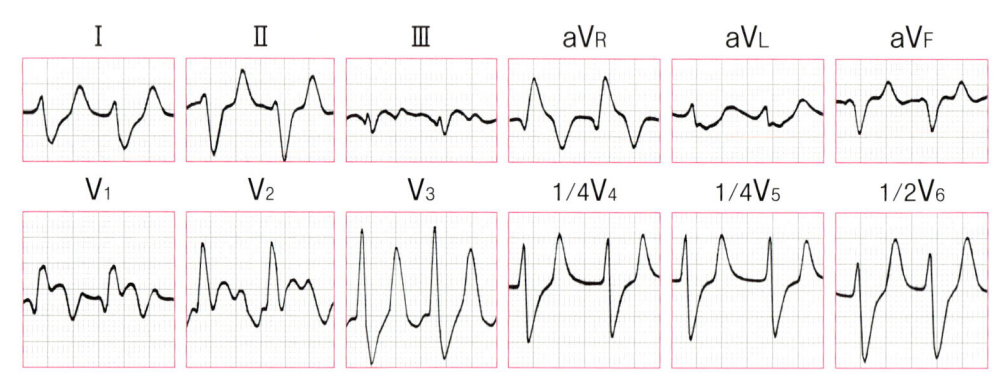

図 5-7　高カリウム血症の心電図（正弦波様の QRS 波）(83 歳, 女性, 腎不全, 血清カリウム値 9.2 mEq/L)
　P 波はなく, QRS 幅が広くなり, T 波との境界が不鮮明になりつつある。

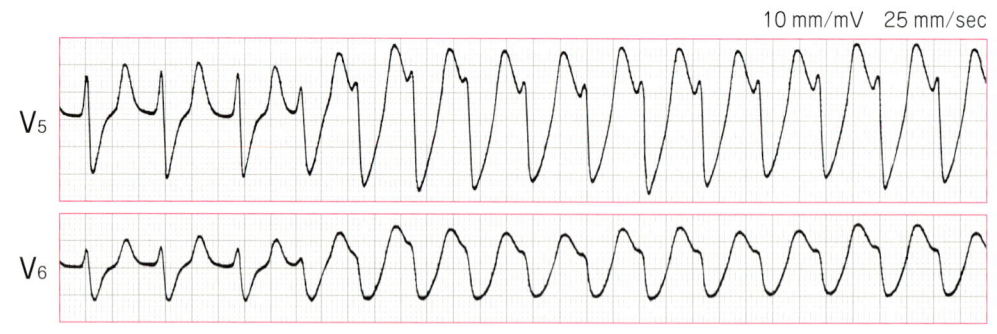

図 5-8　高カリウム血症の心電図（心室頻拍発生時）(図 5-7 と同一例。血清カリウム値 9.2 mEq/L)
　第 1〜第 3 心拍では P 波がなく, QRS 波は幅が広くなり, T 波との境界が不鮮明になっている。
　このリズム記録では, 第 4 拍目より心室頻拍が発生している。

になると, 心室頻拍や心室細動に対する閾値が低下してくるため, 早急に血清カリウム値の補正を行わないと容易に心停止を来す恐れがある。

▶一方, 高カリウム血症では頻脈性不整脈だけでなく, **房室ブロックや洞停止などの徐脈性不整脈も出現し, 洞不全症候群と混同されたり, ペースメーカーが植込まれたりする場合もある。**

☞図5-9（図5-6と同一例）は，腎不全に伴う高カリウム血症時にみられた心拍数26/分の高度な徐脈である。P波がなく，一見すると房室接合部（性）補充調律（AV junctionnal escape rhythm）のようにみえるが，血清カリウム値が8.4 mEq/Lと極端に高く，洞心室調律（Sino-ventricular rhythm）[2]と考えられる。

　本来，心房筋は心室筋や伝導系心筋に比べて高カリウム血症に弱く，血清カリウム値が7.0 mEq/L以上になって心房筋の興奮（P波）が消失しても，洞結節で発生した遅い興奮が房室伝導系を通って心室に伝わり，このような不整脈が発生することがあり，SSSに伴う徐脈との鑑別が問題となる場合がある。SSSとの違いは，腎不全に伴う徐脈（洞心室調律）は高カリウム血症が改善すれば消失するが，SSSでは持続することで，本例でも腎機能の改善とともにこの高度徐脈は消失した。

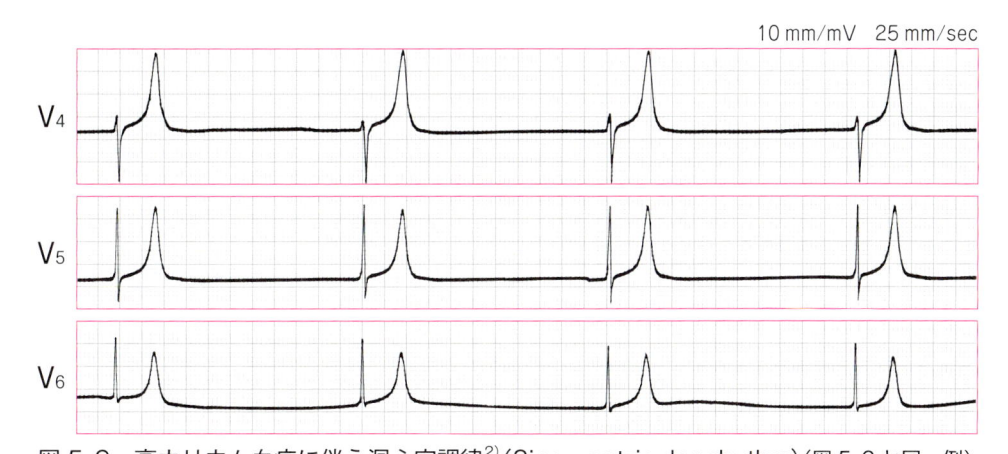

10 mm/mV　25 mm/sec

図5-9　高カリウム血症に伴う洞心室調律[2]（Sino-ventricular rhythm）（図5-6と同一例）
　V4〜V6誘導にて，洞調律時にみられるような幅の狭いQRS群が26/分の非常に遅いレートで出現している。P波はなく，一見すると房室接合部（性）補充調律のようであるがレートが著しく遅く，重症の高カリウム血症（血清カリウム値 8.4 mEq/L）もあり，心房の機能不全による洞心室調律が疑われる。

3）テント状T波の鑑別診断

　テント状T波とよく似た高く尖鋭なT波は，以下の病態でもよくみられる。

a. 早期再分極（Early repolarization）

　器質的心疾患がなく，スポーツ歴のある健常者では，テント状T波とよく似た高く尖鋭なT波（Prominent T wave）がよくみられる。これは**早期再分極**の所見の1つで，**胸部誘導で上凹型（Concave）のST上昇**とともに**T波が増高**し（≧1.0 mV），尖鋭化するためで，テント状T波との鑑別が必要となる場合がある。

　早期再分極の心電図の特徴は，

① **T波は左右非対称（Asymmetric）**で，

② T波の**先端**はテント状T波ほど**尖鋭ではなく**，

③ QRS波とST区間の境界部に**スラーやノッチ**がみられ，

④ **QT間隔は正常**である（図3-65，図5-10），

などがテント状T波との鑑別点となる。

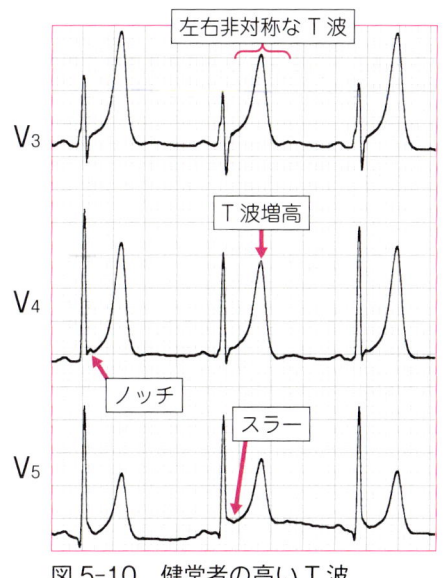

図5-10　健常者の高いT波
（36歳, 男性, 健常例）
　T波増高は早期再分極所見の一つで，上凹型のST上昇やノッチやスラーなどを伴うことが多い。QT間隔は正常。

心筋梗塞の超急性期（Early phase of AMI）にもテント状 T 波と鑑別を必要とするような高く尖鋭な T 波が出現する場合がある（図 3-41）。

急性心筋梗塞の心電図では，

① 高い T 波は**左右対称ではなく**，

② **上凸型〜直線状の ST 上昇**を伴い，

③ **対側誘導で ST 低下**を認め，

④ QT 間隔は延長し，

⑤ 時間がたてば**異常 Q 波**が出現する，

などの特徴的な所見があり，これらの所見がテント状 T 波との鑑別点となる。

c. 左室拡張期負荷疾患

左室拡張期負荷疾患に伴う T 波増高（図 3-10）では，

① 左側胸部誘導の高電位や，

② VAT（Ventricular activation time）の延長，

③ QRS 波起始部のスラー，

④ QT 間隔は正常，

など**左室肥大に伴う心電図変化**も出現し，高カリウム血症によるテント状 T 波との鑑別点となる。

＊ Hyperkalemic Brugada sign とは

高カリウム血症は，Brugada 症候群タイプ 1 心電図に酷似した心電図変化をもたらすことがあり，"Brugada sign" と呼ばれている[3]。この変化は基礎疾患の重篤な患者にみられ，血清カリウム濃度が 7.0 mEq/L 以上になると出現する。Brugada sign を示す心電図では，① Coved 型 ST 上昇と，② 右脚ブロック様 QRS 波を認めるが，Brugada 症候群と異なり① P 波を認めないことが多く，② QRS 幅の著しい延長や③ 電気軸の異常を伴うことが特徴である。

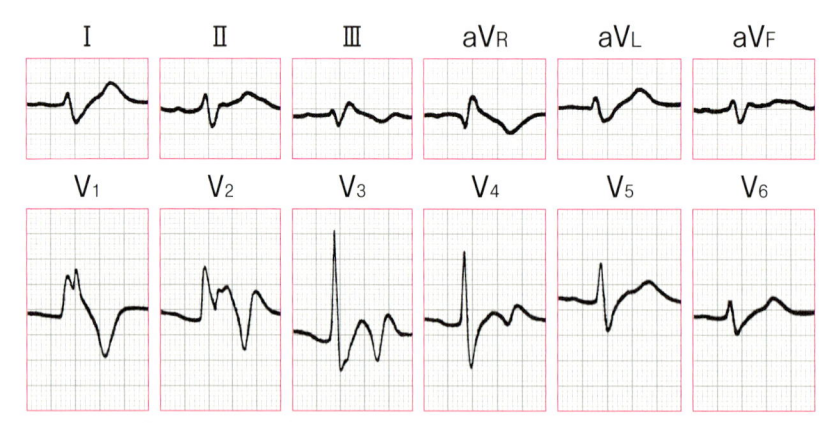

図 5-11　高カリウム血症の心電図徴候 "Brugada sign"
（50 歳代，男性，肝腎症候群。血清カリウム値 7.1 mEq/L）

☞図 5-11 にその一例を示す。患者は肝硬変に伴う肝腎症候群の男性で，血清電解質は，低ナトリウム血症と低クロール（Cl）血症および高カリウム血症を示していた（ナトリウム 124.9 mEq/L，クロール 83.9 mEq/L，カリウム 7.1 mEq/L）。標準 12 誘導心電図では，V_1，V_2 誘導で Coved type の ST 上昇と右

脚ブロック様 QRS 波形を認め（Brugada sign），P 波は小さく不鮮明で，QRS 間隔は 240 msec と著しく延長していた。

　このように Brugada sign は，救急外来で遭遇する重症高カリウム血症例にみられる心電図徴候の 1 つであり，知っていれば高カリウム血症の早期診断・早期治療に有用である。

3 低カルシウム血症（Hypocalcemia）と心電図

1. カルシウムの心臓での役割と基準値

- ■ Ca^{2+} イオンは心筋の収縮・弛緩に必要不可欠な電解質で，心筋細胞の脱分極に伴って，Ca チャネルを介して細胞外から細胞内に流入する。
- ■ 心筋細胞内に入った Ca^{2+} イオンは，筋小胞体に貯蔵されている多量の Ca^{2+} イオンを放出させ，心筋の収縮を引き起こす（Ca^{2+} induced Ca^{2+} release：CICR）。
- ■ Ca^{2+} イオンの流入は，活動電位の第 2 相（プラトー相）で発生し，心電図では ST 区間に相当するため，血清カルシウム値の変動は ST 区間（QT 間隔）の変動として表れる。
- ■ 血清カルシウム濃度は，健常者では 8.5〜10.5 mg/dL の間に維持されているが，この値は遊離型と結合型カルシウムの総和であり，必ずしも Ca^{2+} イオンの生理作用を反映するものではない。

2. 低カルシウム血症の診断基準と原因

- ■ 血清カルシウム値が 8.5 mg/dL 未満に低下した状態を低カルシウム血症と呼ぶ。
- ■ 血清カルシウムの約 50％ を占めるのはタンパク結合型のカルシウムであり，その大部分がアルブミンと結合しているために，低タンパク血症（特に低アルブミン血症）があれば，血清カルシウム値が低下したようにみえる。
- ■ このような変化は肝硬変やネフローゼ症候群，低栄養時などでみられるが，補正カルシウム濃度は正常で，真の低カルシウム血症ではないために，低カルシウム血症に基づく心電図異常はみられない。
- ■ 補正血清カルシウム値が低下する "真の低カルシウム血症" は，カルシウムの吸収や骨形成に必須のビタミン D 活性化が低下する慢性腎不全，腎臓におけるカルシウムの再吸収や骨から血中へのカルシウム動員に係る副甲状腺ホルモン（PTH）が低下する副甲状腺機能低下症，ビタミン D 欠乏による骨軟化症などの際に出現する。

　以下に，簡便で実用的な Payne らの血清カルシウム補正式を示す[4]。

補正血清カルシウム値（mg/dL）＝実測血清カルシウム値（mg/dL）＋4−血清アルブミン値（g/dL）

3. 低カルシウム血症の心電図変化

　低カルシウム血症に特徴的な心電図所見は，① ST 区間の延長による QT 延長である。血清カルシウム濃度が低下すると，心筋細胞の内と外で Ca^{2+} イオンの濃度勾配が緩くなるために Ca^{2+} イオンの細胞内流入に時間がかかり，QT 間隔が延長するようになる。

　低カルシウム血症時の心電図変化にはこれ以外に，② QRS 幅の狭小化や PR 間隔の短縮，③ T 波の平低〜陰性化，④ ST 低下，などの所見がみられる場合がある。

4. 低カルシウム血症と2種類のQT延長パターン

1）ST区間の延長によるQT延長パターン（図5-12, 13a）

このタイプのQT延長は，心筋の再分極遅延（Delayed repolarization）により，再分極の開始が遅れるためにQT延長を来すもので，ST区間の延長によりQT間隔が延長する（図5-12, 13a）。この場合，T波の持続時間は正常である。このパターンのQT延長は，低カルシウム血症や低マグネシウム血症時にみられ，通常，単独ではトルサード・ド・ポアン（TdP）等の不整脈は伴わない。

☞図5-12は偽性副甲状腺機能低下症による低カルシウム血症例（37歳，女性）の心電図（II，III誘導のリズム記録）を示す。基本調律は正常洞調律で，電気軸は正常，心拍数は73/分で，QT間隔の延長を認める（QT間隔：464 msec，QTc：490 msec）。低カルシウム血症に伴うQT延長は，ST区間の長さが長く，本例でもその特徴が明らかである。

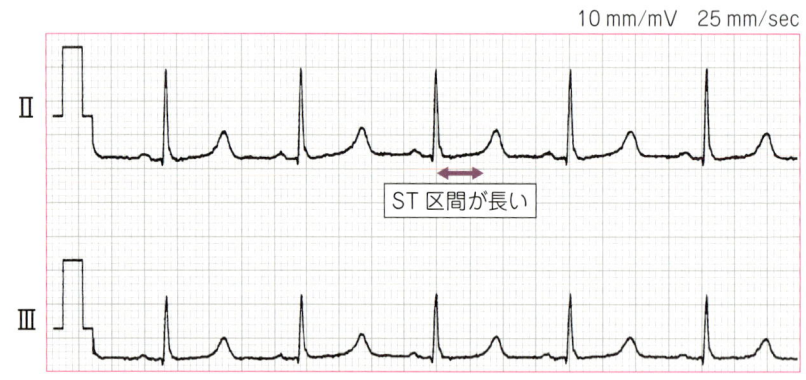

図5-12 低カルシウム血症の心電図（QT間隔の延長）
（37歳，女性，偽性副甲状腺機能低下症，血清カルシウム値 4.4 mg/dL）
低カルシウム血症に典型的な "ST区間延長によるQT延長" を認める。

2）幅広いT波によるQT延長パターン（図5-13b, 14）

一方，活動電位第3相のK^+イオン流出がゆっくり起こるために再分極過程が延長するQT延長のパターン（Prolonged repolarization）では，再分極の持続時間が長くなるため，心電図で幅広いT波が出現する。このパターンのQT延長は，先天性QT延長症候群（図3-69）や薬剤などが原因の催不整脈例（図5-4）の心電図にしばしばみられ，トルサード・ド・ポアン（TdP）の原因となる。

ちょっと一息・頭の体操　何がQT延長のパターンに影響しているのか？

[症例5-1] 2つのQT延長パターンがみられた複合電解質異常の一例

34歳，女性，拒食症。来院時の血清電解質では，ナトリウム 128 mEq/L，クロール 96 mEq/L，カルシウム 8.0 mg/dL，マグネシウム 2.4 mg/dL と低ナトリウム血症と低カルシウム血症，高マグネシウム血症を認め，心電図では低カルシウム血症時に特有のST区間の延長によるQT延長を示していた［QT間隔（QTc）は574（501）msec］。図5-13aはその際の心電図である。心拍数は39/分と高度の徐脈を示し，主としてST区間の延長によるJ波を伴う著明なQT延長を認めた。

その後，電解質の補正を行い，ナトリウム値やクロール値，マグネシウム値はそれぞれ正常化したが，カルシウム値は7.5 mg/dLとさらに低下したため，約2週間後に心電図を再検すると，QT間隔（QTc）は622（595）msecとさらに延長し，その波形も催不整脈例でよくみられる**幅広い変形したT波による QT延長パターン**に変化し（図5-13b, 14），J波の増高もみられた。元々，心臓に器質的病変のない早期再分極症候群でも，J波増高に繋がる電気生理学的変化は突然死のリスクと関連していると考えられており，拒食症例でも時に発生する突然死とカルシウム代謝の関連性を予見する重要な所見であると思われる。aとbの心電図記録の間には血糖値3 mg/dLの重症の低血糖が1回起こっているが，その影響は不明である。

　この例は，その後順調に回復し，血清カルシウム値が8.2 mg/dLになった時点で，心電図波形は正常化した［図5-13c：QT間隔（QTc）は444（446）msecと正常化］。

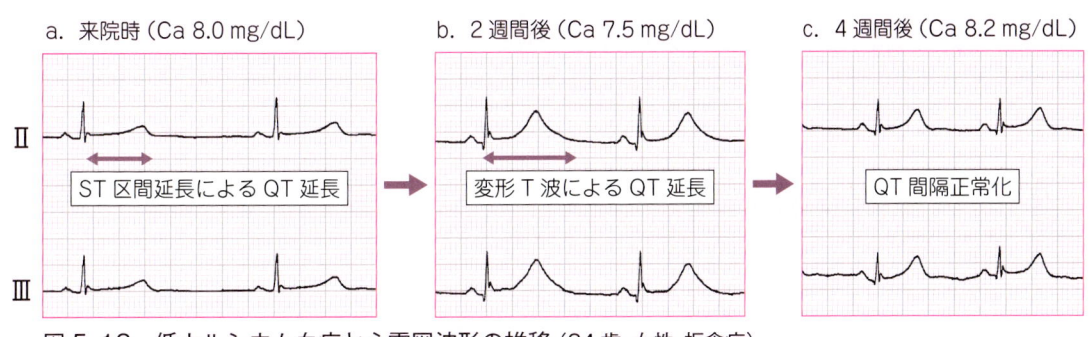

図5-13　低カルシウム血症と心電図波形の推移（34歳, 女性, 拒食症）

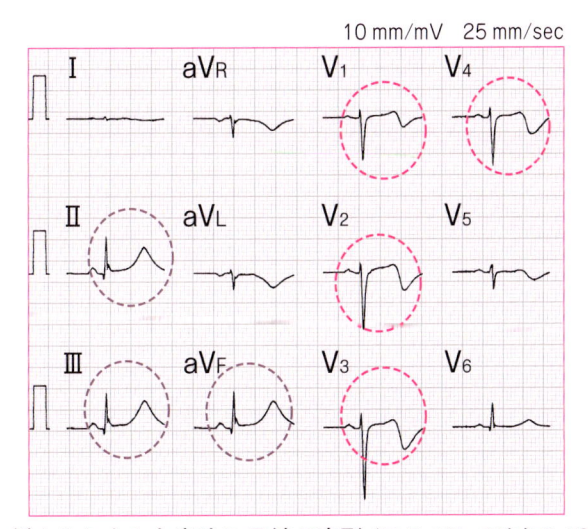

図5-14　低カルシウム血症時のT波の変形（図5-13bの時点の12誘導波形）
本例では著明なQT延長とともにⅡ，Ⅲ，aVF誘導で上凹型のST上昇（⬡），V1〜V5誘導で±2相性の変形T波を認める（⬡）。低カルシウム血症時にはQT延長だけでなく，このようなT波の変形がよくみられる。

4 高カルシウム血症（Hypercalcemia）と心電図

1. 高カルシウム血症の診断基準と原因

- 血清カルシウム値が 10.5 mg/dL 以上に増加した状態を高カルシウム血症と呼ぶ。
- 高カルシウム血症は副甲状腺機能亢進症やサルコイドーシスの他，悪性腫瘍や悪性リンパ腫などに比較的，合併しやすい。
- さらに，血清カルシウム濃度が急激に増加して 16 mg/dL を超えると，傾眠，昏睡などの意識障害が出現し，早急にカルシウム値を下げる緊急対応が必要となる（高カルシウムクリーゼ）。

2. 高カルシウム血症と心電図変化

高カルシウム血症時には，低カルシウム血症時とは反対に，Ca^{2+} イオンの心筋細胞内流入が急速に起こるため再分極時間が短縮し，心電図で QT 間隔の短縮を認めるようになる。この場合の QT 短縮は，ST 区間の短縮による QT 短縮で，T 波があたかも QRS 波の直後から発生しているようにみえる。

☞図 5-15 は，副甲状腺機能亢進症で来院した 21 歳，男性の心電図である。血清カルシウム値は 12.1 mg/dL と高値を示し，心電図は心拍数 80/分の洞調律で，電気軸は 77 度，QT 間隔の短縮を認めた（QT 間隔 352 msec，QTc 388 msec）。

10 mm/mV　25 mm/sec

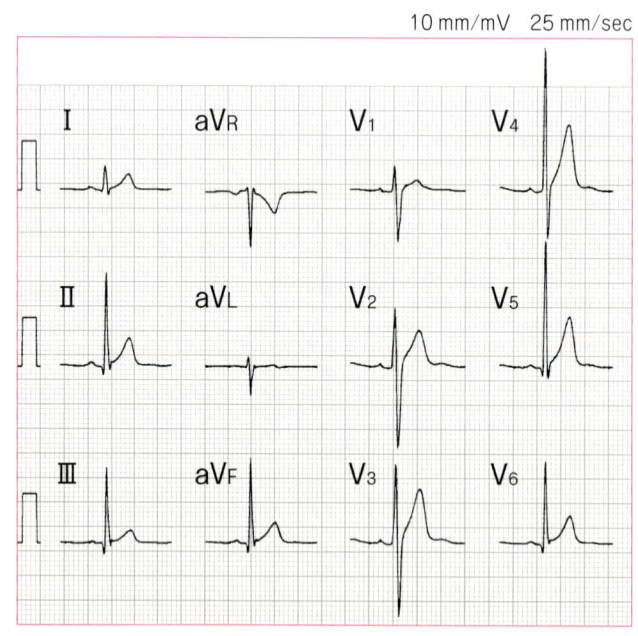

図 5-15　高カルシウム血症による QT 短縮
（21 歳，男性，副甲状腺機能亢進症，血清カルシウム値 12.1 mg/dL）
QT 間隔が短縮するため ST 区間が消失し，T 波が直接 QRS 波より出ているようにみえる。

5 低マグネシウム血症（Hypomagnesemia）と心電図

1. マグネシウムの心血管系における役割と基準値

- マグネシウム（Mg）は体内で4番目に多い陽イオンで，約50%が骨に存在し，**細胞外液中に存在する**のはわずか**1%程度**である。
- Mg^{2+}イオンはATPが関与する全ての酵素反応，核酸代謝に関与する300以上の**多くの酵素反応に必**須の電解質で，K^+イオンやCa^{2+}イオン代謝とも関連が深い電解質である。
- 心血管系では，マグネシウムは主として細胞膜を介したNa^+，Ca^{2+}，K^+イオンの輸送や膜電位の維持に関わっており，心筋や血管平滑筋の緊張を緩めて，心臓の拡張能を改善したり，血管を拡張するなどの作用もみられている。
- 血漿マグネシウム濃度の**基準値は1.5～2.3 mg/dL**である。

2. 低マグネシウム血症の診断基準と原因

- 血漿マグネシウム値が**1.5 mg/dL未満に低下**した状態を低マグネシウム血症と呼ぶ。
- 低マグネシウム血症は，主に摂食不良や利尿薬の長期投与，糖尿病例などで出現し，低カリウム血症や低カルシウム血症など，他の電解質異常を合併していることも多い。

3. 低マグネシウム血症と心電図変化

　心電図では，**PR間隔の延長**，**QT間隔の延長**などがみられ，胸部誘導の**T波が平低～陰性化**する。また，洞頻脈や他の不整脈も出現するようになる。

　☞図5-16の例では，血漿マグネシウムが1.3 mg/dL，カルシウムが8.4 mg/dL，カリウムが3.2 mEq/Lと共に低下しており，電解質の複合的な異常がみられるが，多くの場合，マグネシウムの変動は他の電解質異常に伴って発生することが多いため，マグネシウム特有の変化は不明瞭である。

6 高マグネシウム血症（Hypermagnesemia）と心電図

1. 高マグネシウム血症の診断基準と原因

　血漿マグネシウム値が**2.3 mg/dL以上に増加**した状態を高マグネシウム血症と呼ぶ。高マグネシウム血症は，主に**腎不全時**にみられ，**マグネシウム製剤を服用**している場合に多い。近年，マグネシウム製剤（下剤）の服用による**死亡例**の報告があり，マグネシウム製剤の長期投与には注意する必要がある。

2. 高マグネシウム血症と心電図変化

　高マグネシウム血症の心電図では，**PR間隔延長**，**QRS間隔延長**，**T波増高**がみられ，洞機能が抑制されるために**徐脈**となり，重度の高マグネシウム血症では**心停止**が生じることもある。また，時に心房細動も

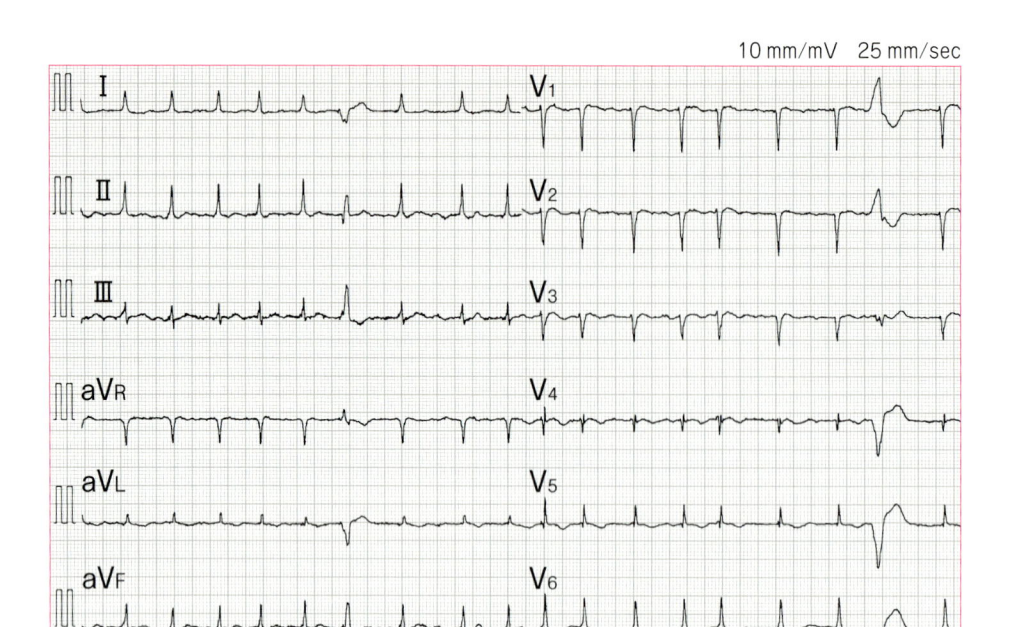

10 mm/mV　25 mm/sec

図 5-16　低マグネシウム血症の心電図 (82 歳, 男性, 慢性心房細動)
基本調律は心拍数 108/分の心房細動で, 時に心室性期外収縮も出現しており, R 波の増高不良と胸部誘導の T 波の平低〜陰性化を認める。

出現する。

7　複合電解質異常と心電図

　血液中の電解質異常が複合して存在することは, 日常臨床ではそれほど珍しいことではなく, 2〜3 種類の電解質異常が重なって存在することもまれではない。このような場合に出現する特殊な心電図所見として, 単相活動電位様心電図がある。

1.　単相活動電位様心電図 (Monophasic action potential like ECG)

　この波形は, 高カリウム血症と低カルシウム血症, または低カリウム血症と低カルシウム血症の電解質異常が重なった時に出現する珍しい心電図波形[5]で, J 波を伴った上凸型 (Convex) の著明な ST 上昇が多くの誘導で出現するために, 急性冠症候群 (Acute coronary syndrome：ACS) との鑑別が必要となる。

　☞図 5-17a は, 29 歳, 拒食症の女性にみられた単相活動電位様心電図である。
　基本調律は正常洞調律 (心拍数 91/分) で, 電気軸は −70 度と**高度の左軸偏位**を示し, V_1〜V_5, I, aV_L 誘導で**J 波を伴う上凸型の著明な ST 上昇** (矢印) と aV_L, V_1〜V_3 誘導で深い Q 波がみられ, 活動電位に類似した心電図波形を呈していた。
　さらに II, III, aV_F 誘導では, Reciprocal changes を思わせる ST 低下 (Ta 波が少し混入) と右房負荷を疑わせる P 波の尖鋭化 (Pseudo P pulmonale[6]) (破線円) がみられ, 別の記録では心室性期外収縮が多発し, 2 段脈となっていた。

160

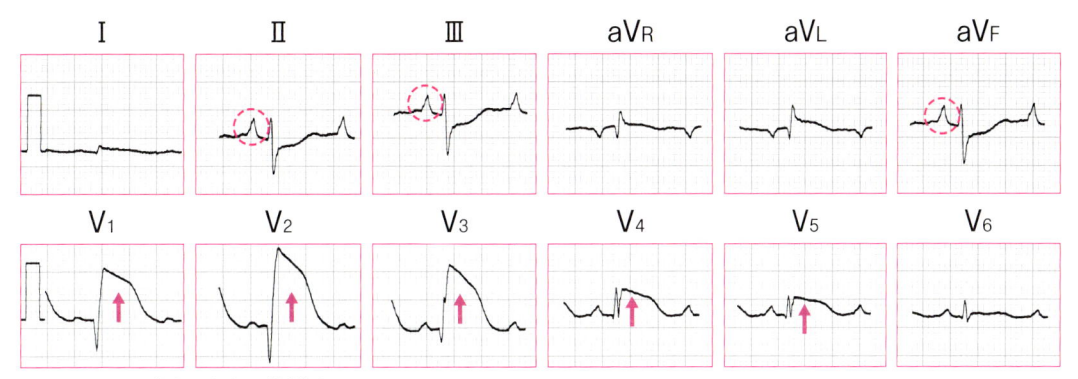

図 5-17a　単相活動電位様心電図 (29歳, 女性, 拒食症)
　複数の電解質異常が重なった場合に発生するまれな心電図変化で, 本例では低カリウム血症 (3.1 mEq/L), 低カルシウム血症 (7.7 mg/dL), 低リン血症 (1.3 mg/dL) の3つの異常が認められた。

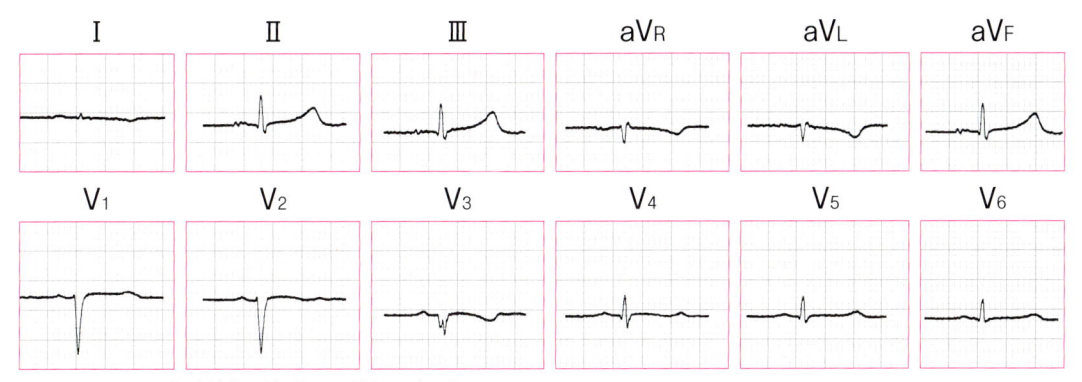

図 5-17b　電解質補正後 (3日後) の心電図 (図5-17aと同一例)
　電解質異常 (低カリウム血症と低リン血症) の改善と共に単相活動電位様心電図変化は消失しているが, 低カルシウム血症は続いており, QT延長も残っている。

　一方, 血液検査では低カリウム血症 (3.1 mEq/L) と低カルシウム血症 (7.7 mg/dL) に加えて低リン (P) 血症 (1.3 mg/dL: 基準値 2.2〜4.1 mg/dL) の3種類の電解質異常が検出されたが, トロポニン値や心筋逸脱酵素値の上昇はなかった。

　一見すると急性冠症候群 (第3章「3. ST区間のみかた」参照) を疑わせる心電図所見であるが, 20歳代のこの女性には胸部症状の訴えや心臓病の既往はなく, 心エコー検査でも心筋梗塞などの際に出現する壁運動異常等の所見は認めていない。そのため, 本例では電解質補正を第一として, 観血的検査である冠動脈造影検査などは行っていない。

　図5-17bは, 図5-17aの3日後の心電図である。血清カリウム値が3.1から5.1 mEq/Lへ, 血清リン値が1.3から4.6 mg/dLへと血清電解質の値が補正されたのに伴い, 図5-17aでみられた著しいST上昇や高度な左軸偏位, Ⅱ, Ⅲ, aVF誘導の尖鋭なP波は消失している。血清カルシウム値は7.7から7.9 mg/dLへわずかに上昇したものの, 未だ低カルシウム血症が持続しており, 胸部誘導の低電位差やV3, aVL誘導の陰性T波, QT延長 (QT間隔: 490 msec, QTc 475) などの所見は残っている。

　Hsiehらは, 本所見の改善にはカリウムの補正よりもカルシウムの補正が有用で, カルシウムイオンの影響が大きいと報告しているが, 著者が経験したこの例では, カリウムとリンの値が比較的容易に補正出来たのに対し, 低カルシウム血症は持続し, QT延長が残っていたにも拘わらず著明なST上昇は消失しており, 心電図変化の病因として電解質同士の相互作用や心筋代謝に関連する電解質以外の要因が関与している可能性が推測される。

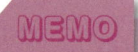 **Pseudo P pulmonale**[6]

低カリウム血症時に出現する，**高く尖鋭なP波**で，T波の平低化，U波の増高とともに古くから報告されている低カリウム血症に特徴的な心電図所見である。

文　献

1. Levine HD, Vazifdar JP, Lown B, et al.: "Tent-shaped" T waves of normal amplitude in pottasium intoxication. Am Heart J 1952; 43: 437.
2. Vassalle M, Hoffman BF: The spread of sinus activation during pottasium administration. Circ Res 1965; 17: 285-295.
3. Ortega-Camicer J, Benezet C, Ruiz-Lorenzo F, et al.: Transient Brugada-type electrocardiographic abnormalities in renal failure reversed by dialysis. Resuscitation 2002; 55: 215-219.
4. Payne RB, Little AJ, Williams RB, et al.: Interpretation of serum calcium in patients with abnormal serum protein. Brit Med J 1973; 4: 643-646.
5. Hsieh MH, Cheng CY, Chan P, et al.: Monophasic action potential-like electrocardiogram simulating actue myocardial infarction. J Interven Card Electrophysiol 2003; 8: 41-44.
6. Chou TC, Helm RA: The pseudo P pulmonale. Circulation 1965; 32: 96-105.

6 不整脈の非薬物療法と心電図

近年，不整脈診療における非薬物療法の進歩は著しく，従来より用いられてきた徐脈性不整脈に対する**ペースメーカー**（PM）療法をはじめとして，PM を利用したうっ血性心不全に対する**再同期療法**（CRT）や心臓突然死（SCD）予防のための**植込み型除細動器**（ICD）の手術，上室性，心室性頻拍や心房細動，粗動などに対する**アブレーション治療**を受けている患者を診察する機会が増えている。心電図は診療の基本となる検査法の 1 つであるが，上記のような新しい非薬物療法による**心電図変化を適切に診断できる能力**が現代の医療人には求められている。

本項では不整脈の非薬物療法の概要とその心電図変化について解説する。

1 ペースメーカー療法と心電図

1. ペースメーカー（Pacemaker：PM）とは

■ PM は洞不全症候群や房室ブロックなどによる症候性徐脈の治療に用いる小型の医療機器で，発信器（Pulse generator），電池（Battery），制御回路などの入った本体とリード（Lead），電極（Electrode）より構成される心臓の電気刺激装置である。

■ 電極には，心臓手術時に貼り付ける心筋電極と，経静脈的に心臓内に挿入するカテーテル電極があり，通常，局所麻酔で比較的短時間に挿入できるカテーテル電極がよく用いられている。

■ カテーテル電極はリードの先端に単極または双極の電極が付いており，心筋への刺激はリード先端のマイナスの電極で行う。

■ 単極と双極の電極の違いは，

① "単極の電極"

電極の先端をマイナス，PM 本体をプラスとして用いているため，身体の中を電流が大きく流れるようになり，心電図では PM スパイクが大きく描かれるようになり，PM の作動状況がよく分かる（図6-1）。反面，大胸筋のような骨格筋を刺激したり，筋電図や他の電子機器による影響を受けやすいという欠点がある。

② "双極の電極"

プラスの電極がマイナス電極に接近して存在するため，PM スパイクが小さく，見にくくなるが（図6-2），電磁波や筋電図などの影響を受けにくいという利点がある。

図6-2 の双極の PM 植込み例では，PM スパイクが小さく，スパイクを心電計が感知出来ていないために，心電図自動解析では，「調律不明」，「左脚ブロック」，「下壁梗塞疑」と誤って診断されている。

2. 国際ペースメーカーコード (NBGコード[1])

① PMの機能（モード）を表現した国際コードで，米国の団体（NASPE）と英国の団体（BPEG）によって作成された。

② ペースメーカーのモードを5文字のアルファベットで表現するが，5文字目はほとんど使用しない抗頻拍ペーシングのコードであるため，通常ペースメーカーモードは3文字，心拍応答機能（Rate modulation）が付いたものは4文字で表される（DDDRなど）。

③ 各文字列の意味

- ■ 第1文字目：ペーシング（刺激）部位を表す（A：心房，V：心室，D：両方）。
- ■ 第2文字目：センシング（感知）部位を表す（A：心房，V：心室，D：両方）。
- ■ 第3文字目：モード（応答様式）を表す（T：同期，I：抑制，D：両方）。
- ■ 第4文字目：プログラミング機能を表す（R：心拍応答機能，C：コミュニケーション機能，M：マルチプログラミング機能，P：シンプルプログラミング機能）。
- ■ 第5文字目：抗頻拍機能を表す（P：抗頻拍ペーシング機能，S：ショック機能，D：両方）。
- ＊ NBG：Generic Pacemaker code〔NASPE/BPEG（NASPE：North American Society of Pacing and Electrophysiology; BPEG: British Pacing and Electrophysiology group)〕の略語。
- ＊心拍応答機能は，PMが体の動きや呼吸状態を感知して心拍数を増加させる機能で，運動強度に応じた心拍数の達成が期待される。

3. 主なペーシングモード (Pacing mode)

　徐脈性不整脈に対するペースメーカー治療には，右心房または右心室にリードを1本だけ入れて，心房または心室を刺激する一心腔ペーシング（Single chamber pacing）と，右心房と右心室にそれぞれ1本ずつリードを入れて，2本のリードでそれぞれペーシングとセンシングを行う二心腔ペーシング（Dual chamber pacing）がある。前者を代表するのがVVI，AAIモードで，後者を代表するのがDDD，DDIモードのPMである。

1) VVI (R) モード (図6-1, 2)

　古くからあるペーシングモードで，右心室でのみペーシングとセンシングを行う。以下にその特徴を示す。

① 右心室で刺激（Pace）と感知（Sense）を行い，設定レートより速い自己波が出れば，抑制がかかる心室デマンド（抑制）型のペーシングモードである（図6-1）。

② VVIモードのPMの心電図では，鋭いPMスパイクが左脚ブロック型QRS波の直前に出現する。

③ VVIモードの適応は，徐脈性心房細動である。

④ 労作時の心拍数増加を期待する時には，心拍応答機能の付いたVVIRモードを用いる。

⑤ 1本のリードであらゆる原因の危険な徐脈から身を守れるので広く使われているが，心房収縮と競合する場合があり，非生理的ペーシングモードである。

生理的ペーシングと非生理的ペーシング

PM は，**心房と心室の協調性（同期性）**の有無により，協調性のある**生理的ペーシングモード**［AAI モード（図 6-4），DDD モード（図 6-5）など］と協調性のない**非生理的モード**（VVI モード［（図 6-1～3）など］）に分けられており，生理的ペーシング（Physiologic pacing）が心機能を良好に保つ上で理想的とされている。

☞図 6-1 の例では，慢性の徐脈性心房細動に対して VVI モードの PM が使われている。**開心術後**であり，PM スパイクが大きく，一見して単極の心筋電極と分かる。PM は，80/分のレートに設定されているので，それより速い自己波が出現した場合には抑制がかかり，PM は作動しない。明らかな**ペーシング不全**やセンシング不全の所見はみられない。

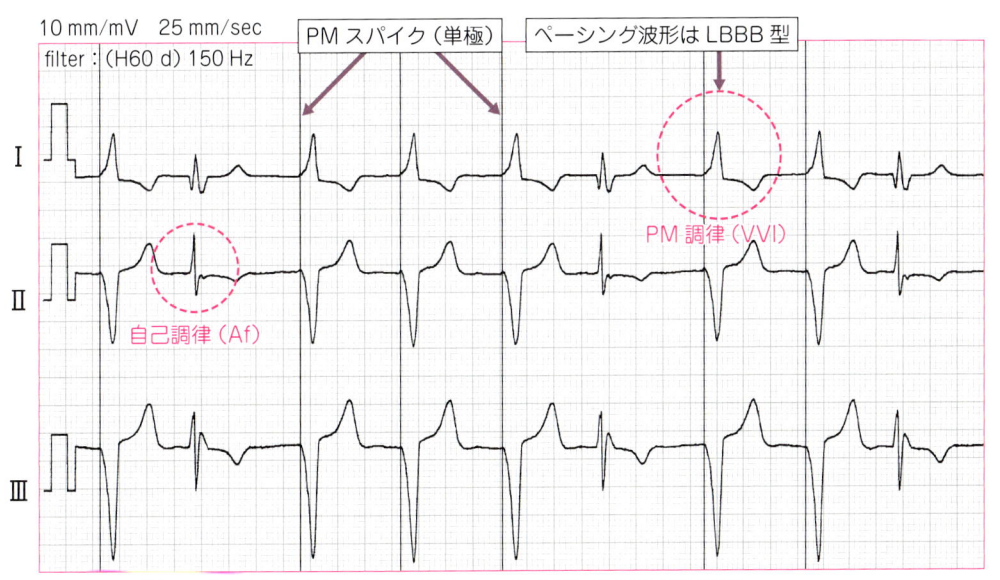

図 6-1　単極の心筋電極を使用した PM（70 歳，男性，僧帽弁置換術後）

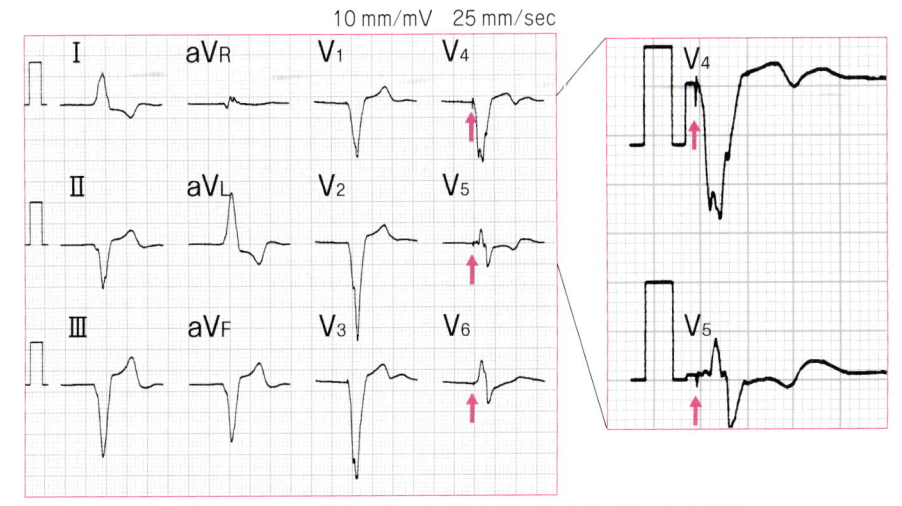

図 6-2　双極のカテーテル電極を用いた PM（75 歳，女性，洞不全症候群）

☞図6-2は双極のカテーテル電極を使用したVVIモードのPMの心電図である（レートは60/分）。電極は右室心尖部にあるので左室の興奮が遅れるため，心電図波形は"左脚ブロック型"となっている。また，PMスパイクが小さいため，心電計の自動診断ではスパイクが認識できず，「左脚ブロック」，「下壁梗塞の疑い」と誤って判定されている。

　　近年，この右室心尖部ペーシングが左室壁運動の非同期を生じ，心機能低下を招く原因になっていると指摘されるようになり，なるべく右室ペーシングを控える方式のPMが開発されている。

　　一方，従来より広く使われているVVIモードのPMにも，自己心拍温存機能の1つであるヒステリシス（Hysteresis）機能がある。これは，例えばPMのレートを50/分に設定していた場合，普通なら自己心拍が50/分を切った時点でPMが50/分のレートでペーシングを開始するが，ヒステリシスを−10に設定しておくと，自己心拍が40/分以下になるまでPMがペーシングを控えるという自己心拍温存型のPM機能で，PMの電池の節約にも繋がる一石二鳥の設定である（図6-3）。

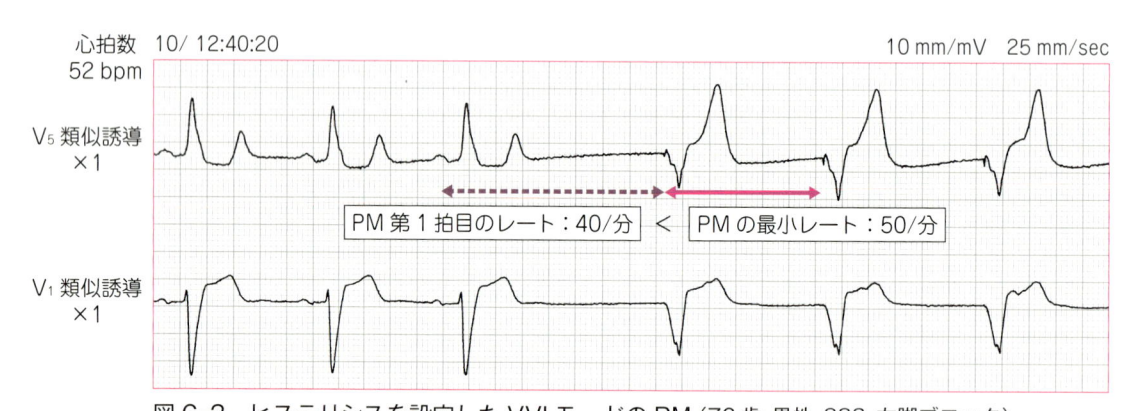

図6-3　ヒステリシスを設定したVVIモードのPM（76歳，男性，SSS，左脚ブロック）
このPMでは，ヒステリシスを−10に設定しているために，ペーシング開始の引き金となるレート（40/分）がペーシング中のレート（50/分）よりも遅く，自己心拍温存型となっている。Bpm：beat par minute（心拍/分）

2) AAI（R）モード（図6-4）

　右心房でペーシング（刺激）とセンシング（感知）を行うペーシングモードである。以下にその特徴を示す。

① 右心房で感知と刺激を行い，設定レートより早い心房波が出れば**抑制がかかる心房デマンド（抑制）型**のペーシングモードである（図6-4）。

② AAIモードのPMの心電図では，**P波の手前にPMスパイク（矢印）が出現する。**

③ QRS波は正常房室伝導波形と同じ形で，脚ブロックなどがなければQRS幅は正常である。

④ 適応は，**房室伝導障害のない洞不全症候群**（症候性徐脈や洞停止）である。

⑤ ペーシング部位は右心房のみで，後は正常な刺激伝導系を伝わるので**生理的なペーシング方式**であるが，房室伝導障害が発生すると心室ペーシングのバックアップがないので，他のモードに切り替える必要がある。

⑥ 労作時の心拍数増加を期待する時には**AAIRモード**を使う。

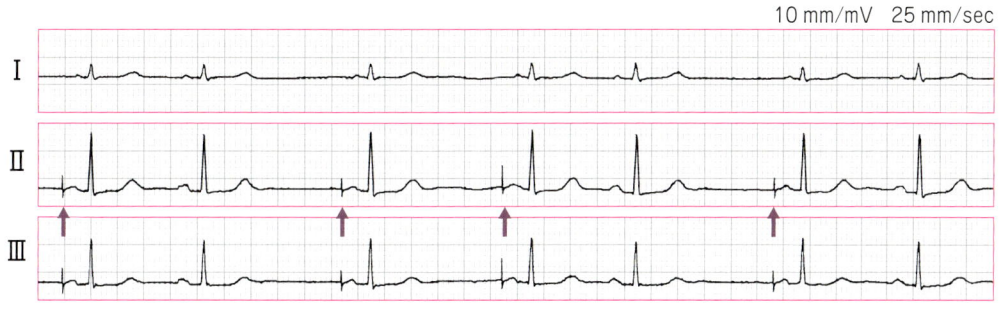

図 6-4　AAI モードの PM（72 歳, 女性, 洞不全症候群）
　　本例のペーシングレートは 50/分で, 自己調律（第 2, 5, 7 拍目）が出現するとペーシングに抑制が
かかる心房ペーシングモードである。矢印は P 波に先行する PM スパイクを示す。

3) VDD モード（図 6-5）

　VDD モードは, **右心室のセンシングとペーシングに加えて, 1 本のリードで右心房, 右心室両心腔のセ
ンシングも行う**ペーシング様式で, VVI モードにはない**心房収縮と心室収縮の同期性を確保**しようとする
ペーシングモードである。

　① VDD は, カテーテルの途中につけた**フローティング電極で心房の電位を感知する方式**（センシング機
能のみ）で, **心房ペーシングは出来ない**が, 右心房の興奮を感知して心室ペーシングを行うために, 心
房・心室間の同期性が保たれ, **VVI モードより生理的なペーシング方式**となっている。

　② 心電図では, **幅広い QRS 波の直前に PM スパイクがみられる**が, 心房では感知しか出来ないために P
波に先行する PM スパイクはみられない。

　③ 適応は, **洞機能の正常な房室ブロック例**である。

　④ 欠点は右心房の興奮を捉える電極が固定されていないために, **心房波のセンシング不全を起こしやす
い**ことである（図 6-5）。

　⑤ VDD モードは心房機能が正常な房室ブロック例で, **労作時の心拍数増加を期待する場合**などに用い
られる。

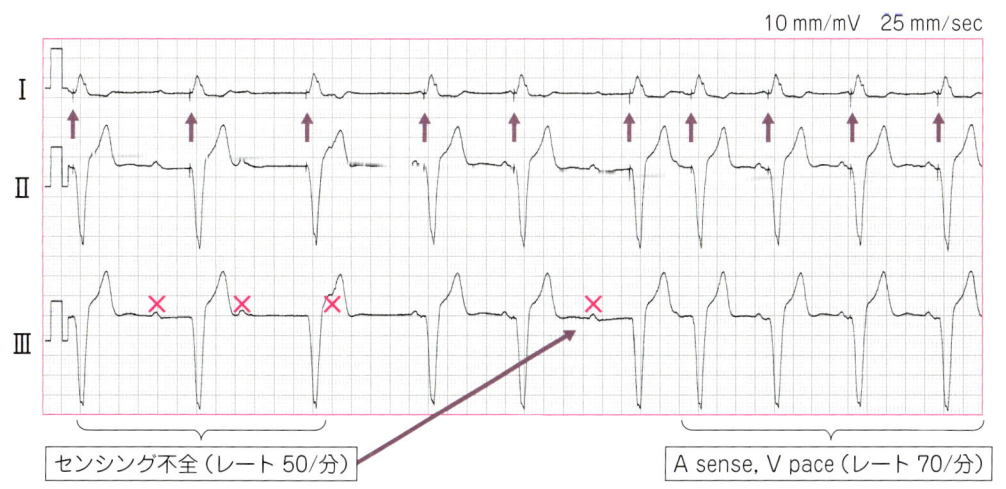

図 6-5　VDD モードの PM（93 歳, 男性, 完全房室ブロック）
　　本例では心房波のアンダーセンシングがあり, そのところで R-R 間隔が 1.2 秒に延長している（心拍
数で 50/分）。ペーシング機能に異常はない。
　　×印は PM に感知されていない P 波を示す。矢印は QRS 波に先行する PM スパイクを示す。

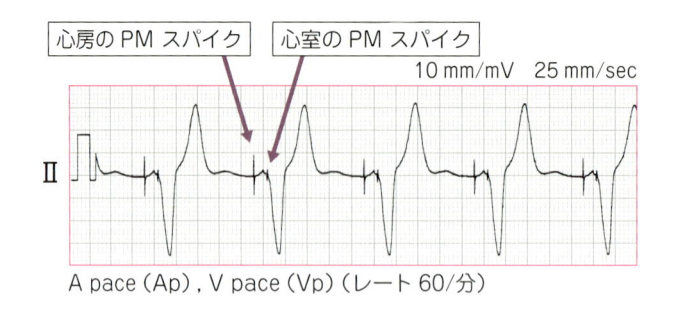

心房の PM スパイク　心室の PM スパイク

10 mm/mV　25 mm/sec

Ⅱ

A pace（Ap），V pace（Vp）（レート 60/分）

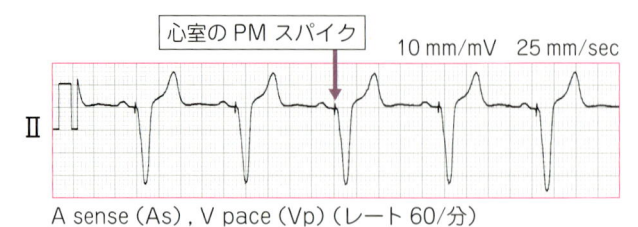

心室の PM スパイク

10 mm/mV　25 mm/sec

Ⅱ

A sense（As），V pace（Vp）（レート 60/分）

図 6-6　DDD モードのペーシング様式（65 歳, 女性, 完全房室ブロック）

4）DDD（R）モード（図 6-6, 7）

右心房と右心室でそれぞれペーシングとセンシングを行う二心腔ペーシングモードである。

次にその特徴を示す。

① DDD モードは，心室収縮に少し遅れて心室が収縮するという**心房と心室の同期性を持たせた生理的ペーシングモード**である。

② DDD モードの PM では，心房と心室におけるセンシングとペーシングの組み合わせにより，次の **4 種類**の心電図パターンがみられる。

　□ 心房ペース，心室ペース（AV sequential pacing）

　　右心房のペーシングに引き続いて，自己波が出なければ，一定の間隔（AV delay）を置いて**右心室をペーシングする方式**で，P 波の直前と QRS 波の直前に PM スパイクがみられる（図 6-6 上段）。

　□ 心房ペース，心室捕捉（A pace, V capture）

　　AAI モードと同じ。

　□ 心房センス，心室ペース（A sense, V pace）

　　自己の心房波を感知して右心室をペーシングするモードで，QRS 波の直前にのみ PM スパイクが出現する（図 6-7）。

　□ 心房センス，心室センス（A sense, V sense）

　　自己調律（洞調律など）。

③ DDD は完成度の高い生理的ペーシングモードであるが，さらに**心拍応答機能**（Rate responsiveness）を付加して，DDDR モードとして使用することもある。

5）DDI（R）モード（図 6-7）

心房細動や心房粗動が発生した時に DDD モードから切り替わる特殊なモードで，頻脈とならないように，**感知した心房興奮に同期する心室ペーシングが起こらないタイプのペーシングモード**である。以下にその特徴を示す。

① 心室は，全く自己波が出ない状況では，設定下限レート（通常 **60/分**）でペーシングを行う。

② モードの切り替えは，上限心拍数を予め設定しておけば PM が**自動**的に行う。

③ モードが切り替われば心房レートが300/分でも，心室は予め設定した下限レート（例えば60/分）でペーシングされるために，動悸などの自覚症状が抑制される。

☞図6-7の基本調律は心房細動であるが，DDDではなく，DDIモードのPMが使われているために過剰な心房興奮が心室に伝わらず，心室ではPMスパイク（矢印）が下限レートで規則的に発生し，All pacing rhythmとなっている。DDIモードでは心拍数はPMの下限レート（本例では60/分）まで低下するが，心拍応答型（DDIR）であれば労作時の心拍数増加が期待できる。本例のレートは最大78/分まで増加していた。

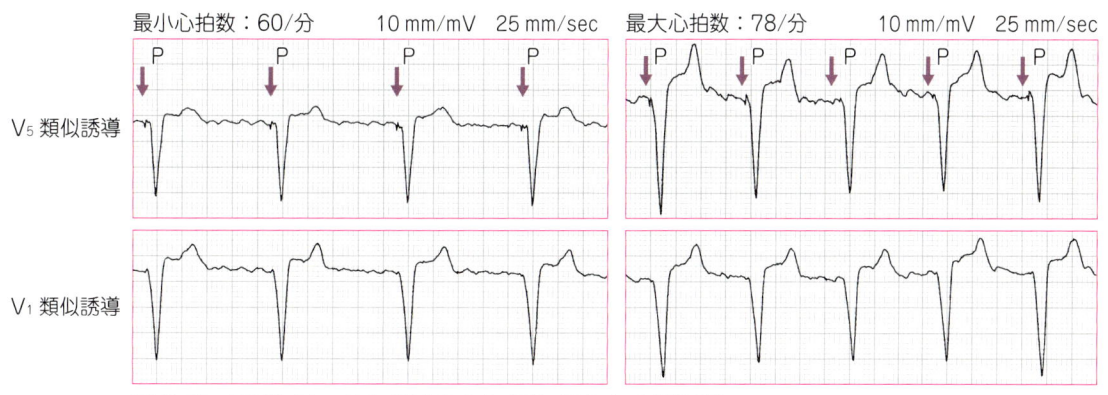

図6-7　DDIRモードのPM（72歳，男性，狭心症，心房細動）
矢印はPMスパイクを示す。

Have a break　ちょっと一息・頭の体操　**PM植込み例の変時性応答不全**

徐脈性心房細動や洞不全症候群，房室ブロックなどで，VVIモードやDDIモードなどのPMを植込んだ患者では，労作に比例した心拍数増加が得られず，息切れや呼吸困難などの心不全症状が出現することがよくある。これは，“変時性応答不全（Chronotropic incompetence：CI）”と呼ばれる現象で，PM植込み例では約40%の患者にみられ，運動耐容能や生活の質（Quality of Life：QOL）低下の原因となっている。PMの心拍応答機能（図6-7）は，変時性応答不全を改善するために考えられたシステムで，運動耐容能やQOLの改善効果が認められているが，全般的な生命予後に対する改善効果は今のところ報告されていない。

4. 心室ペーシング最少化モード（Modes to minimize ventricular pacing）

古くより汎用されてきたVVIモードの右室心尖部ペーシングは，左脚ブロック様の心室内興奮伝播様式をもたらし，左室と右室，左室中隔側と側壁（自由壁）の同期不全（Dyssynchrony）による収縮時間のズレを発生させる。その結果，左室駆出率が低下し，左室収縮能の悪化，左室拡張末期径の増大，僧帽弁逆流の増加，左房径の拡大などを招くことが多くの大規模臨床試験で示され，右室ペーシングの割合が高くなるほど心不全や心房細動の発症率が高くなることが指摘されて来た[2]。

1）右室心尖部ペーシングの弊害への対策

対策としては，下記の2つの方法がある。
① ペーシング部位をもっと生理的な興奮伝播様式が得られる場所に変える。

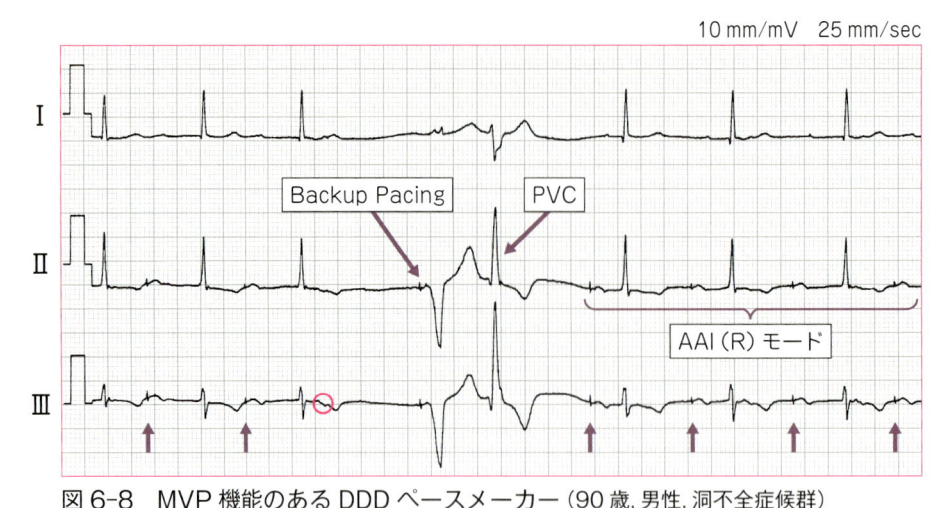

図 6-8　MVP 機能のある DDD ペースメーカー（90 歳, 男性, 洞不全症候群）
　　　　基本モードは AAI（R）で, Blocked PAC（○）に続く Pause の後には心室の Backup pacing がみられ, PVC を挟んで再び AAI ペーシングが再開している。MVP モードでは房室伝導障害が続くような場合には, DDD モードに自動的に切り替わる。
　　　　矢印は心房の PM スパイクを示す。

　この案は, 房室伝導が完全に途絶し, 心室ペーシングが不可避な場合に有効で, 現在, **右室中隔ペーシング**が有望視されている。

② 自己心拍を温存し, **右室ペーシングを減らすモードに変更**する。

　一方, **右室ペーシングを減らす方法**には,

□ AV delay（**房室伝導時間**）を延長して, 出来るだけ自己心拍を残す方法と

□ ペーシングモードを切り替える**スイッチ機能**を用いる方法がある。

＊モードスイッチ機能

モードスイッチ機能は, PM が患者の房室伝導状態を定期的にモニターして,

① **房室伝導が保たれている場合**には, **AAI（R）モードで作動**して不必要な心室ペーシングを抑制し,

② **房室ブロックが発生**すると **DDD（R）モードに切り替わる**。

という**心室ペーシング最少化機能**で, 既存の AV delay 延長機能に比べて優れている。

2）心室ペーシング最少化ペースメーカー

　図 6-8 は, メドトロニック社の MVP（Managed ventricular pacing）という新しいモードスイッチ機能を有する二心腔ペーシング様式の PM 記録である。

　MVP では "右室ペーシングを出来るだけ避ける" ために, PR 間隔がどんなに延長しても QRS 波が脱落しない限り "AAI（R）モードでペーシングを続ける方式" で, 房室ブロックが発生した時のみ DDD（R）モードに切り替わる PM である。具体的には, 4 つの連続的な心房波の内, 2 つが心室に伝わらない場合, 心室ペーシングモード（DDD）に自動的に切り替わるモードスイッチがついている。

　この記録では, 3 番目の P 波（○）に続く QRS 波が 1 個脱落しているだけなので, モードスイッチは切り替わらず, 心室の Backup pacing がみられるのみとなっている。2 個脱落すると, AAI モードから DDD モードに替わり, しばらくすると PM が房室伝導障害の程度を自動的に判断して, 余計な右室ペーシングをしないように, DDD モードから再び AAI モードに戻るシステムである。

5. ペースメーカーの機能異常

人工ペースメーカー（Artificial pacemaker）では，時にペーシング不全，センシング不全などの誤作動が発生することがあり，定期的なチェックが必要となる。以下は，主な PM の機能異常（Malfunction）である。

1）ペーシング不全（Pacing failure）

ペーシング不全とは，電気刺激を加えているにも拘わらず心筋の反応が起こらない状態で，

① 本体の故障やリードの断線などにより，電気信号が電極まで送られて来ないなどの**機械的トラブル**と，

② 電極の接触抵抗の増大などにより，電気刺激に心筋自体が反応しない**捕捉不全**（Capture failure）とに分けられる（図6-9）。

☞図6-9 の例は，リードの断線により**ペーシング不全**と**センシング不全**が同時に発生した症例である。

この心電図では，R-R 間隔の不規則な上室性調律が出現し，心拍数は49/分まで低下しているが，PM スパイク（矢印）は規則的に発生しておらず，どのスパイクも P 波，QRS 波との関連性がみられない。I 誘導で，P 波，QRS 波，T 波の極性がマイナスになっているのは**右胸心**（Dextrocardia）のためで，極性を逆にして考えると，この調律が**洞徐脈**と**房室接合部（性）補充調律**から構成されていることが分かる。

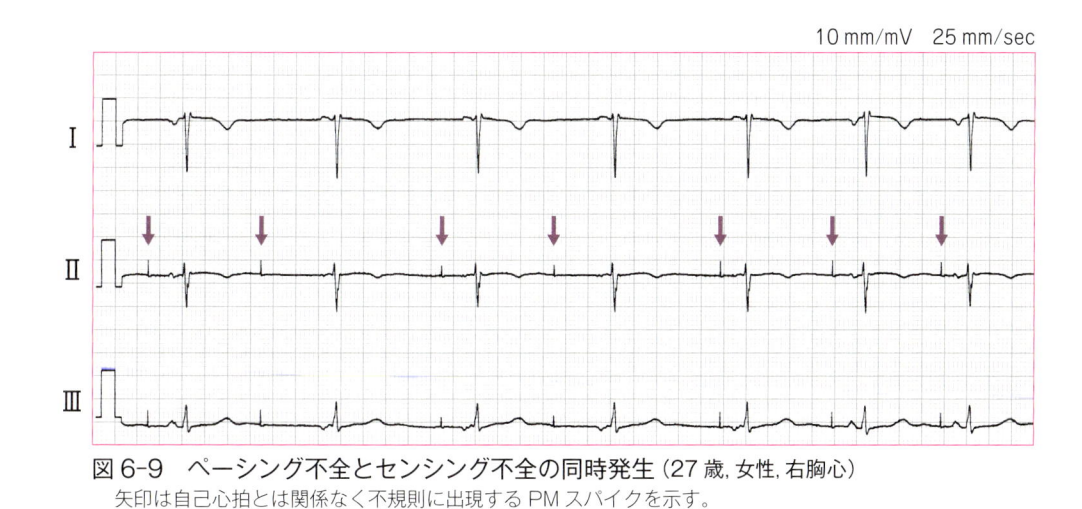

10 mm/mV　25 mm/sec

図6-9　ペーシング不全とセンシング不全の同時発生（27 歳, 女性, 右胸心）
矢印は自己心拍とは関係なく不規則に出現する PM スパイクを示す。

2）センシング不全（Sensing failure）

センシング不全は電極抵抗の増大，リードの移動，離脱，断線，ジェネレータの故障などにより発生し，自己心拍を感知できない状態である。

a. アンダーセンシング（感知不良）

自己心拍を感知できなかったために，設定されたタイミングより早くペーシングが発生したもので，先行心拍の T 波の頂上にスパイクが落ちると "Spike on T"（図6-10）と呼ばれる**危険な状態**となる。リードの断線や炎症などによる電極の接触抵抗の増大などが原因となる。

☞図6-10 は，房室ブロック例にみられた **Spike on T 現象**である。本例は DDD モードの PM を植込んでいるが，わずかに先行する PVC を認知していないために心室の Pacing spike が PVC の頂上に乗り，

Spike on T 現象を起こしている。

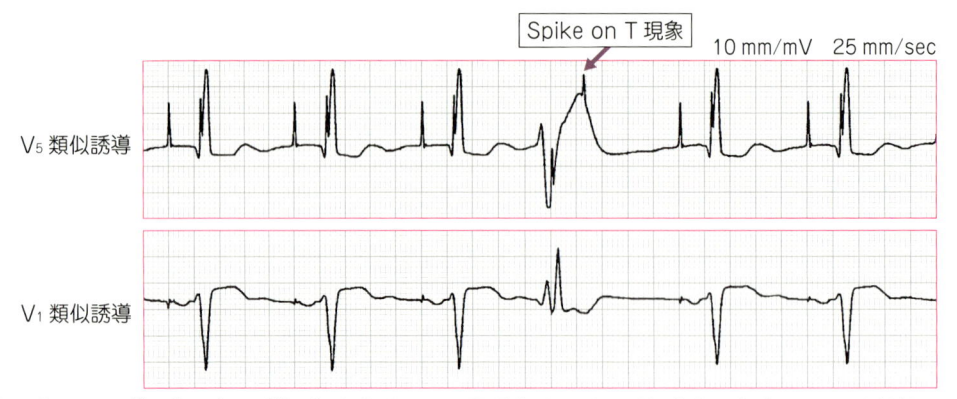

図 6-10　アンダーセンシングによる Spike on T 現象（79 歳, 男性, 完全房室ブロック。心拍数 60/分）

☞図 6-11 はペーシングレート 60/分の VVI モードの PM であるが, PVC の 2 連発目を感知しておらず, 設定レートよりも早いタイミングで PM スパイクが発生している（●はアンダーセンシング）。また, これとは逆に PVC や PM の心室波（QRS 波）を正確に感知せず, 遅いタイミングで発生する PM スパイク（★はオーバーセンシング）も混在している。一方, ペーシング不全はみられない。

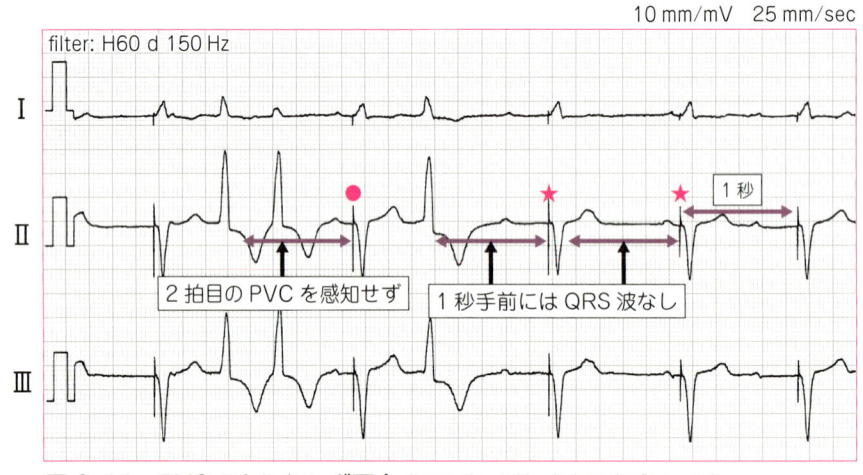

図 6-11　PVC のセンシング不全（101 歳, 女性, 完全房室ブロック）

b. オーバーセンシング（過剰感知）

高い T 波や筋電図などを過剰に感知したために, ペーシングのタイミングが遅れたり, 作動しなくなる現象で, センシング閾値を下げた時（感度を上げた時）などに起こりやすい。

☞図 6-12 はレート 60/分の心房ペーシングの心電図記録であるが, 第 3, 第 4 心拍の R-R 間隔が突然設定レートに比べて延長しており（設定レートは 60/分なので, 設定 R-R 間隔は 1 秒）, 筋電図が混入している。本例は, 心房の単極電極を使用しており, R-R 間隔の延長は筋電図を心電図波形と誤認した PM のオーバーセンシングである。

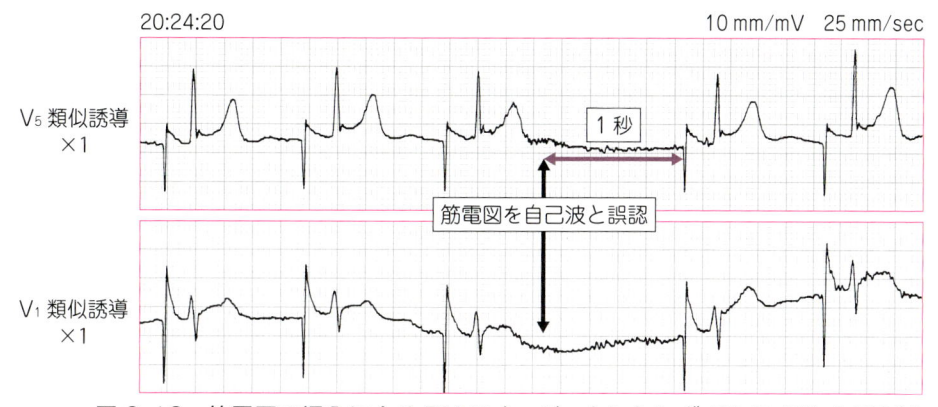

図 6-12　筋電図の混入による PM のオーバーセンシング（80 歳, 男性, 失神発作）

3）ペースメーカー症候群（Pacemaker syndrome）

　ペースメーカー植込み後に発生する全身倦怠感，易疲労性，呼吸困難，起座呼吸，めまい，胸部不快感などを主症状とする症候群で，まれに失神発作を来すこともある。他覚的には，低血圧，浮腫，頚静脈怒張などもみられるが，PM 機能には異常を認めない。PM 症候群は VVI モードの非生理的ペーシングモードの PM を使用している時によくみられる現象で，心房と心室の同期性が失われた事が原因と考えられている。

　☞図 6-13 の例は，完全房室ブロックで PM 植込みを行って以来，胸部不快感が続いている。ペーシングレートは 60/分で PM 機能には異常を認めないが，VVI モードのため，心房と心室の同期性は失われている。矢印は P 波の位置を示しており，第 1 拍目は P 波と QRS 波が同時に発生し，心房と心室の収縮が競合している。心音では Cannon sound の発生に一致しており，このような現象が PM 症候群にみられる胸部不快感の原因となる。

　PM 症候群への対策としては心房と心室の同期性を取り戻すために，DDD などによる Dual chamber pacing や AAI モード等への切り替え，適切な房室伝導遅延などの導入を検討する必要がある。

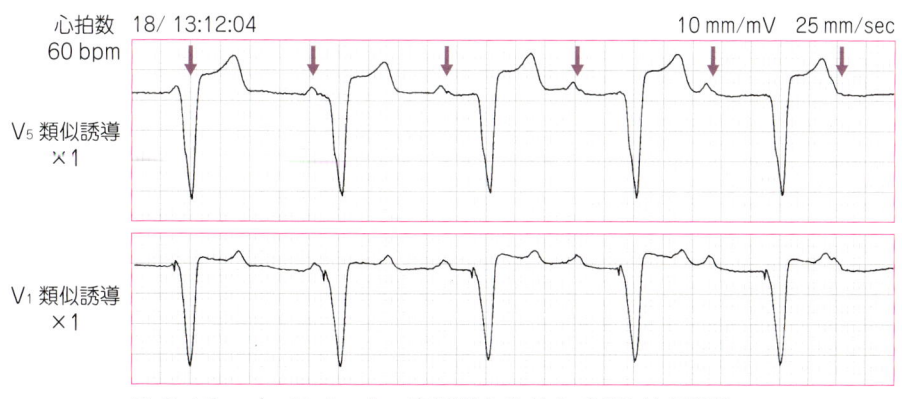

図 6-13　ペースメーカー症候群の P 波と QRS 波の関係
（89 歳, 女性, 完全房室ブロック。VVI モードの PM 植込み後。レート 60/分）

4）ペースメーカー回帰性頻拍（Pacemaker mediated tachycardia：PMT）

　DDD や VDD モードの PM でみられる現象で，

　① 室房伝導による心房興奮と，

② それを捕捉する PM による心室の興奮が交互に発生するために起こる不整脈で，無限回帰性頻拍（Endless loop tachycardia）とも呼ばれている（図6-14）。

この不整脈は室房伝導を有する SSS 例や房室ブロック例に発生するが，発生機序から考えて頻拍のレートが PM の上限レートを越えることはなく，著明な頻脈になることはない。この頻拍発作を予防するためには，心房不応期（Atrial refractory interval：ARI）を延長する。

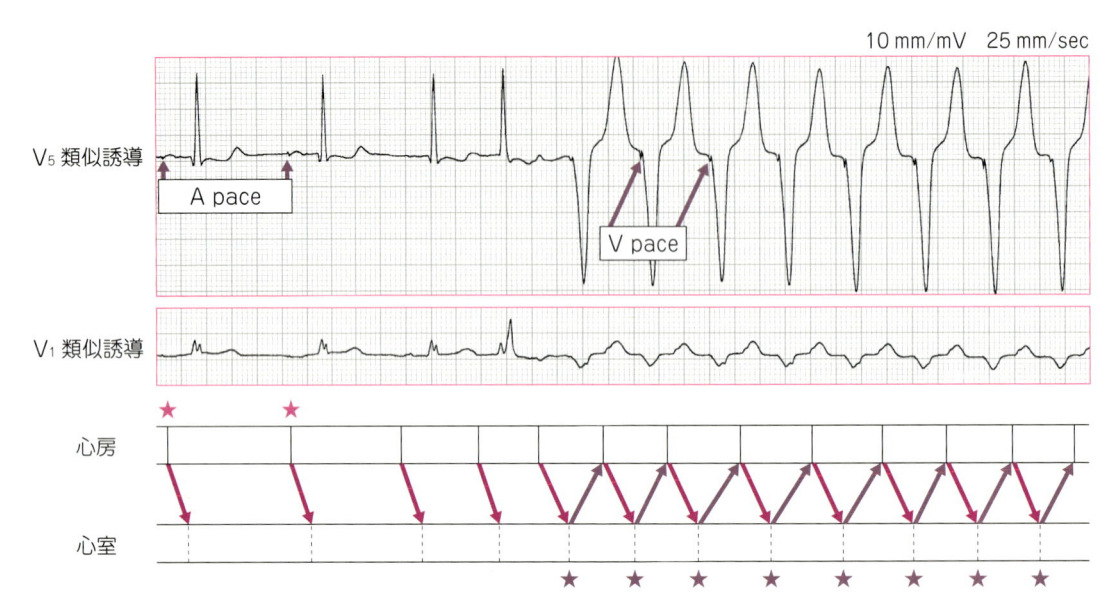

図6-14　ペースメーカー回帰性頻拍（Pacemaker mediated tachycardia：PMT）
（72歳，女性，洞不全症候群，DDD ペースメーカー植込み後）
　　この心電図の第1，2心拍は，心拍数60/分の PM リズムで，第3拍目より自己心拍（PAC）が3拍続いた後に，PM と心房間を旋回するリエントリー回路が形成され，PMT が発生している。★印は心房のペーシング，★印は心室のペーシングを表す。

ちょっと一息・頭の体操　頻拍を誘発する抗頻拍型ペースメーカーとは？

PM は徐脈性不整脈の治療だけでなく，一部，リエントリー機序による PVST の治療にも用いられている。このタイプの PM は，頻拍開始時に非常に早いペーシング刺激を発生して頻拍発作を停止するために開発された。最近では ICD の機能の一部に，VT や TdP 発作停止の目的でこの抗頻拍モードが組み込まれている。

☞図6-15は，PSVT の治療で抗頻拍型 PM を植込んだ60歳，女性のホルター心電図記録である。

本来，抗頻拍型 PM は，PSVT などの上室頻拍が発生してから作動するのものであるが，本例では心房電極のオーバーセンシングにより，頻拍停止のために使われる電気刺激が自動的に作動し，PSVT を誘発している。

基本調律は洞調律（心拍数96/分）であるが，心房電極のオーバーセンシングのため PSVT が発生したと PM が誤認し，頻拍停止用の電気刺激が発生して自ら PSVT を誘発している。頻拍完成時のレートは191/分で右脚ブロック型の変行伝導を伴い，各 QRS 波の後方に逆伝導性 P 波を認め，AVRT が疑われる。記録後半に再び PSVT 停止のための電気刺激が出ているが，有効に働いていない。

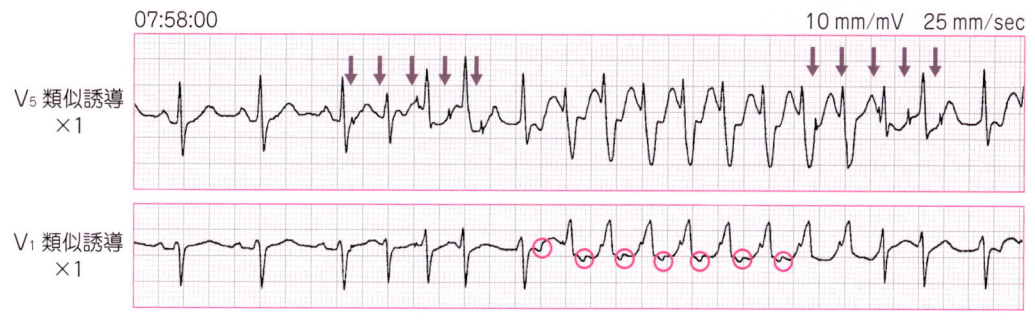

図6-15　抗頻拍 PM による PSVT の誘発 (60 歳, 女性, PSVT)
矢印は抗頻拍 PM の電気刺激を, ○は逆伝導性 P 波を示す。

＊クロストークと Safety pacing

　DDD のような二腔ペーシングモードの PM では, 心房の Pacing spike を心室の電極が誤って心室波として感知して, 心室ペーシングが発生しない場合があり, 自己調律が全く出ない場合には心停止の原因となる。これを "クロストーク (Crosstalk)" と呼び, 現在の PM にはクロストーク防止のため, いくつかの設定が組み込まれている。その1つが心房後心室休止期 (Post-atrial ventricular blanking : PAVB) で, 心房刺激直後に 10〜60 msec の心室電極で電気信号を感知出来ない期間を設けてあるが, PAVB 後の設定 AV 間隔 (AVI : Atrioventricular interval) にクロストーク以外の電位を心室電極が感知しても同じ現象が起こり, 再び心停止の危険性が発生する。

　これを防止するために PM にはさらに, 心房ペーシング後 100〜110 msec の心室安全ペーシング区間 (Ventricular safety pacing window : VSPW) を設定し (図6-16), その時期に感知した信号に対しては, 無条件に VSPW 経過直後に心室ペー

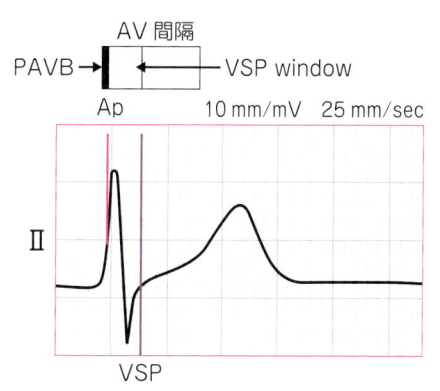

図6-16　心房後心室休止期と心室安全ペーシング区間の模式図
Ap : 心房ペーシング。

シングを行うように設定されている。これを心室安全ペーシング (Ventricular safety pacing : VSP) という。

　🖝図6-17 は 81 歳の洞不全症候群にみられた心室安全ペーシングの心電図記録である。

　この患者には DDD モードの PM が植え込まれているが, 発作性心房細動のため心房ペーシングが不規則となり, ①の段階では心房ペーシングと自己波がちょうど重なったため, PAVB により自己波が心室電極に感知されず, 設定された AV 間隔で心室刺激が行われたために "Spike on T" と呼ばれる危険な状況が発生している。

　次の②の段階では, 設定された AV 間隔内に何も電位は発生しておらず, 心房と心室が順次刺激されているが, 心房細動のため心室ペーシングだけが有効に働いている。最後の③の段階では心房ペーシングにわずかに遅れて自己波が発生したために, その電位が PAVB 後の VSPW で捉えられ, VSPW 終了後, 心室安全ペーシングが作動している。このように, 心室安全ペーシングは心停止の防止や Spike on T の予防に有効な機能の1つである。

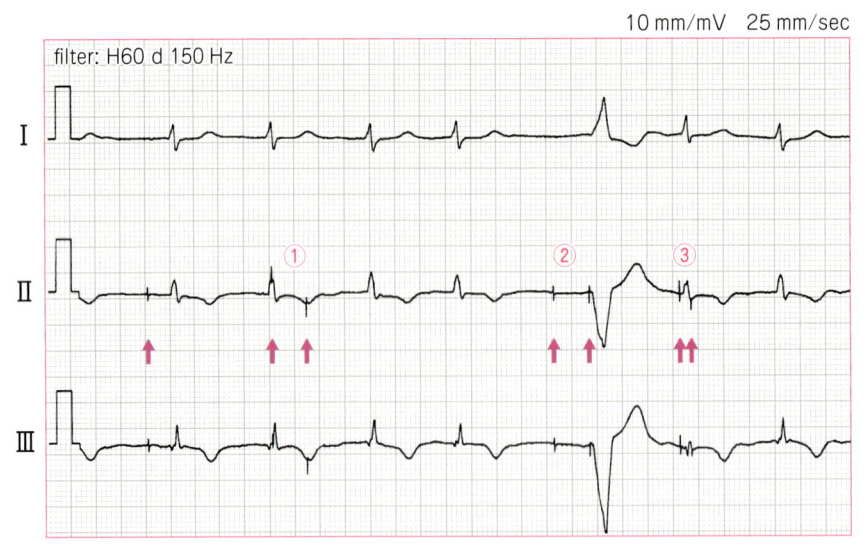

図 6-17　Spike on T（①）と心室安全ペーシング（③）（81 歳, 男性, 洞不全症候群, 発作性心房細動）

2 心再同期療法と心電図

1.　概　要

　VVI モードの**右室心尖部ペーシング**は，**左脚ブロック様の心室内興奮伝播様式**をもたらし，左室と右室，左室中隔側と側壁（自由壁）の**同期不全**（Dyssynchrony）による収縮時間のズレを発生させ，心機能低下を招くことが多くの臨床試験で示されてきた。一方，重症の心不全患者でも，心房と心室，左室と右室との間に**同期不全**が存在する例が多く，心臓ペースメーカーを利用して左室収縮のズレを矯正する心再同期療法（Cardiac resynchronization therapy：CRT）が行われるようになってきた。

2.　適応と目的

　この治療法の適応となるのは，
　□ 適切な**薬物治療**を行っても，なお NYHA 分類Ⅲ度以上の心不全が続き，
　□ 心電図で **QRS 間隔が 120 msec 以上の LBBB 型**を示す例である。
　CRT では DDD と同様に，**右心耳と右心室に心内膜電極を挿入**するとともに，冠静脈洞（Coronary sinus）より**左室（側壁）を心外膜から刺激する電極を挿入**し，心室の収縮時にみられる**左室と右室の収縮のズレ**を電気的に矯正することを目的としている。

3. 心電図所見

☞図6-18は左室駆出率が10〜15%と極めて低いために心不全で入退院を繰り返しているDCM例（71歳，女性）の12誘導心電図である。一見するとDDDモードのPM心電図であるが，細かく観察するとQRS波に先行するPMスパイクがⅡ，Ⅲ，aVF誘導で2つ確認でき，12誘導波形は**右脚ブロック型を呈**している。これは，右室より収縮が遅れている**左室を60 msec早くペーシング**して，左室と右室の収縮のズレをPMで直しているためで，心電図では右室の興奮が遅れるため右脚ブロック型となっている。

CRTでは，この時間のズレを調整して最も理想的な時間差で両室ペーシングを行うようにプログラムを設定している。この時，両心室の刺激のタイミングにより，12誘導心電図波形も変化する。

☞図6-19は図6-18と同一の症例で，左室と右室の刺激間隔を0 msec（同時）に設定した時の心電図波形である。

図6-18でみられた右脚ブロック型波形が消失し，心臓の興奮伝播様式が変化していることが分かる。このように，PMを利用して，電気的に心室の収縮順序を調整し，心収縮の非同期性を矯正するのが再同期療法である。

4. 期待される効果と問題点

CRT植込み後に期待される効果としては，①息切れや動悸，呼吸困難などの心不全症状の軽減や②QOLの改善，③入院回数の減少などが報告されているが，本法の問題は，CRTに反応しないNon-responder群が3割もいることで，ResponderとNon-responderを適切に見分ける有力な鑑別法の開発が期待されている。

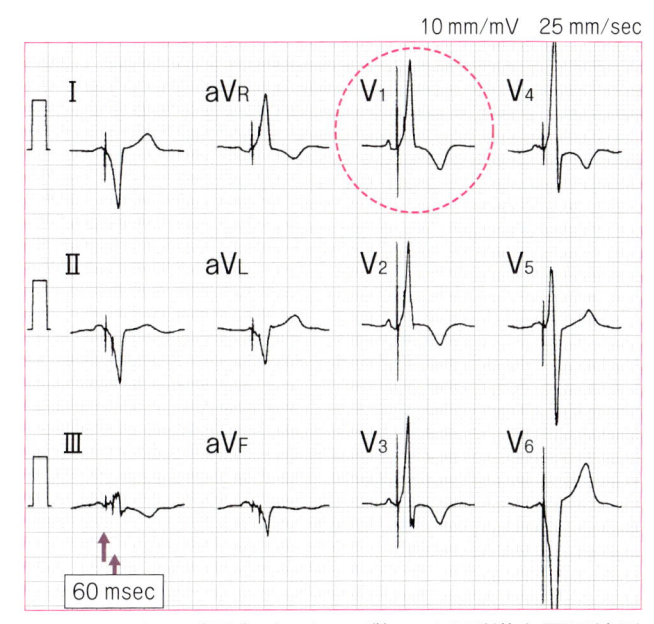

10 mm/mV　25 mm/sec

図6-18　CRT（両室ペーシング）の12誘導心電図波形（71歳, 女性, DCM）

　両心室ペーシングのため，PMスパイクは2つあり（Ⅱ，Ⅲ，aVF誘導で明瞭），遅れた左室の興奮を60 msec先に電気刺激することにより，両心室の同期不全を矯正している。

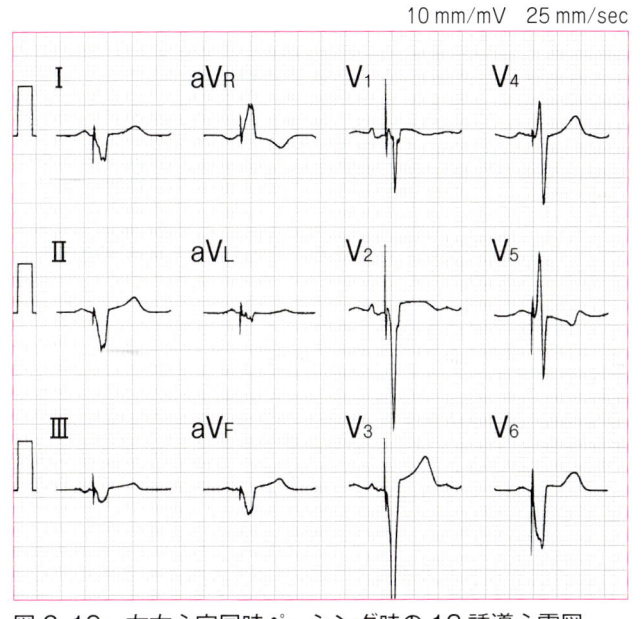

10 mm/mV　25 mm/sec

図6-19　左右心室同時ペーシング時の12誘導心電図波形（図6-18と同一例）

3 植込み型除細動装置と心電図

　植込み型除細動装置（Implantable cardioverter defibrillator：ICD）は，生命を直接脅かす致死的な心室性頻脈性不整脈（持続性心室頻拍や TdP，心室細動など）に対して，体内より電気ショックを与えて治療を行う医療機器である。大きさは普通の PM より少し大きく，電池で作動し除細動を行う。高度の QT 延長がある例では，徐脈に伴う QT 延長を抑制するために非発作時より少し速いレートで心室ペーシングを行い，TdP などの発生を予防している。また，徐脈や心停止に対してはペースメーカー機能も持っている。

　☞図 6-20 は心不全を合併した拡張型心筋症（DCM）のホルター心電図記録である。

　本例では TdP などの発生の誘因となる QT 延長を避けるために 70/分のレートで右室ペーシングを行っているが（第 1，第 2 拍目），第 3 拍目より 19 拍続くレートの速い NSVT（Rate 207/分）が発生したために ICD が作動し，抗頻拍ペーシングにて VT は停止している。

　DCM は難治性，再発性の心不全を伴いやすく，突然死の発生率も高い疾患の 1 つである。そのため，植込んだ ICD がどのように作動するのかを確認することは，今後の治療方針に決定や予後を推定する上で，非常に重要な情報となる。通常の安静時標準 12 誘導心電図でこのような不整脈を捉える機会は少なく，ホルター心電図検査は不整脈の発生状況を自覚症状の有無に関係なく，定量的に長時間モニターできるメリットがあり，ICD の経過観察に不可欠の検査法である。

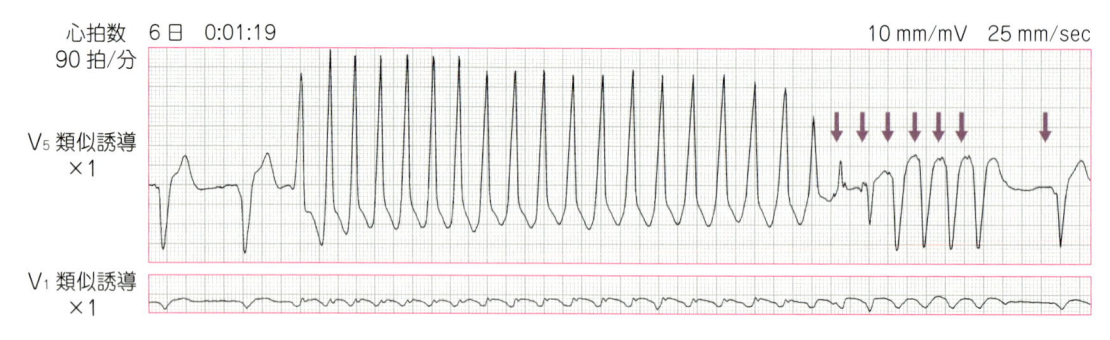

図 6-20　ICD の抗頻拍ペーシングによる NSVT の停止（53 歳，男性，DCM，うっ血性心不全）

4 カテーテル・アブレーションと心電図

1.　概　要

　カテーテル・アブレーション［Radiofrequency（RF）catheter ablation（RFCA）］は，心臓に挿入したカテーテルの先端から身体に影響の少ない高周波通電を行って，不整脈の原因となっている組織を焼灼することで，不整脈の根治を目指す治療法である。

2.　適　応（3 グループに大別）

　① 症状を有する上室頻拍（AVNRT および WPW 症候群による AVRT），心房粗動（Common type），心

房頻拍（単源性）など。
② 心房細動
③ 心室頻拍（特発性）

　などの多くの上室性および心室性頻脈性不整脈が対象となる。また，AVRTや発作性心房細動がみられるWPW症候群も対象となる。

3. 禁　忌（Contra-indications）

- □ 心房内血栓
- □ 可動性心室内血栓
- □ 人工弁患者
- □ 妊婦

4. 成功率[4]

- □ PSVT：最も成績が良く90〜95％
- □ 心房粗動：右心房を旋回するCommon typeで90％
- □ 心房細動：器質的心疾患のない発作性心房細動で80％，器質的心疾患と心房の拡大のある持続性心房細動で50％（再アブレーション率25％）
- □ 心室頻拍：特発性心室頻拍で90％（右室流出路起源が多い），器質的心疾患を有する例ではずっと低く，70〜80％程度（アブレーション不成功例はICD植込みを考慮，VT頻発例ではICD電池節約のため，アブレーションを併用）。

5. 合併症（Major complications）[5,6]

　カテーテル・アブレーションに伴う主要な合併症の発生率は，臨床に導入された当初（1987〜1992年）は3.2〜8.0％程度あり，完全房室ブロックの発生率も5.1％と比較的高率であったが[5]，近年，デバイスや手技の改良により，合併症の発生率は低下してきており，上室頻拍で0.8％，特発性心室頻拍で3.4％，心房細動で5.2％，器質的心疾患を有する心室頻拍で6.0％と，いずれも低下してきている。

　個別の合併症発生率では，穿孔（Cardiac perforation）が1.3％，その内，心タンポナーデ（Tamponade）にまで進展したのが0.7％，血栓塞栓症（Thromboembolic events）が0.7％で，血栓塞栓症のほとんどは脳卒中（stroke/TIA）である。上室頻拍（AVNRTおよびAVRT）アブレーション時の完全房室ブロックの発生や心房細動アブレーション時の重篤な左房食道瘻などの発生は最近の報告ではみられていない[6]。

　☞図6-21は，WPW症候群に伴うAVRTのアブレーション治療時に発生した完全房室ブロック例である。

　記録前半は完全房室ブロックとなっており，記録後半の房室伝導が部分的に回復した時点のQRS波は幅が広く，PR短縮とともにデルタ波がみられるなど，WPW症候群の特徴を示している。

　このような合併症は，WPW症候群では副伝導路がヒス束の近くを通る時に起こりやすいため，細心の注意が必要である。また，同様の合併症はAVNRTのアブレーション時にも，2重経路のFast pathwayを誤って切断した際に発生することがある。

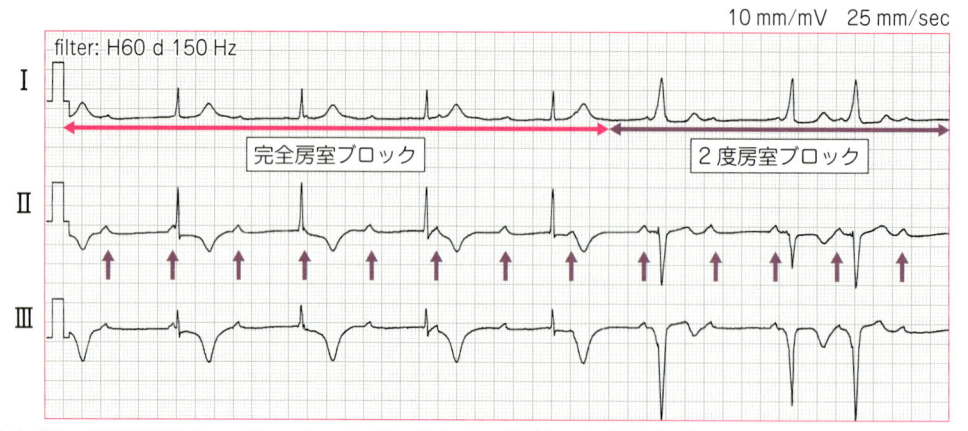

図 6-21　副伝導路のアブレーション後に生じた一過性の完全房室ブロック（50歳, 男性, AVRT）
記録前半は, P波とQRS波がそれぞれ独自のリズムで出現し, 完全房室ブロックの状態となっているが, 後半はデルタ波が出現するとともに, 2:1～3:2伝導の房室伝導が回復している。矢印はP波の位置を示す。

6. 臨床的意義

■ 上室頻拍, 心房粗動, 心房細動, 心室頻拍などの頻脈性不整脈の根治が期待できるカテーテル・アブレーション法は不整脈の治療法を根本から変える画期的な治療法として注目されている。

■ アブレーション治療の成功率は上室性, 心室性頻拍を含めておおむね80～90％以上で, 合併症発生率も年々低下しているが, まれに完全房室ブロックや脳卒中の報告があり, 適応を厳密に選ぶ必要がある。

■ 心房細動では, アブレーションの成功に伴って脳梗塞のリスクが低くなるとともに, 心不全の発生率も低下する。

文　献

1. Bernstein AD, Daubert JC, Fletcher RD, et al. : The revised NASPE/BPEG generic code for antibradycardia, adaptive rate, and multisite pacing. North American Society of Pacing and Electrophysiology/British Pacing and Electrocardiophysiology Group. Pacing Clin Electrophysiol 2002; 25: 260-268.

2. Sweeney M, Hellkamp A, Ellenbogen K, et al, for the Mode Selection Trial (MOST) Investigators. Adverse effect of ventricular pacing on heart failure and atrial fibrillation among patients with normal baseline QRS duration in a clinical trial of pacemaker therapy for sinus node dysfunction. Circulation 2003; 107: 2932-2937.

3. Gillis AM.: Optimal pacing for right ventricular and biventricular devices minimizing, maximizing, and right ventricular/left ventricular site considerations. Circulation: Arrhythmia and Electrophysiology. 2014; 7: 968-977.

4. Joseph JP and Rajappan K.: Radiofrequency ablation of cardiac arrhythmias: Past, present and future. Q J Med 2012; 105: 303-314.

5. Hindricks G.: Multicentre European Radiofrequency Surgery (MERFS): Complications of radiofrequency ablation of arrhythmia. Euro Hwart J 1993; 14: 1644-53.

6. Bohnen M, Stevenson WG, Tedrow UB, et al.: Incidence and predictor of major complications from contemporary catheter ablation to treat cardiac arrhythmias. Heart Rhythm 2011; 8: 1661-1666.

カタカナのペースメーカー用語解説

用　語	解　説
1. ペースメーカー	植込み式の心臓の電気刺激装置で，症候性徐脈の治療や心停止の防止に用いる超小型の医療機器である。電池の寿命は 6〜8 年で交換が必要となる。
2. リード	心臓の電気信号を感知したり電気刺激を伝えるために，ペースメーカー本体と電極を結ぶ電線。
3. カテーテル	心臓や血管の検査に用いる医療用の細い管で，冠動脈をはじめとする血管造影や心臓内の電位を記録したり，不整脈の発生源を特定する電気生理学的検査などに用いられている。
4. ペーシング	心臓への電気刺激のことで，心筋の反応がない場合には，捕捉不全 (Capture failure) または**ペーシング不全** (Pacing failue) と呼ばれる。
5. スパイク	P 波や QRS 波の直前に表れる尖鋭な波で，ペースメーカーからの電気刺激（出力）を表している。
6. センシング	ペースメーカーによる心内電位の感知のことで，うまく感知できない場合は**センシング不全** (Sensing failure) と呼ぶ。センシング不全には，余計なものまで感知する**オーバーセンシング** (Oversensing) と必要な電位を感知しない**アンダーセンシング** (Undersensing) がある。
7. モード	ペースメーカーの作動様式。通常 3 文字（心拍応答機能が付いたものは 4 文字）コードで表す。
8. ヒステリシス (Hysteresis)	古くからある自己心拍温存機能で，Pacing 開始時の心拍数を Pacing 維持期間の心拍数より下げる仕組み。例えば，Pacing rate 60/分の PM に−10 のヒステリシスを設定すると，Pacing 開始時心拍数が 60/分ではなく，50/分に設定される。
9. レート	心拍数や PM の Spike の発生頻度などを 1 分間の回数で表したもの。
10. モニター	心電図波形を連続表示・記録する監視装置。
11. デバイス	医学領域では治療や検査に用いる機器，装置を広くデバイスと呼び，デバイスの進歩により，治療成績の向上や新たな治療法が開発されるようになる。

運動負荷試験と心電図

運動負荷心電図法（Exercise Electrocardiography）としても知られている**運動負荷試験**（Exercise tolerance testing：ETT）は，狭心症をはじめとする**虚血性心疾患**[*1]（IHD：Ischemic heart disease）**の診断や重症度評価，運動誘発性不整脈の診断，心臓病患者の運動耐容能の評価**などに幅広く活用されている心電図検査法の1つである。本法は，IHDの診療に必要不可欠な検査であり，PCI[*2]やCABG[*3]後の経過観察や，外科手術時の術前心精査などにも頻繁に利用されている。

　*1　冠動脈硬化が大半の原因を占め，**冠動脈疾患**（CAD：Coronary artery disease）とも呼ばれている。

　*2　PCI：Percutaneous coronary intervention（**経皮的冠動脈形成術**）の略語で，種々の血管内デバイスを用いた冠動脈疾患治療の総称名。

　*3　CABG：Coronary artery bypass graft（**冠動脈バイパス術**）の略語で，有意狭窄を認める狭心症や心筋梗塞例を対象とした血行再建開胸手術。

1　適応（Indication）

冒頭で触れたように，運動負荷試験の主な適応は，

☐ 冠動脈疾患の診断や重症度評価，予後評価

☐ 心疾患患者の心機能や運動耐用能の評価

☐ 運動と関連する不整脈の診断や重症度評価

☐ 心臓手術，薬物治療等の評価

☐ 心臓リハビリテーションの評価

☐ 適正試験（パイロット等）　などである。

☞図7-1aの心電図は，胸部圧迫感の精査で来院した中年女性の安静時心電図である。

　この心電図では，aV_F誘導でT波が平低となっている以外著変はなく，安静時心電図から虚血性変化を推測することは困難である。ところが，マスターの階段昇降試験を行うと，Ⅰ，Ⅱ，aV_L，aV_F，V_2～V_6の広範囲な誘導で虚血性変化を強く支持する**陰性T波を伴う下降型ST低下**が出現し，重症の冠動脈病変を強く疑わせる所見に変化している（図7-1b）。

　問題は，本例のように運動負荷後に典型的な虚血性ST-T変化を示す例でも，安静時心電図には何ら異常のみられないことも決して珍しいことではなく，狭心症をはじめとした**虚血性心疾患の確実な診断には運動負荷試験は不可欠**で，安静時心電図の所見で虚血性心疾患の有無を判定してはいけない。

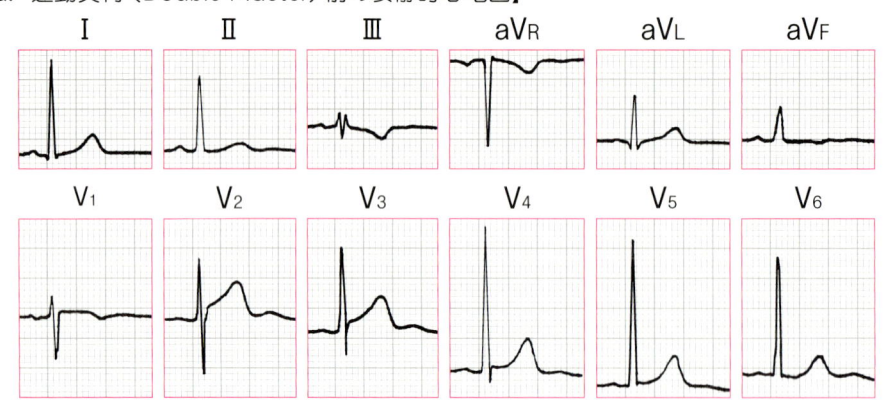

【a. 運動負荷（Double Master）前の安静時心電図】

【b. 運動負荷（Double Master）後の心電図】

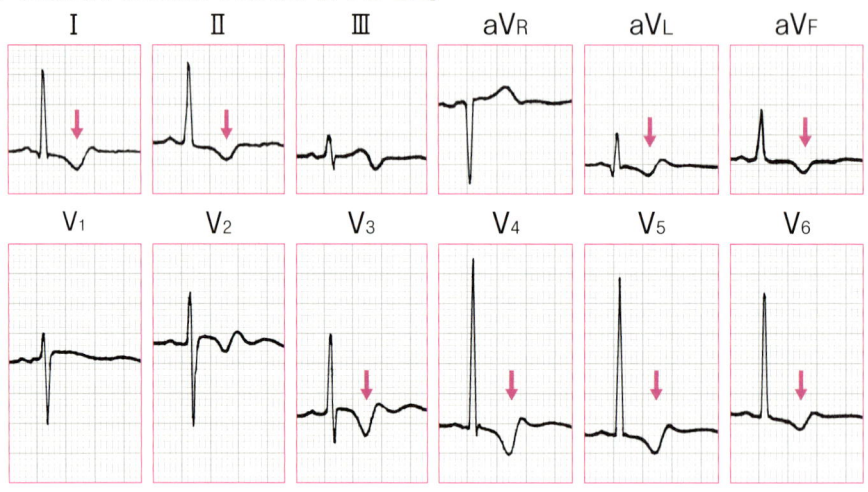

図 7-1　運動負荷試験と心電図変化（44 歳, 女性, 労作狭心症）
矢印は運動後に出現した虚血性の ST-T 変化を示す。

2 禁忌（Contra-indication）[1]

　運動負荷試験では予め心疾患が予測される人に運動を負荷するために，検査により病状が悪化する恐れがある。そのようなリスクの高い病態を"禁忌"と呼び，最初から運動負荷試験の対象より除外する。

1. 絶対禁忌（Absolute contraindication）

① 急性心筋梗塞（48 時間以内）

② 不安定狭心症（内科的治療で病状が安定していないもの）

③ 血行動態の悪化を伴う不整脈

④ 感染性心内膜炎（Infectious endocarditis：IE）

⑤ 症状を伴う重症の大動脈弁狭窄症

⑥ 非代償性のうっ血性心不全（Decompensated heart failure）

⑦ 肺（血栓）塞栓症

⑧ 急性心筋炎・心膜炎

⑨ 急性大動脈解離　など。

2. 相対禁忌（Relative contraindication）

① 冠動脈左主幹部病変

② 中等症以上の狭窄病変のある弁膜症

③ 心拍数（心室レート）のコントロールされていない頻脈性不整脈

④ 高度～完全房室ブロック（後天性）

⑤ 閉塞性肥大型心筋症

⑥ 最近の脳血管障害（Recent stroke or TIA）

⑦ 安静時血圧 ≧ 200/110 mmHg

⑧ 電解質異常，ジギタリス服用例

⑨ 重篤な全身性疾患（血液疾患，肝炎など）

⑩ 運動負荷試験が困難であるような神経・筋疾患，リウマチ性疾患　など。

▶ 絶対禁忌はどのような状況でも，絶対に運動負荷をさせてはいけない病態であり，相対禁忌は原則，禁忌であるが，現場の医師により負荷試験の可否が判断されるものである。

▶ 成人の後天性高度～完全房室ブロックが運動負荷試験の相対禁忌となっている理由は，小児の先天性房室ブロックと異なり，後天性の完全房室ブロックでは，運動に伴う血行不良などにより心室の補充調律の中枢より刺激が発生しなくなる恐れがあるためで，検査に伴う心停止を防止する目的で禁忌となっている。

　☞図7-2は，高度房室ブロック例の Single Master 負荷試験の心電図記録であるが，運動負荷後ブロックが高度となり，長い心室静止（Ventricular standstill）が発生している（図7-2b）。この心電図では，P波に一定の間隔を持って続く QRS 波は負荷前中央の幅の狭い QRS 波を除いて他になく，種々の場所から発生する心室（性）補充調律（幅広い QRS 波）により心拍が維持されている。このような状態で運動負荷を行うと補充調律が発生しなくなる恐れがあり，本例でも心室静止による約 3.5 秒のポーズが発生している。

3 負荷様式

　心臓病の診断に用いる運動負荷試験には，単一段階法と多段階法があり，それぞれ特徴がある。

1. 単一段階法

　一定強度の負荷を一定時間かける方法で，マスターの階段昇降試験がこれに該当する。マスターの階段昇降試験は，大きさの決められた箱形の2段の階段を用いて，年齢，性別，体重によって決定する階段昇降回数を一定時間負荷する方法で，誘導法は通常の心電図と同じ標準 12 誘導法を用いている。

　本法は特別な装置を必要とせず，経済的で，検査が短時間で終わり，臨床検査技師 1 人いれば出来るが，負荷中は血圧や脈拍，心電図等がモニター出来ないため，被験者が重症の冠動脈病変を有している場合は過負荷になる恐れがあるため，医師の立会いが必要となる場合がある。

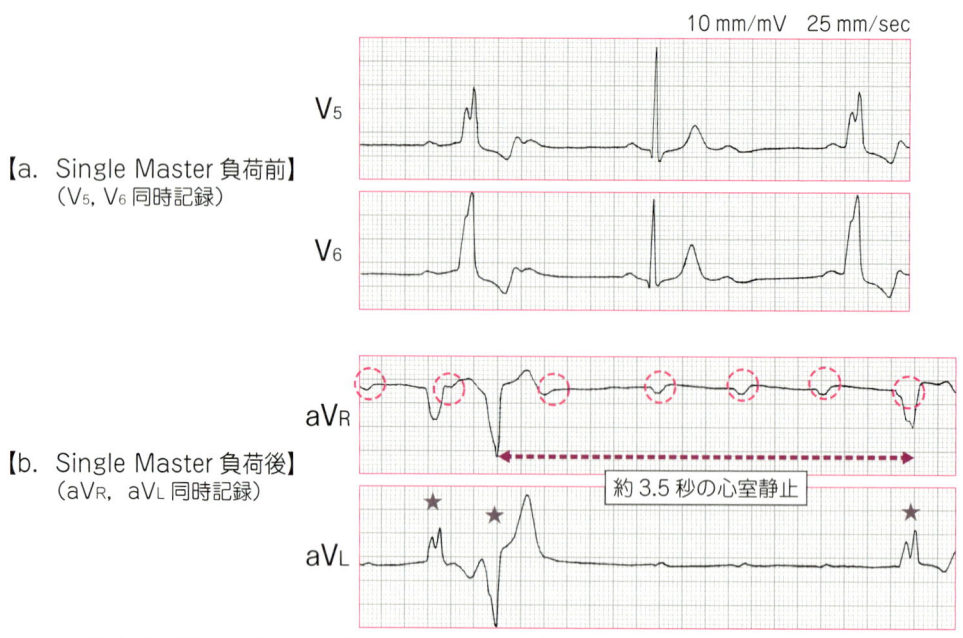

10 mm/mV　25 mm/sec

【a. Single Master 負荷前】
（V₅, V₆ 同時記録）

V₅

V₆

【b. Single Master 負荷後】
（aVR, aVL 同時記録）

aVR

約3.5秒の心室静止

aVL

図 7-2　Single Master 後に出現した心室静止 (51 歳, 女性, 高度房室ブロック)
破線円内は P 波, ★印は心室 (性) 補充調律を示す。

2. 多段階法

　トレッドミルや自転車エルゴメーターを用いて，個人の体力に応じて，強度が非常に弱い運動から強い運動まで，3 分毎に負荷量を漸増していくプログラムである。通常，医師が 1 人，臨床検査技師が 1 人ついて，心拍数や血圧，心電図モニターを監視しながら運動負荷を行うため，マスターの階段昇降試験より安全性が向上している。欠点は，ドレッドミルなどの大型の検査機器が必要なことと，マスターの階段昇降試験に比べて時間や経費がかかることで，循環器専門病院などから次第に普及してきている。

4 負荷方法（プロトコール：Protocol）と判定基準

A. マスターの階段昇降試験 (Master's Two-step test)

1. 負荷量の決定

　マスターの階段昇降試験では，前述したように，負荷量である階段昇降回数を年齢，性別，体重によって決定する（年齢別，性別，体重別の対応表より決定する）。

2. 負荷方法

① 上記の階段昇降回数を Single Master では 1 分 30 秒で，Double Master では倍の回数を 3 分間で，決められた高さ (23 cm) の階段を登り降りすることによって，運動を負荷する。

② 負荷中に胸痛などの症状が出た場合には，直ちに負荷を中止し，ニトログリセリン舌下投与を行うと同時に救急処置体制をとる。

③ また，患者の訴えがなくても，ふらつきや運動失調などにより，転倒の恐れがあると判断した場合などにも運動を中止する（階段昇降時に同じ方向に回り続けると目が回るので，1 回毎に回転方向を変えるように指示する）。

④ 所定の負荷回数を終えたら直ちに横になってもらい，心電図を記録する。

⑤ 心電図は負荷前と負荷直後，負荷後3分，5分で記録し，波形の変化や不整脈が続くようなら，適宜延長して記録する。

3. 判定基準

現在，マスターの階段昇降試験では，多くの施設で負荷後に 0.1 mV 以上の虚血性 ST 低下，または Q 波のない誘導で，0.1 mV 以上の ST 上昇を認めれば陽性と判定している。

以前より用いられてきた下記の Master 自身による判定基準を用いている施設は少ないが，参考のために記載する。

＊マスターの階段昇降試験（Two-step test）判定基準：Master 自身による判定基準

(1) Single Master 判定基準

① 0.5 mm 以上の虚血性 ST 低下。

② 上向性 T 波の等電位化（Isoelectric），または逆転（ただし，第Ⅲ誘導のみの変化を除く）。

③ 平坦または陰性 T 波の陽性化（第Ⅲ誘導を除外）。

④ 期外収縮または著しい不整脈，QRS 幅の増大，心室内伝導障害ないし脚ブロック，深い Q，PQ 延長，房室ブロックの出現。

(2) Double Master 判定基準

① 0.5 mm 以上の虚血性 ST 低下。

② ST の Junctional depression で QX/QT≧50%，QT 比≧1.08。

③ ST 低下の型に関係なく 2 mm 以上の ST 低下。

④ ST 上昇，一過性の Q 波出現，一過性左脚ブロック，U 波逆転，重症不整脈（一過性の心室頻拍，完全および不完全房室ブロック，心房頻拍，心房細動，多源性または 3〜4 個の連続性心室性期外収縮など）の出現。

⑤ T 波逆転：少なくとも 1.5 mm の陽性 T 波が同じ 1.5 mm 以上の陰性 T 波になるか，陰性 T 波が少なくとも 1.5 mm 以上の陽性 T 波になる時。

☞図 7-3 は，脳外科の手術時，モニターで ST 低下がみられたため紹介された例の Double Master 負荷試験の心電図記録である。

負荷前の安静時 12 誘導心電図波形ではⅡ，Ⅲ，aV_F，V_5，V_6 誘導で 0.05 mV 程度の軽度の ST 低下を認めるが，Ta 波の混入があり，明らかな虚血性の ST-T 変化と断定する所見はみられない。

ところが，運動負荷後には，同誘導にて明らかな虚血性変化である 0.1〜0.2 mV の水平型〜下降型 ST 低下（Horizontal〜Downsloping ST depression）が出現しており（図 7-4），後日行った冠動脈造影の結果でも，左回旋枝に 90% の有意狭窄を認めた。

B. トレッドミル運動負荷試験（Treadmill exercise test）

トレッドミル運動負荷試験は，予め決められた**目標心拍数**（Target heart rate）に到達するか，**運動中止徴候**（Termination conditions）が出現するまで，3分毎に運動強度を増加させて負荷を行う，**症状制約型運動負荷試験**（Symptom limited exercise testing）である。

実際の手順は，①年齢から**目標心拍数**を求めて，②Bruce 法に従って，3分毎に段階的に負荷量を増加させていく多段階法で，③途中で運動を継続しがたい状況（**運動中止徴候**）が出現した場合には，その時点で負荷試験は中止になるが，そうでなければ，④目標心拍数まで負荷を継続し，⑤負荷終了後に心電図判定

187

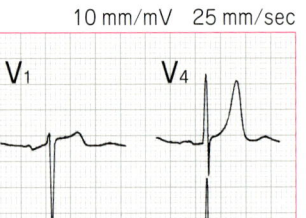

10 mm/mV　25 mm/sec

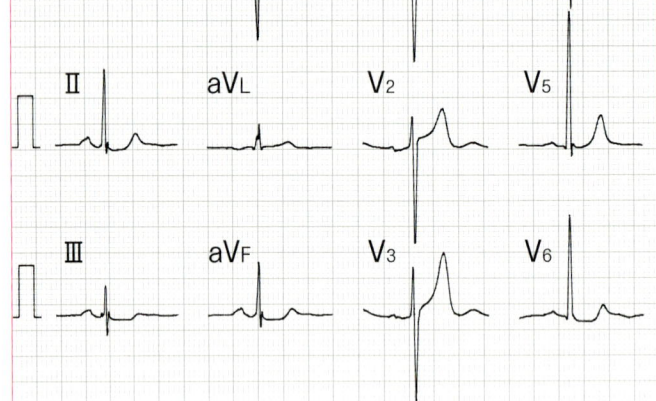

図7-3　安静時心電図（68歳,男性,心拍数68/分）

10 mm/mV　25 mm/sec

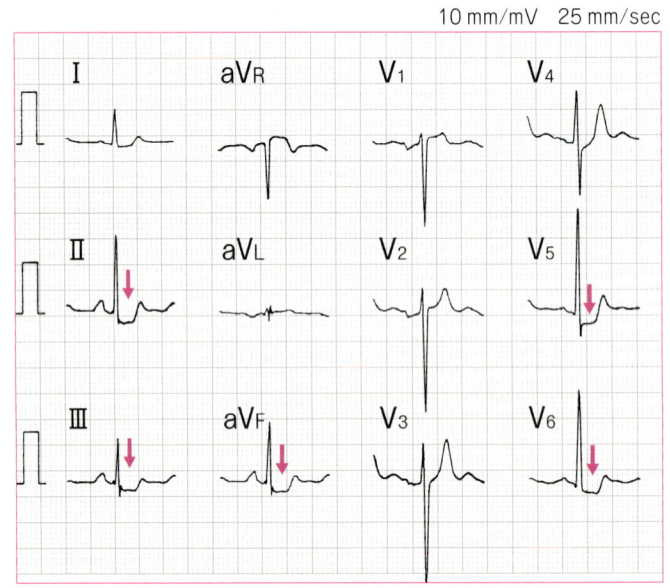

図7-4　階段昇降試験直後の心電図（心拍数99/分。図7-3と同一例）

を行う。

　以下，多段階法による運動負荷試験の施行に必要な事項（プロトコール：Protocol）について，簡単に解説する。

1．目標心拍数の設定

　① 多段階法の運動負荷試験では，運動負荷時の目標心拍数を，**最大予測心拍数の85〜90％値**に設定する。

　② **最大予測心拍数**（Maximum predicted heart rate）は，**（220−年齢）**で計算する［**女性の場合は，（210 −年齢）**］。

2. 負荷量の設定

通常，Bruce 法に従って，3 分ごとにトレッドミルの傾斜とスピードを段階的に増加させていく。Bruce 法の Stage 1 は，2.7 km の速度の歩行で始まり，約 4.8 METs の運動量に相当する。その後，トレッドミルのスピードと傾斜が漸次（7 段階）増加していく。

高齢者や重症の患者では，より軽い負荷方法である修正 Bruce 法を用いて負荷を開始する。

3. 誘導法

トレッドミル運動負荷試験では，通常，標準 12 誘導法の肢誘導電極を体幹に移動した Mason-Likar 誘導法が用いられる。この誘導では，標準 12 誘導法に比べて，下方誘導である II，III，aVF 誘導の電位が少し大きくなり，I 誘導の電位が少し小さくなる傾向があるので，負荷試験の判定に際しては注意する必要があるが，胸部誘導にはほとんど影響がない。

4. 運動中止徴候

トレッドミル運動負荷試験では，目標心拍数を設定して段階的に負荷量を増加させていくが，途中で運動を継続しがたい症状や他覚所見，重大な心電図変化などが出現した場合には運動を中止しなければいけない。これを運動中止徴候という。運動中止徴候には次のものがある。

1）自覚的中止徴候
- 進行性に増悪する狭心痛 3 度（その人の最大の痛みを 4 度とした場合）
- 強い呼吸困難，めまい，疲労，筋肉，骨格系の痛み（跛行など）

2）他覚的中止徴候
- 顔面蒼白，チアノーゼ，冷汗
- 運動失調，応答不良

3）心電図所見
① 2〜3 mm（0.2〜0.3 mV）以上の ST 低下，1〜2 mm（0.1〜0.2 mV）以上の ST 上昇の出現
② 心室（性）期外収縮の増加，心室頻拍の発生
③ 第 2〜3 度房室ブロックの発生
④ 頻脈性心房性不整脈の発生

4）血　圧
- 運動にも拘わらず，血圧低下が続く場合（> 10 mmHg）
- 著しい血圧上昇（収縮期血圧 > 260 mmHg）

5）心拍数
- 運動にも拘わらず，心拍数が次第に下がる場合
- 目標心拍数に到達した場合

5. 負荷試験の判定（平均波形だけでなく，**個別波形も参照**する）
1）陽性基準（日循ガイドライン 2009[2]）
① 水平〜下降型の ST 低下 ≧ 1 mm（J 点より 0.06〜0.08 秒後で測定）

▶安静時より ST 低下を認める場合には，さらに 0.2 mV 以上の付加的な ST 低下が必要。

② 非 Q 波誘導での ST 上昇 ≧ 1 mm（J 点で測定）

▶冠攣縮や高度狭窄病変による貫壁性虚血を反映している（Q 波誘導での ST 上昇は壁運動異常を反映）。

【参考基準】

③ V₂〜V₄ 誘導の陰性 U 波 → LAD 近位部狭窄を示唆。

V₂〜V₄ 誘導の U 波増高 → 後壁の虚血を示唆。

④ 運動誘発性左脚ブロックの出現。

⑤ ST-HR loop：時計回転 → 真陽性（多枝病変を示唆）。

2）陰性基準

① 目標心拍数に到達した時点で，胸痛（−），心電図変化（−）の場合，陰性と判定する。

② 目標心拍数に達していない場合には，ST 変化がなくても陰性（Negative）ではなく，"Incomplete" と判定！

③ T 波の変化（陰性化や偽正常化*）→ 非特異的変化とする。

　　*偽正常化は陰性 T 波が陽性化する現象。

＊トレッドミルレポートの記入例

図 7-5a は，55 歳，男性，無症候性心筋虚血（Silent myocardial ischemia：SMI）が疑われる患者の安静時心電図である。

この心電図では，Ⅱ，Ⅲ，aVF 誘導で異常 Q 波を認め，Ⅲ，aVF 誘導では平低〜陰性 T 波を伴っており，陳旧性下壁梗塞の所見を認める。

本例は糖尿病で長期治療中でもあり，SMI 確認のためトレッドミル運動負荷試験を行った。図 7-5c に，その結果の抜粋を示す。このトレッドミルの最終報告書（Final report）には，実波形（一部，図 7-5b）以外に，負荷のプロトコール，運動負荷時間，METs で表される負荷強度，目標心拍数，％最大心拍数，負荷時の最大心拍数，最大収縮及び拡張期血圧，Double product（収縮期血圧値×心拍数で算出され，心負荷の目安となる），最大 ST 下降レベルとその誘導，検査中の所見などが記載され，最後に検査結果が判定されている（図 7-5c）。

このレポートの結果では，予測最大心拍数より目標心拍数を 148/分に設定し（約 80％負荷），Bruce 法にのっとり，5 分 45 秒間運動負荷が行われている（7 METs に相当）。負荷中は胸痛などの自覚症状はなかったが，0.1 mV 以上の下降型 ST 低下がみられ，冠動脈疾患の可能性が示唆されている様子が，1 枚の報告書に要領よくまとめられている。

このように運動負荷試験（時に多段階負荷法）は，自覚症状の有無に拘らず，冠動脈疾患の可能性をより効率よく，安全に捉えることができる，優れた検査法の 1 つである。

【a. 安静時 12 誘導心電図】

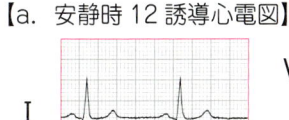
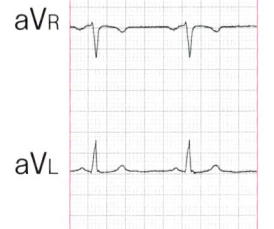

【b. トレッドミルの代表波形】

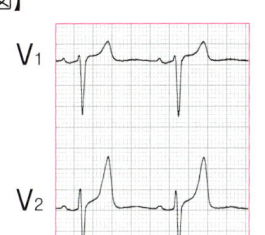
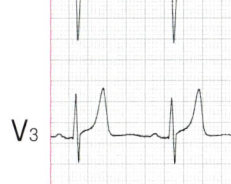

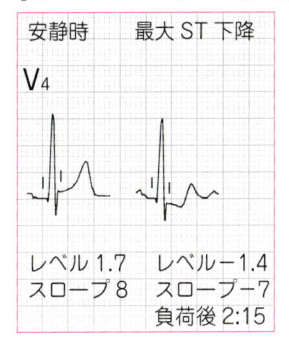
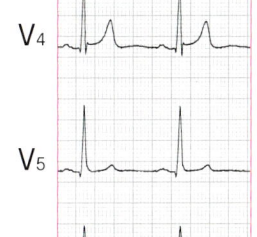

【c. 最終報告書】

Q-Stress Final Report

被検者
ID
生年月日　1949 年 2 月 22 日　年齢　55　身長　--
性別　男性　　　　　　　　　　体重　--

安静時心拍数	75	目標心拍数	148
安静時収縮期血圧	142	予測最大心拍数	164
安静時拡張期血圧	76	%最大心拍数	79
		最大 ST 下降の ST スロープ (mm/s)	−7 V$_4$
		最大 ST 下降の ST レベル (mm)	−1.4 V$_4$
最高心拍数	130	プロトコル	Bruce
最大収縮期血圧	170	DP	22100
最大拡張期血圧	85		
	負荷時間	05：45	
	MET (a)	7.0	

検査中の所見
安静時心電図でⅡ，Ⅲ，aV$_F$ で abnormal Q を認める。負荷に伴う HR・BP の変化は正常であった。負荷中・後に特に胸部症状認めず，負荷後に V$_{4-6}$ にかけて 0.1 mV の右下がり ST 低下を認めた。負荷中に VPC2 連発（多形性）を認めた

検査結果
Positive。冠動脈疾患の可能性は否定できません。

図 7-5　安静時 12 誘導電図（a）とトレッドミルの代表波形（b），最終報告書（Final report）(c)
（55 歳, 男性, 陳旧性心筋梗塞, 糖尿病）

MEMO

無症候性心筋虚血（Silent myocardial ischemia：SMI）

　無症候性心筋虚血は，**心筋虚血の所見**が心電図や核医学検査で**証明されているにも拘わらず**，**狭心症症状を伴わない病態**で，**疼痛閾値の上昇した糖尿病患者や高齢者**によくみられる現象である。

　SMI には，①狭心症や心筋梗塞の既往が無く，**全く無症状のもの**や，②心筋梗塞後に残存した無症候性虚**血**，③症候性と無症候性の虚血が混在しているものの 3 型（**Cohn 分類**[3]）があるが，SMI の**予後は症候性の例と同程度**と考えられており，症状の有無が本症の重症度を反映するものではない。

　SMI の早期発見にはホルター心電図が有用で，体位性 ST-T 変化を除いた **0.1 mV 以上の虚血性の ST-T 変化が 1 分間以上続くこと**が SMI の**診断基準**となる。

メッツ（Metabolic equivalents：METs）

　エネルギー消費量が，座位基礎代謝量の何倍かを示す運動強度の指標。さまざまな日常の身体活動に対する値が計算されている。例えば，時速 4 km で歩く場合のエネルギー消費量は安静時（1 MET）の約 3 倍なので，3 METs（複数形）となる。

5 診断精度

心電図を用いた運動負荷試験の**診断精度**（Diagnostic accuracy）は，核医学検査を利用した診断精度（感度81%，特異度85〜95%）[4] に比べて少し低く，その評価は，年齢や性別，喫煙歴や生活習慣病の有無，血清脂質値や血糖値，高血圧症の有無，虚血性心疾患の家族歴などを考慮して，総合的に行う必要がある。

1．感度（Sensitivity）と特異度（Specificity）[4]

トレッドミル運動負荷試験に関するガイドライン（ACC/AHA 2002）では，修正 Bruce 法による負荷試験の冠動脈疾患に対する**診断感度は73〜90%**，**特異度は50〜74%** で，10〜27% の患者が冠動脈疾患の存在を見落とされ（偽陰性），約 26〜50% の患者が冠動脈疾患がないにも拘わらず陽性と判定される結果となっている（偽陽性）。

2. 偽陽性，偽陰性の要因[5]

これら運動負荷試験の診断精度を低下させる主な要因には，以下のものがある。

1) 偽陽性（False positive）の要因
① 低カリウム血症などの**電解質異常**
② ジギタリス，キニジンなどの**抗不整脈薬の服用**
③ 合併する心疾患による**安静時からの心電図異常の存在**
④ **女性**であること
⑤ **心房性 T 波**（Ta 波）の混入
⑥ WPW 症候群の存在

など，偽陽性の判定結果をもたらす多くの要因があることを銘記すべきである。

2) 偽陰性（False negative）の要因
① 運動負荷量の不足
② 抗狭心症薬の服用（硝酸薬，β 遮断薬など）

などがあり，特に冠攣縮性狭心症の運動誘発率は低い。

▶運動負荷に際しては，β 遮断薬は前日から，ジギタリスは 1 週間前から休薬することが必要である。

Have a break **ちょっと一息・頭の体操**　**トレッドミル開始直後に突然心電図波形が急変した運動負荷の一例**

患者は 75 歳，男性で，狭心症の疑いがあり，某院で運動負荷試験を施行されたが，運動直後より QRS 波形が突然幅広くなり，判定に困難を感じたために相談された症例（図7-6）である。

運動後の心電図は確かに幅広い QRS 波を認めるとともに多くの誘導で陰性 T 波を伴う ST 低下所見もみられ，一見，虚血性変化を連想させる。しかし，心電図をもう一度よく見直すと QRS 波の手前にデルタ波があり，WPW 型心電図であることが分かる。通常，WPW 症候群の顕性伝導は年齢とともに衰えていくが，本例のように 75 歳ではっきりとしたデルタ波がみられる例は珍しい。本例は間欠性の WPW 症

候群であり，WPW 波形時の ST-T 変化は早期興奮に基づく脱分極の変化が再分極過程に影響して発生した 2 次性の ST-T 変化であり，心電図による虚血の判定はできない。

　このような間欠性 WPW 症候群に伴う ST-T 変化を虚血性変化と間違えてはいけない。

【a. 負荷前記録（12 誘導心電図）】　　　【b. 負荷中～負荷後記録】

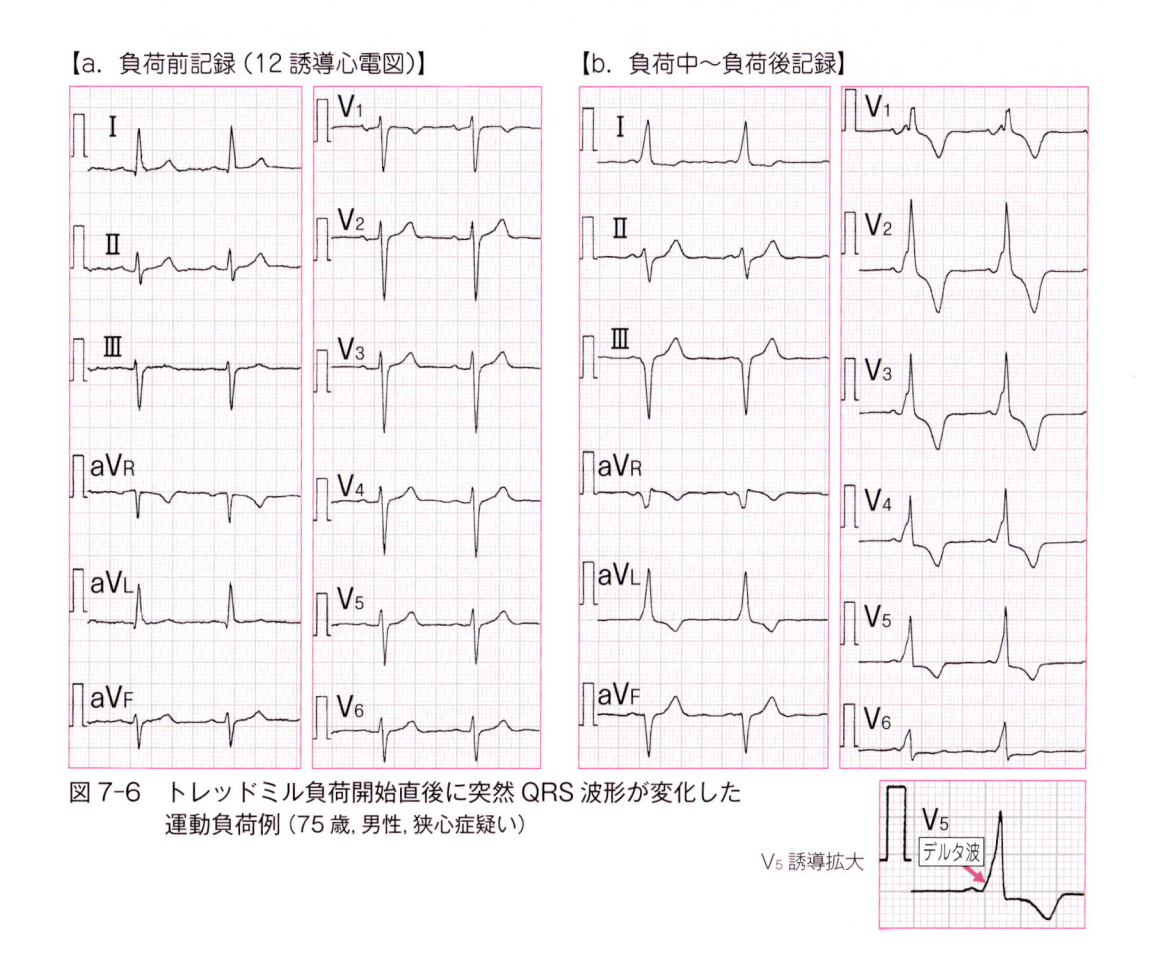

図 7-6　トレッドミル負荷開始直後に突然 QRS 波形が変化した
　　　　運動負荷例（75 歳, 男性, 狭心症疑い）

V₅ 誘導拡大

3. ST 低下誘導と罹患冠動脈の関連性

　運動負荷試験における心電図の ST 低下誘導と罹患冠動脈の関係については，心筋梗塞時のような 1：1 の対応はなく，多くの変化が V₅ 誘導周辺に発生する傾向がある。これは，ST 低下度が R 波の電位の大きさに関連しているためで，R 波の電位の高い V₄～V₆ 誘導では ST 低下が明瞭となりやすいためである。

　従って，ST 低下誘導より責任冠動脈を推定することは通常困難で，一般的には心電図変化が強いほど，変化のある誘導数が多いほど重症と考えられている。

6 安全性

　運動負荷試験に関しては約 10,000 例に 1 例の死亡例，5,000 例に 1 例の心室頻拍や心室細動の発生が報告されており，本法の目的や合併症について，患者への十分な説明を行うとともに，不測の事態に迅速に対応できる救急体制作りが必要である。

7 その他

1．階段昇降やトレッドミルによる歩行が困難な場合の運動負荷方法

　高齢者や脳卒中，骨・関節などの障害で，階段昇降やトレッドミルのような傾斜のある台の上での運動が困難な場合でも，平地を 100〜200 m 歩行することが可能なら，定量的ではないが，充分，運動負荷試験として代用できる可能性がある。

　☞図 7-7 の心電図は，安静時胸痛で緊急入院した不安定狭心症患者の安静時心電図である。
　本例は以前より糖尿病があり，約 21 年前に心筋梗塞（下壁）を発症し，翌年冠動脈バイパス手術（3 枝病変）を受けている。この心電図では，Ⅱ，Ⅲ，aVF 誘導で異常 Q 波を認め（破線円内），Ⅰ，V_5，V_6 誘導で軽度の ST 低下〜直線状 ST を認めたが，症状も治まったため 2 日後に 200 m 歩行の運動負荷を行ったところ，軽度の胸痛とニトロ舌下後 23 分続く心電図変化が出現した。

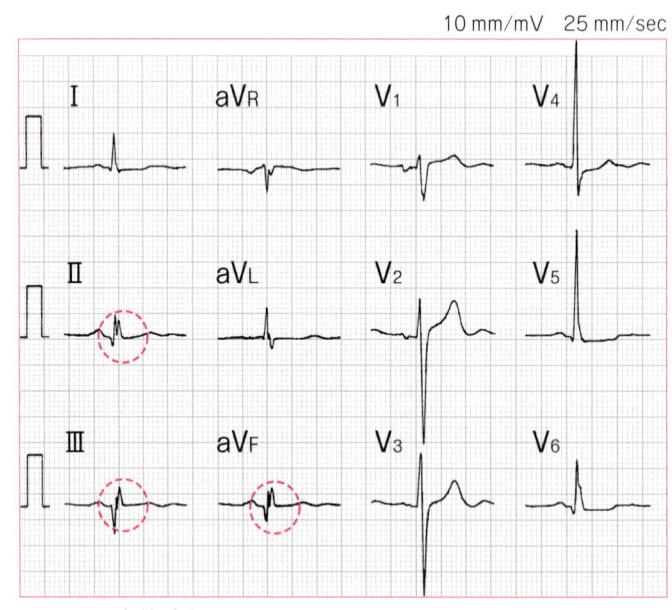

図 7-7　安静時心電図（73 歳, 男性, 狭心症, 陳旧性心筋梗塞）
Ⅱ，Ⅲ，aVF 誘導で，異常 Q 波とともに R 波の上行脚に Fragmentation を認める（破線円）。

　☞図 7-8 は，歩行直後の 12 誘導波形である。
　Ⅰ，aVL，V_4〜V_6 誘導で 0.1〜0.2 mV の下降型 ST 低下と T 波の陰性化，V_4〜V_6 誘導で陰性 U 波（矢印）を認め，バイパス血管の狭窄による重症の虚血状態が疑われため，確認造影を行うと，SVG-LAD（大伏在

静脈と左冠動脈前下行枝の吻合）に 90％の狭窄を認めた。

　本例のような糖尿病患者では，PCI やバイパス手術を行っても冠動脈病変が再発しやすく，日々の血糖管理と共に，運動負荷による心筋虚血徴候の早期発見が患者の生命予後改善に繋がる。特に，糖尿病例に多く出現する SMI の発見には，運動負荷試験は必要不可欠な検査法の 1 つである。

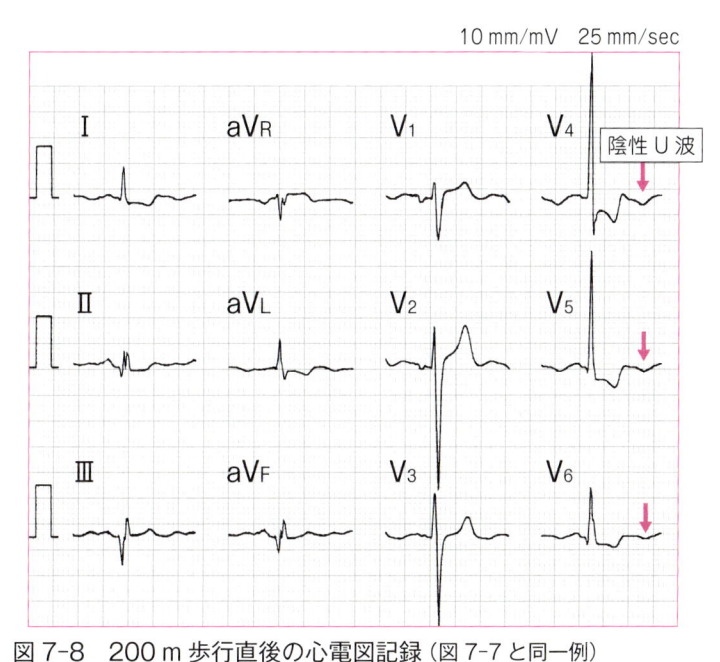

図 7-8　200 m 歩行直後の心電図記録（図 7-7 と同一例）
　Ⅰ，aVL，V4〜V6 誘導での下降型 ST 低下と V4〜V6 誘導での陰性 U 波を認める。

2. 運動負荷試験で誘発される心室性不整脈（PVC）の臨床的意義

　運動負荷試験で誘発される PVC の臨床的意義に関しては，運動中よりも**運動直後の回復期に出現する PVC（Recovery PVC）が死亡率増加と関連している**と報告されている。

　Frolkis らは，29,244 例の心不全のないトレッドミル例を対象として，運動時に出現する**頻発性の PVC〔多発性（≧7 beats/分），2〜3 段脈，2〜3 連発，心室頻拍，TdP，心室粗細動を含む〕**（運動中 3％，回復期 2％，両方 2％）と死亡率の関連性を検討している。彼らの観察では，5.4 年間に 1,862 例（6.4％）が死亡し，経過観察中における**死亡リスク増加の予測因子は運動中のみに発生する PVC（Exercise PVC）ではなく，Recovery PVC であった**と報告している[6]。

　Dewey らも，トレッドミル運動負荷試験を行った 1,847 例の心不全のない患者で同様の検討を行っているが，彼らの報告でも約 5.4 年間の経過観察で，**Recovery PVC 例の死亡率が Exercise PVC 例の死亡率の 2 倍程度に増加し，その傾向は PVC の発生頻度とは関係がなかった**と報告している[7]。

　このように，Recovery PVC が死亡リスク増加の優れた予測因子となるのは，健常例やアスリート例にみられる運動直後の**迷走神経の再活性化（Vagal reactivation）**が，Recovery PVC 例では減少していることが影響している。

　Cole らは，**運動中止後の心拍数回復の遅れは迷走神経活動の減少を反映し，死亡率増加の強力な予測因子になる**と述べており[8]，Recovery PVC に関しても同様の関連性が指摘されている。

文 献

1. Gerald F, Philip A, Kligfield P, et al.: Exercise standards for testing and training. A scientific statement from the American Heart Association. Circulation 2013; 128: 873-934.
2. JCS Joint Working Group: Guidelines for diagnostic evaluation of patients with chronic heart disease (JCS 2010).
3. Cohn PF. Silent myocardial ischemia: Classification, prevalence, and prognosis. Am J Med 1985; 79: 2-6.
4. Gibbons R, Balady G, Timothybricker J, et al.: ACC/AHA 2002 guideline update for exercise testing: Summary article. A report of the ACC/AHA task force on practice guidelines (Committee to update the 1997 exercise testing guidelines). Circulation 2002; 106: 1883-1892.
5. Chung EK.: Interpretation of the exercise ECG test. Exercise electrocardiography, practical approach, Second edition. Williams & Wilkins, Baltimore/London, p164-226, 1983.
6. Frolkis JP, Pothier CE, Blackstone EH, et al.: Frequent ventricular ectopy after exercise as a predictor of death. N Engl J Med 2003; 348: 781-790.
7. Dewey FE, Kapoor JR, Williams RS, et al.: Ventricular arrhythmia during clinical treadmill testing and prognosis. Arch Intern Med 2008; 168(2): 225-234.
8. Cole CR, Blackstone EH, Pashkow FJ, et al.: Heart-rate recovery immediately after exercise as a predictor of mortality. N Engl J Med 1999; 341: 1351-1357.

心電図判読のポイント
— How to read an ECG —

　最後にこの章では，第1〜7章で学習した知識を元にした実際の心電図レポートの判読方法について解説する。心電図判読の手順は従来，諸家より報告されているように，一定の手順に従って判読する習慣をつけるのが普通である。その手順は，いずれの報告でもまず，①基本調律，②心拍数，③電気軸の3点よりなる基本情報を確認の上，異常所見を積み上げて診断に至る段階的な方法で，一目見て即断したり，自動診断の結果を鵜呑みにすべきではない。

　以下，図8-1の心電図レポートを例にして，判読の手順を解説する。

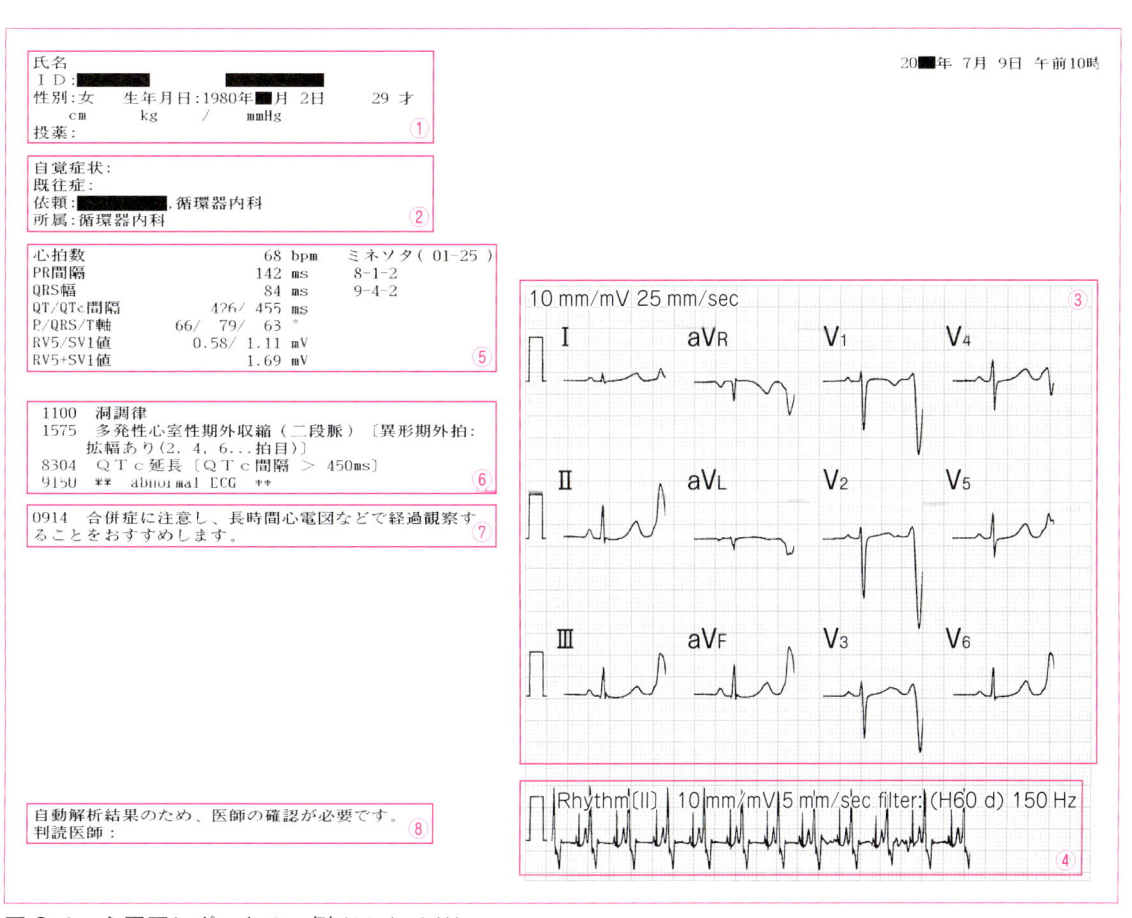

図8-1　心電図レポートの一例（29歳, 女性）

1 心電図レポートには何が書いてあるのか？

図 8-1 は，国内のどの病院にでもある普通の心電図レポートである。

レポートでは冒頭に，①患者氏名，年齢，身長，体重などの属性や，②自覚症状や既往歴などの記載があり（ない場合もある），次いで③ 12 誘導心電図の代表波形と④圧縮されたリズム波形が打ち出されている。さらに，心電図診断に必要な⑤各種計測値とともに，⑥心電図診断の結果とその理由，⑦心電図の診断結果に対するコメントなどが記載されており，最後に⑧判読医が自分の意見を書き込める仕様になっている（上記①〜⑧は，図 8-1 の①〜⑧に相当）。

2 心電図判読の手順

それでは，実際に記録した心電図をどのように見ていけばよいのであろうか。

心電図判読には，色々なテキストにも書かれているように，最初に心電図の①**基本調律**，②**心拍数**，③**電気軸**からなる基本情報を確認し，次いで④ PR 間隔，QRS 間隔，QT 間隔，R-R 間隔などの**基本的計測**を行ったのち，④ P 波，QRS 波，T 波，U 波などの**振幅や波形の変化，極性の異常**などのチェック，⑤**不整脈の有無とその種類の判定**など，予め決められた手順に従って判読作業を進めると読み落としが無く，それが習慣になり，「心拍数は 65/分」「基本調律は洞調律」「電気軸は正常」などと，自然に心電図所見が自分の口から意識せずに出てくるようになる。

以下，順序に従って，判読の具体的な手順について述べる。

1）基本調律

基本調律を判読するには，まず II 誘導の P 波の有無をチェックする（③）。この誘導で丸い，規則的（Regular）な**陽性 P 波**をみとめれば，洞調律（Sinus rhythm）である ［P 波がみられない場合には，心房細動や粗動，房室接合部調律などの可能性もあるのでさらに検討する必要がある（詳しくは第 4 章参照）］。

図 8-1 の例では，II 誘導の P 波は陽性で丸みを帯びて規則的に出現しており，典型的な洞調律である。

脈拍の規則性に関しては，洞調律のような規則的な脈（Regular pulse）と期外収縮のように数拍に 1 拍欠損する脈（Regulary irregular pulse），心房細動のように R-R 間隔が全く不規則な "絶対性不整脈" と呼ばれる脈（Irregulary irregular pulse）がある。

この例では圧縮リズム記録（④）で分かるように，洞調律と期外収縮が 2 段脈を形成しており，リズムは Regulary irregular である。

2）心拍数

心拍数は自動計測値（⑤）を見て，洞調律で心拍数が 60〜100/分の範囲内にあるなら**正常洞調律**，60/分未満なら**洞（性）徐脈**，100/分以上なら**洞（性）頻脈**と判定する。心房細動の場合は長く心電図を記録して，R-R 間隔の変動があまり出ないように，30 秒〜1 分くらいの値から計算する。また房室ブロック例では，心室のレートを心拍数として記載している。

図 8-1 の例では，心拍数は 68/分であり，幅の狭い QRS 波が正常の PR 間隔（⑤）で続いており，この例の基本調律は**正常洞調律（Ordinary sinus rhythm）**である。

3) 電気軸

　電気軸は，心室の肥大やヘミブロックなどの伝導障害の判定に，非常に重要な役割を果たす心電図指標の1つである。しかし，忙しい外来で作図して求める暇はなく，このような際には，**自動計測で計算された値**（⑤）に大きい間違いがなさそうなら，そのままこの値を利用する。

　図8-1の例では，QRS波の電気軸は自動計測で79度と計測されており，肢誘導の波形から推測される角度もこの値に矛盾しない波形であるので，自動計測値を採用する。

　一方，自動計測値に矛盾があると思われる場合には，**簡易測定法で角度を推定する**（この場合，正確な角度は分からないが，自分の電気軸がどの区分に入っているのかは分かる）か，**作図して計測し直す**必要がある。

4) 各波形の変化，異常計測値の確認

　1）〜3）の基本項目のチェックが終わると，次に**異常な計測値**（⑤）や波形の変化が無いかどうかを実波形（③）を見て観察し，**異常な心電図所見**（ST低下，異常Q波，QRS間隔の延長，デルタ波の出現，J波の増高，陰性U波など）として確認するとともに，自動診断の結果（⑥）と比較する。この段階では，心室の肥大や心房の負荷，心筋虚血や心筋梗塞，脚ブロック（第3章で学習した異常所見）などの有無の確認を行う。

　図8-1の例では，自動計測値でQTc延長が指摘されているが，心電計に内蔵されている**コンピューターによるQT間隔の自動計測精度**は，T波の終了点の認識が悪いためにあまり良くなく，QT間隔の自動計測値はあまり信用しない方がよい。そのため，異常値が出た場合には用手的に再検する必要がある。

　また，自動診断はP波やデルタ波などの振幅の小さい波の認識も不良で，房室ブロックやWPW波形の診断精度が良くないため，このような診断名を見た場合には，自分の目で再確認を行う必要がある。

5) 不整脈の判定

　12誘導波形の観察が終われば，次に不整脈の判読に移る。この場合，不整脈による心電図変化が顕著であれば，4）と5）の項目を入れ替えても良い。

　まず，不整脈全般の判読に関しては，P波やQRS波のレート，およびP波とQRS波の関連性について検討を行うとともに，その不整脈が，

① 頻脈性（≧100/分）か徐脈性（＜60/分）か，
② R-R間隔が規則的（Regular）か不規則（Irregular）か，
③ QRS幅が広い（Wide QRS）か狭い（Narrow QRS）か，
④ QRS波が典型的な脚ブロックパターンかどうか，
⑤ 房室解離や融合収縮がみられるかどうか，
⑥ Pauseは代償性か非代償性か，

など，心電図記録がどの特徴を備えているかが不整脈診断の手掛かりとなる。

　例えば，幅の広いQRS波が頻発するWide complex tachycardia（WCT）では，心室頻拍か，変行伝導を伴う上室頻拍か，WPW症候群に伴う心房細動かなどの鑑別が常に問題となるが，**頻拍発作中に房室解離**がみられれば**心室頻拍**を，脈拍が不規則で絶対性不整脈（Irregulary irregular pulse）があれば**WPW症候群に伴う心房細動**（偽性心室頻拍）をまず考えられる。また，上室頻拍中のレートが不整脈診断の手掛かりとなるケースもあり，**レートが150/分前後のNarrow QRS tachycardia**を見た場合には，まず**2：1心房粗動**を疑って，粗動波の見やすいⅡ，Ⅲ，aVF誘導や，V1誘導でレート約300/分の粗動波を探すことが必要となる。

図 8-1 の例では，心電図のリズム波形が小さくて見にくいが，洞調律と期外収縮が 2 段脈の形で出現している（④）。本例の期外収縮は別の拡大記録では，QRS 幅が広く，QRS 波に先行する P 波もなく，心室（性）期外収縮と考えられ，心電計の最終診断名も "多発性心室性期外収縮" と判定されている（⑥）。

6）その他

過去の心電図があればその心電図と比較すること（これを**時系列解析**という）も大切である（虚血性心疾患ではわずかな ST-T 変化を見逃すと重大な事故に結びつきかねない（Wellens **症候群の陰性〜2 相性 T 波**など）。

図 8-1 の例では，各 12 誘導心電図波形の終わりごろに PVC の典型的なパターン〔左脚ブロック型（移行帯が V_4，V_5 間）で下方軸の右室流出路起源の PVC〕が部分的に記録されているが，PVC の発生源まで自動計測で特定するのは難しい。

このように心電計の**自動診断**の結果には追加，修正が必要なことも多く，最終的には医師の確認が必要とのコメントが付記されることが多い。

今回の図 8-1 の心電図判読結果をまとめると，次の**表 8-1** のようになる。

表 8-1　心電図レポートのまとめ

基本調律：洞調律	QRS 間隔：84 ms（正常）
心拍数：68/分	QT 間隔：計測不能（PVC のため T 波の終わりが確認出来ないため）
QRS 電気軸：79 度（正常）	
P 波形：正常（洞性 P）	12 誘導波形の異常：なし
PR 間隔：142 ms（正常）	不整脈：心室性期外収縮（2 段脈）（右室流出路起源疑）

おわりに

第 8 章は，第 1〜7 章で学習した内容の活用法である。医療分野における IT 技術の進歩は近年目覚ましいものがあり，どの心電計にも自動診断機能が組み込まれ，心電図の電子カルテでの運用も行われているが，その精度は充分ではなく，心電図の判読者には，心電図の自動診断機能に負けない診断能力と自動診断の特性を充分理解した上で，信頼できる情報のみを活用できる選択能力が要求される時代になっている。

心電図用語　略語一覧表

略　　語		日本語表記
ACS	Acute coronary syndrome	急性冠症候群
Af	Atrial fibrillation	心房細動
AFL	Atrial flutter	心房粗動
AIVR	Accerelated idioventricular rhythm	促進性心室固有調律
AMI	Acute myocardial infarction	急性心筋梗塞
APD	Action potential duration	活動電位持続時間
APH	Apical hypertrophic cardiomyopathy	心尖部肥大型心筋症
ARP	Absolute refractory period	絶対不応期
ARVC	Arrhythmogenic right ventricular cardiomyopahy	不整脈源性右室心筋症
ASD	Atrial septal defect	心房中隔欠損症
ASH	Asymmetrical septal hypertrophy	非対称性中隔肥厚
AT	Atrial tachycardia	心房頻拍
AVNRT	Atrioventricuar nodal reentrant tachycardia	房室結節回帰性上室頻拍
AVRT	Atrioventricular reentrant tachycardia	房室回帰性上室頻拍
BTS	Bradycardia tachycardia syndrome	徐脈頻脈症候群
CAD	Coronary artery disease	冠動脈疾患
CLBBB	Complete left bundle branch block	完全左脚ブロック
COPD	Chronic obstructive pulmonary disease	慢性閉塞性肺疾患
CPVT	Catecholaminergic polymorphic ventricular tachycardia	カテコラミン誘発性心室頻拍
CRT	Cardiac resynchronization therapy	心臓再同期療法
DCM	Dilated cardiomyopathy	拡張型心筋症
ECG	Electrocardiography	心電図（法）
ECG	Electrocardiogram	心電図（記録した波形）
EPS	Electrophysiology study	電気生理学的検査
ERP	Effective refractory period	有効不応期
ERS	Early repolarization syndrome	早期再分極症候群
ETT	Exercise tolerance testing	運動負荷試験
HBE	His bundle electrocardiography	ヒス束心電図
HCM	Hypertrophic cardiomyopathy	肥大型心筋症
HHD	Hypertensive heart disease	高血圧性心疾患
ICD	Intracardiac defibrillator	植込み型除細動器
IART	Intra atrial reentrant tachycardia	心房内回帰性頻拍
IE	Infectious endocarditis	感染性心内膜炎
IHD	Ischemic heart disease	虚血性心疾患

略 語		日本語表記
ILBBB	Incomplete left bundle branch block	不完全左脚ブロック
IRBBB	Incomplete right bundle branch block	不完全右脚ブロック
IVCD	Intraventricular conduction disturbance	心室内伝導障害
JET	Junctional ectopic tachycardia	房室接合部（性）頻拍
LAD	Left axis deviation	左軸偏位
LAFB	Left anterior fascicular block	左脚前枝ブロック
LAO	Left atrial overloading	左房負荷
LBBB	Left bundle branch block	左脚ブロック
LPFB	Left posterior fascicular block	左脚後枝ブロック
LQTS	Long QT syndrome	QT延長症候群
LVH	Left ventricular hypertrophy	左室肥大
LVOT	Left ventricualr outflow tract	左室流出路
MAT	Multifocal atrial tachycardia	多源性心房頻拍
MET(s)	Metabolic equivalent(s)	メッツ（運動強度の単位）
MI	Myocaridial infarction	心筋梗塞
NA	Normal axis	正常軸
NPJT	Non-paroxysmal AV junctional tachycardia	非発作性房室接合部頻拍
NSVT	Non-sustained ventricular tachycardia	非持続性心室頻拍
OMI	Old myocardial infarction	陳旧性心筋梗塞
OSR（NSR）	Ordinary sinus rhythm（Normal sinus rhythm）	正常洞調律
PAC	Premature atrial complex（contraction）	心房（性）期外収縮
Paf	Paroxysmal atrail fibrillation	発作性心房細動
PAT	Paroxysmal atrial tachycardia	発作性心房頻拍
PAVB	Post atrial ventricular blanking	心房後心室休止期
PCI	Percutaneous coronary intervention	経皮的冠動脈形成術
PE	Pulmonary embolism	肺塞栓症
PH	Pulmonary hypertension	肺高血圧症
PJC	Premature junctional complex（contraction）	房室接合部性期外収縮
PM	Pacemaker	ペースメーカー
PSVC	Premature supraventricular complex（contraction）	上室性期外収縮
PSVT	Paroxysmal supraventricular tachycardia	発作性上室頻拍（症）
PVC	Premature ventricular complex（contraction）	心室（性）期外収縮
RAD	Right axis deviation	右軸偏位
RAO	Right atrial overloading	右房負荷
RBBB	Right bundle branch block	右脚ブロック

略　語		日本語表記
RFCA	Radiofrequency (RF) catheter ablation	カテーテル・アブレーション
RMP	Resting membrane potential	静止膜電位
RRP	Relative refractory period	相対不応期
RVH	Right ventricular hypertrophy	右室肥大
RVOT	Right ventricular outflow tract	右室流出路
SACT	Sinoatrial conduction time	洞房伝導時間
SB	Sinus bradycardia	洞（性）徐脈
SCD	Sudden cardiac death	心臓突然死
SMI	Silent myocardial ischemia	無症候性心筋虚血
SNRT	Sinoatrial nodal reentrant tachycardia	洞（房）結節回帰性頻拍
SNRT	Sinus node recovery time	洞結節回復時間
SSS	Sick sinus syndrome	洞不全症候群
ST	Sinus tachycardia	洞（性）頻脈
STEMI	ST elevation myocardial infarction	ST 上昇型心筋梗塞 （ステミー）
TdP	Torsades de pointes	倒錯性心室頻拍 （トルサード・ド・ポアン）
TIA	Transient ischemic attack	一過性脳虚血発作
VAT	Ventricular activation time	心室興奮時間
VCG	Vectorcardiography	ベクトル心電図（法）
Vf	Ventricular fibrillation	心室細動
VSP	Ventricular safety pacing	心室安全ペーシング
VSPW	Ventricular safety pacing window	心室安全ペーシング区間
VT	Ventricular tachycardia	心室頻拍
WCT	Wide complex tachycardia	QRS 波の幅広い頻拍症
WNL	With in normal limits	正常範囲内

索引

和文索引

欧文索引

おわりに

　稿を終えるに臨み，長年にわたり心電図学のご指導とご支援をいただいた森 博愛 徳島大学名誉教授と徳島大学旧第2内科の諸先生方に深謝致しますと同時に，本書の執筆にご協力をいただいた佐田政隆 徳島大学大学院循環器内科教授と循環器内科教室の諸先生方，徳島大学病院生理検査室 平岡葉月主任，同佐藤光代元主任および検査室スタッフの方々，碩心館病院 矢野隼人理事長，同検査室 吉川陽子主任の方々に深く感謝いたします。

　「波形で覚える心電図」というタイトルは，編集スタッフの方々と相談して出来るだけ幅広い年齢のいろいろな医療職種の人々に読んで頂きたいという思いで付けました。「心電図は良く分からない」という言葉をよく耳にしますが，内容が多少難しくても波形のパターンを覚えてしまえば，後はゆっくりと心電図診断に至った理由を心電図所見や診断基準を元にして考えていけば，次第に変化した波形の意味が理解できるようになります。

　本書では，心電図の話から気を散らさずに集中できる様に，耳慣れない医学用語や病名に関しては，いちいち調べなくてもいいように随所にメモを入れてあり，循環器用語の略語解説表も添付しています。また，200枚近くの多くの心電図も掲載してありますので，よく似た波形を探したり，自分の経験した波形と比べる資料としても活用してみて下さい。次第に心電図を見る目が養われていくものと思います。

　本書が心電図学習や心電図判読能力の獲得に意欲を燃やす人々の一助になれば幸いです。

　最後に，本書の編集，出版に際して医学出版社の七海英子様ほかスタッフの方々の多大なご協力に感謝致します。

2017年4月

徳島大学名誉教授　齋藤　憲

著者紹介

齋藤　憲（さいとう　けん）

昭和51年3月	徳島大学医学部卒業
昭和51年4月	徳島大学医学部第2内科入局
昭和56年4月	香川県立白鳥病院内科医長
昭和59年7月	徳島大学医学部附属臨床検査技師学校　講師
平成2年4月	徳島大学医療技術短期大学部　助教授
平成13年4月	徳島大学医療技術短期大学部　教授
平成13年10月	徳島大学医学部保健学科　教授
平成18年4月	徳島大学大学院ヘルスバイオサイエンス研究部　教授
平成27年4月	徳島大学大学院医歯薬学研究部　教授
平成29年3月	同大学退職
平成29年4月	徳島大学　名誉教授

著　書　　ホルター心電図―基本的知識の整理と新しいみかた〔共著〕 医学出版社

波形で覚える 心電図　　　定価（本体5,700円＋税）

2017 年 5 月 15 日　　初版発行

著　者　齋藤　憲

発行者　七海　英子

発行所　株式会社 医学出版社
　　　　〒113-0033　東京都文京区本郷 3-16-6-802
　　　　TEL 03-3812-5997　FAX 03-3868-2430

装　丁　辻野　淳晴

印刷・製本　株式会社 アイワード

ISBN978-4-87055-138-1　C3047　¥5700E
©2017　Ken Saito